科学出版社"十三五"普通高等教育本科规划教材
水产科学系列丛书

水产药理学

（第二版）

湛垚垚　主编

科学出版社

北京

内 容 简 介

本教材根据第一版教材的使用调研反馈意见和《中华人民共和国兽药典（2020年版）》等对原有内容进行更新和调整，在系统介绍水产药理学的发展历史、基本原理、研究方法、影响水产药物作用的因素，以及水产常用药物的药理学性质、动力学特点和使用方法的基础上，充实了近年来水产药理学研究的新知识和新内容，以全面反映水产药理学研究领域的发展前沿。同时，本教材进一步凝练了相关知识内容，增加了中英双语的本章概览、学习目标、思维导图，以二维码展示思政阅读资料，充实和完善了课后习题，更新了书后附录。

本教材力求更好地满足水产学相关专业本科、职业教育、继续教育师生和来华留学生等的教学需求，也可作为水产相关行业技术人员和水产学爱好者的基础参考书。

图书在版编目（CIP）数据

水产药理学/湛垚垚主编. —2版. —北京：科学出版社，2023.3
科学出版社"十三五"普通高等教育本科规划教材　水产科学系列丛书
ISBN 978-7-03-074511-8

Ⅰ.①水… Ⅱ.①湛… Ⅲ.①海洋药物–药理学–高等学校–教材
Ⅳ.①R282.77

中国版本图书馆CIP数据核字（2022）第253337号

责任编辑：王玉时/责任校对：严　娜
责任印制：吴兆东/封面设计：金舵手世纪

科 学 出 版 社 出版
北京东黄城根北街16号
邮政编码：100717
http://www.sciencep.com

天津市新科印刷有限公司印刷
科学出版社发行　各地新华书店经销

*

2018年6月第 一 版　开本：787×1092　1/16
2023年3月第 二 版　印张：16
2025年8月第八次印刷　字数：379 000

定价：59.80元
（如有印装质量问题，我社负责调换）

《水产药理学》（第二版）编写委员会

主　编： 湛垚垚

副主编： 王　丽　高明奇　谢　凝

编　者（以姓氏笔画为序）：

王　丽（大连医科大学）　　高明奇（中国医科大学）

王卫军（鲁东大学）　　　　唐　漫（中国医科大学）

邓岳文（广东海洋大学）　　黄志涛（中国海洋大学）

白　洋（中国医科大学）　　董晓煜（青岛农业大学）

白志毅（上海海洋大学）　　韩志强（浙江海洋大学）

李　骢（大连医科大学）　　湛垚垚（大连海洋大学）

陈再兴（中国医科大学）　　谢　凝（沈阳师范大学）

郝振林（大连海洋大学）

主　审： 常亚青

第二版前言

本教材第一版出版于2018年，迄今已被国内诸多高校选为专业教材，受到了广大读者的信任与喜爱。本教材被评为科学出版社"十三五"普通高等教育本科规划教材和大连海洋大学校级规划教材。在保持原有体系框架的基础上，我们认真贯彻落实《国家中长期教育改革和发展规划纲要（2010—2020年）》《全国大中小学教材建设规划（2019—2022年）》和《农业农村部"十四五"规划教材建设指导方案》等文件精神，根据第一版教材的使用调研反馈意见、《中华人民共和国兽药典（2020年版）》等对原有的内容、数据和实例进行了更新和调整，修订了第一版教材的错误和不足，充实了近年来水产药理学研究的新知识和新内容，在全面反映学科最新发展前沿的同时，提升了教材的思政教育内涵和国际化水平，以便更好地满足不断变化的学习模式和教学需求。

参与本教材修订的单位有大连海洋大学、中国医科大学、大连医科大学、鲁东大学、广东海洋大学、中国海洋大学、青岛农业大学、上海海洋大学、浙江海洋大学和沈阳师范大学共十所高校。全书共分十二章，编写人员分工如下：第一章由湛垚垚编写，第二章和附录由王丽编写，第三章由高明奇编写，第四章由王卫军和湛垚垚编写，第五章第一节由唐漫编写，第五章第二、第四节由白洋编写，第五章第三节由高明奇编写，第六、第七章由郝振林、邓岳文、黄志涛共同编写，第八章由董晓煜、白志毅和湛垚垚共同编写，第九章由湛垚垚和李骢共同编写，第十章由韩志强和湛垚垚共同编写，第十一、第十二章由陈再兴编写。全书英文部分的本章概览、学习目标、思维导图由谢凝编写。

感谢辽宁省高等学校创新人才支持计划（LR2020065）和大连海洋大学校级规划教材建设项目对本教材再版的资助，感谢研究生董胜帆、赵谭军在资料收集和整理过程中的辛苦付出，感谢大连海洋大学和参编单位领导的大力支持，感谢科学出版社王玉时编辑等的辛苦工作。

随着科学技术的迅猛发展和科学研究的不断深入，理论知识和研究技术的更迭日新月异，受编者水平和能力所限，再版编写难免有疏漏和不足之处，再次恳请学界前辈、同行专家不吝赐教，也希望广大读者提出宝贵意见，以便及时修正和改进，不断提升本教材的参考价值。

编 者
2023年3月

第一版序

水产养殖业是现代农业的重要组成部分，随着国际市场对水产品需求量的不断增加，在过去的 20 年里，我国水产养殖业的生产规模和集约化水平得到了空前发展。多样化的养殖方式和种类繁多的养殖品种，虽然极大地促进了水产经济的发展，但是，与水产养殖业的空前发展伴随而来的是水产病害种类增多、无症状化死亡或多并发症死亡现象突出、耐药病原菌有流行趋势等一系列严重制约水产业发展的棘手问题，如何解决这一系列问题或防止其发生已成为 21 世纪水产养殖业健康可持续发展的重要课题。

使用药物进行水产病害的防治最早可追溯至公元 1100 年以前，时至今日，药物防治仍然被认为是水产病害防治诸多方法中最为有效的手段和措施。然而，与水产养殖业空前发展形成鲜明对比的是水产药理学基础理论研究的相对滞后和薄弱。长期以来，水产病害药物防治多是借鉴医学药理学和兽医药理学的基础理论和规律，水产药理学的行业特殊性往往被许多人所忽视，很多人用药、畜禽用药被盲目地应用于水产病害的防治当中，由此引发的药物残留、食品安全和环境污染问题正日益凸现。因此，只有深入了解水产药物的行业特点，掌握水产药物与施用对象相互作用的机制、动力学特征，明确水产药物的适应证、副作用及安全性等，才能真正实现规范合理地使用水产药物，保障水产养殖业的健康可持续发展。

我国不仅是世界水产养殖第一大国，也是水产药物使用大国。由于我国水产药理学发展相对滞后，加之与欧美等国家和地区在水产药物种类和限量上存在差异，近年来，我国水产品的出口因药物残留等质量问题屡屡受阻。因此，尽快建立起比较完善的水产药理学理论体系和技术体系，不断提升水产药理学理论研究和技术研究水平，已成为提高我国水产品质量、保障我国水产养殖业健康可持续发展的必然要求。由大连海洋大学、大连医科大学和中国医科大学组成的专家团队克服了参考资料少、编写难度大等困难，通过收集、整理、归纳和凝练国内外水产药理学的研究成果，结合我国水产养殖业的具体情况，编撰完成了这部基础理论脉络清晰、涵盖内容广泛、实用参考性较强的《水产药理学》教科书。该教材在遵循药理学基本原理和规律的基础上，着重突出了水产药理学区别于医学药理学和兽医药理学的特点，详细阐述了药物对水产生物的作用机制和作用效果，结合药物使用规范和行业标准，介绍了百余种水产药物的使用对象、适应证、治疗方案及注意事项等，并特别加入了水产常用中草药的药理学相关知识，具有鲜明的行业特点和中国特色，是一本集思想性、科学性、先进性、启发性和实用性于一体的好教材。

我相信，在水产药理学研究和水生动物医学专业发展相对薄弱的现阶段，该教材的出版无论对于促进我国水产药理学的课堂教学，还是对于提升水产学相关专业人才的培养质量，甚至在制定水产药物质量、规范化使用标准，以及推动我国水产药理学的基础理论研究水平和新型水产药物研发等方面都具有非常大的积极作用。

2017 年 8 月

目 录

第二版前言

第一版序

第一章　绪论 ... 1
　　第一节　水产药理学的概念、研究内容和任务 ... 3
　　第二节　水产药理学的研究方法 ... 6
　　第三节　水产药理学的发展现状和前景 ... 7

第二章　水产药物效应动力学 ... 10
　　第一节　概述 ... 12
　　第二节　水产药物的量效关系与构效关系 ... 15
　　第三节　水产药物的作用机制 ... 18
　　第四节　水产药物与受体 ... 19

第三章　水产药物代谢动力学 ... 25
　　第一节　水产药物的体内过程 ... 27
　　第二节　药动学的基本原理及其参数的计算 ... 34
　　第三节　水产动物药动学的影响因素 ... 45

第四章　影响水产药物作用的因素 ... 49
　　第一节　水产药物方面的因素 ... 51
　　第二节　水产生物方面的因素 ... 61
　　第三节　水环境方面的因素 ... 63
　　第四节　水产药物的合理使用 ... 64

第五章　抗水产微生物药 ... 69
　　第一节　概述 ... 72
　　第二节　抗生素 ... 89
　　第三节　人工合成抗菌药 ... 110
　　第四节　抗真菌药 ... 129

第六章　抗水产寄生虫类药物 ... 134
　　第一节　概述 ... 136
　　第二节　无机类抗寄生虫药物 ... 137
　　第三节　有机类抗寄生虫药物 ... 141

第七章　水产消毒类药物 ... 149
第一节　水产消毒类药物的种类及用途 ... 152
第二节　卤素类消毒剂 ... 153
第三节　氧化物类消毒剂 ... 159
第四节　表面活性剂类消毒剂 ... 161
第五节　其他类型消毒剂 ... 162

第八章　环境改良类药物 ... 169
第一节　概述 ... 171
第二节　化学类环境改良药物 ... 171
第三节　微生态类环境改良药物 ... 175

第九章　水产生殖及代谢调节药物 ... 182
第一节　激素 ... 185
第二节　维生素 ... 188
第三节　矿物质 ... 195
第四节　氨基酸 ... 200
第五节　促生长药物 ... 201

第十章　免疫调节类药物与疫苗 ... 205
第一节　免疫概述 ... 208
第二节　免疫刺激剂 ... 209
第三节　免疫佐剂 ... 212
第四节　水产动物疫苗 ... 215

第十一章　水产解毒类药物 ... 219
第一节　水产解毒类药物的概念及分类 ... 221
第二节　常见的水产解毒类药物 ... 225

第十二章　水产中草药类药物 ... 230
第一节　中草药的种类及作用特点 ... 233
第二节　中草药的有效成分及组方 ... 235
第三节　中草药的量效关系 ... 238
第四节　中草药的代谢动力学 ... 239
第五节　水产用药中常见的中草药及其使用方法 ... 241

附录 ... 247
附录 1　水产品中兽药残留检测方法及判定限量值 ... 247
附录 2　食品动物中禁止使用的药品及其他化合物清单（农业农村部公告第 250 号） ... 248

第一章 绪 论

本章概览

1. 水产药理学是研究药物（特别是水产用药物）与生物体（包括水产生物机体和病原体）之间相互作用规律和原理的一门科学，是基础水产养殖与实践养殖的桥梁学科。
2. 水产药理学包括水产药效学和水产药代动力学，其主要的研究对象包括水产用药物、水产生物及病原体。
3. 水产药理学的基本研究任务就是服务和指导水产养殖的健康可持续发展。
4. 水产药理学的主要研究方法包括基础水产药理学方法和临床水产药理学方法。

Overview of this Chapter

1. Aquatic pharmacology is a science that studies the laws and principles of interaction between drugs (especially aquatic drugs) and organisms (including aquatic organisms and pathogens), and is a bridge discipline between basic aquaculture and practical aquaculture.
2. Aquatic pharmacology includes aquatic pharmacodynamics and aquatic pharmacokinetics, and its main research objects include aquatic drugs, aquatic organisms and pathogens.
3. The basic task of aquatic pharmacology is to serve and guide the healthy and sustainable development of aquaculture.
4. The main research methods of aquatic pharmacology include basic aquatic pharmacology methods and clinical aquatic pharmacology methods.

学习目标

1. 掌握水产药理学的基本概念。
2. 熟悉水产药理学的研究对象、任务与研究方法。
3. 了解水产药理学的发展现状和前景。

Learning Objectives

1. Master the basic concepts of aquatic pharmacology.
2. Acquaint research objects, tasks and research methods of aquatic pharmacology.
3. Understand the development status and prospects of aquatic pharmacology.

本章思维导图

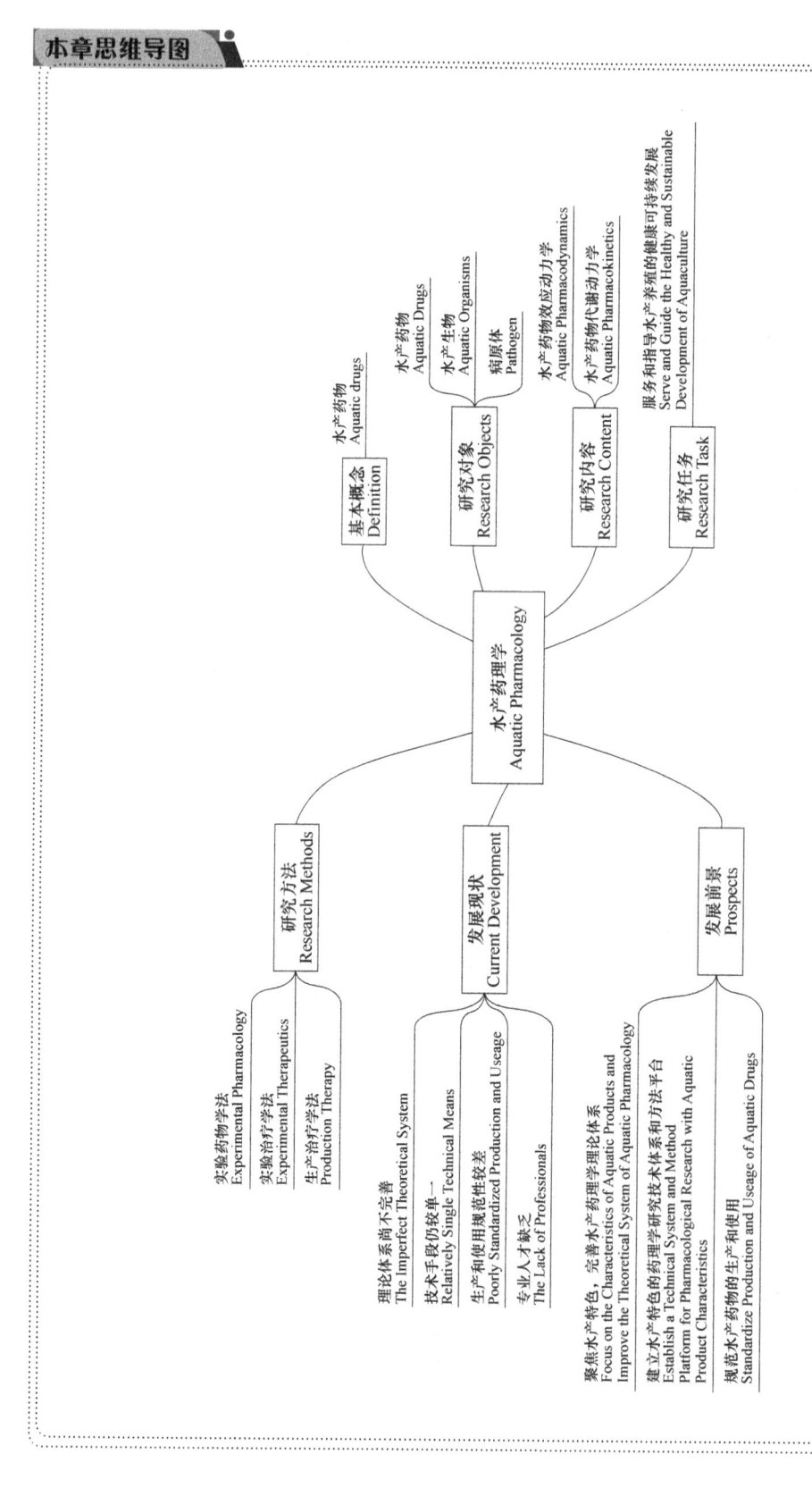

水产药理学 Aquatic Pharmacology

- 基本概念 Definition
  - 水产药物 Aquatic drugs

- 研究对象 Research Objects
  - 水产药物 Aquatic Drugs
  - 水产生物 Aquatic Organisms
  - 病原体 Pathogen

- 研究内容 Research Content
  - 水产药物效应动力学 Aquatic Pharmacodynamics
  - 水产药物代谢动力学 Aquatic Pharmacokinetics

- 研究任务 Research Task
  - 服务和指导水产养殖的健康可持续发展 Serve and Guide the Healthy and Sustainable Development of Aquaculture

- 研究方法 Research Methods
  - 实验药物学法 Experimental Pharmacology
  - 实验治疗学法 Experimental Therapeutics
  - 生产治疗学法 Production Therapy

- 发展现状 Current Development
  - 理论体系尚不完善 The Imperfect Theoretical System
  - 技术手段仍较单一 Relatively Single Technical Means
  - 生产和使用规范性较差 Poorly Standardized Production and Useage
  - 专业人才缺乏 The Lack of Professionals

- 发展前景 Prospects
  - 聚焦水产特色，完善水产药理学理论体系 Focus on the Characteristics of Aquatic Products and Improve the Theoretical System of Aquatic Pharmacology
  - 建立水产特色的药理学研究技术体系和方法平台 Establish a Technical System and Method Platform for Pharmacological Research with Aquatic Product Characteristics
  - 规范水产药物的生产和使用 Standardize Production and Useage of Aquatic Drugs

第一节　水产药理学的概念、研究内容和任务

一、水产药物

药物（drug）是指能改变或查明机体各种生理功能、生化过程和病理状态，用于预防、诊断、治疗疾病的化学物质。其主要来源于植物、动物、矿物质等，有些还可以通过化学合成和基因工程的方法进行制备。俗话说"是药三分毒"，毒物（toxicant）的概念是相对于药物而言的，是指较小剂量即可对机体产生毒害作用、损害机体健康的化学物质。在临床中，如果药物使用不当就会对机体产生毒害作用，甚至导致生物体死亡，因此，药物和毒物之间没有绝对的界限。一般而言，在一定剂量范围内具有一定治疗效果或应用指征的物质，才能称为药物。

药物按照适用范围大致可分为三类：人用药物、兽用药物与植物用药。中华人民共和国国务院2016年2月6日修订的《兽药管理条例》规定，水产养殖过程中所用兽药又称为"渔药"（fishery drug）。水产养殖过程中所用兽药也常称为水产药物（水产用药物），其既是兽用药物中的一种，又有其明显特点，是与水产养殖生产及观赏水生生物有关的一类药物，是为提高养殖水产动物的质量和产量，用于预防、控制和治疗水产动物病虫害，保障养殖对象健康生长，调节机体的生理机能及改善养殖水环境所使用的化学物质。

广义的渔药包括水产植物药和水产动物药两部分，但当前国内外对渔药的研究、开发和应用，主要集中于水产动物药，故常常将渔药狭义地局限为水产动物药。按照渔药的来源不同，可将其主要分为天然药物、合成药物和基因工程药物，按照渔药的应用范围不同，可将其分为水生动物用药和水生植物用药。天然药物主要是指从动植物或矿物质中提取出来的有效成分或有效物质。合成药物主要是指由人工合成的、具有治疗作用的化学物质。基因工程药物是指利用现代的DNA基因重组技术，在体外大批量复制生产的药物。

值得注意的是，在法律管理体系中，水产药物虽然属于广义的兽药范畴，但是由于水产生物与陆生生物在栖息环境、生理结构、物质代谢等方面存在较大差异，因此，水产药物与狭义兽药（仅用于家畜、家禽的药物）具有非常明显的不同之处，主要表现在作用对象、受药单位、给药媒介、给药方式、药效评价指标、安全使用6个主要方面（表1-1）。

表1-1　水产药物与狭义兽药的区别

比较项目	水产药物	狭义兽药
作用对象	水产生物（变温）	陆生动物（恒温）
受药单位	群体	个体
给药媒介	水	—
给药方式	遍洒、浸浴、挂篓等	—
药效评价指标	群体+个体+环境	个体
安全使用	人类安全、环境安全	人类安全

水产药物的使用最早可以追溯到公元1100年以前，其发展历史大致经历了偶然发现、主动筛选和新药研发三个阶段。在水产药物发展的偶然发现阶段，由于渔业生产相对分散，水产动植物病虫害发生很少，即便发生，情况也不是很严重，人们并没有过多地注意探究水产生物病虫害发生的原因，仅仅是针对水产生物发病的一些可观测到的症状，在生产实践过程中进行一些尝试，从而发现一些具有治疗作用的物质，因此，这一阶段的水产药物大多是以一些天然物质（如动物、植物、矿物质等）或一些具有治疗效果的简单化学物质为主，如硫酸铜、生石灰等。

在水产药物发展的主动筛选阶段，人们对水产病虫害的产生原因有了初步的认识，同时明确了一些常见病虫害的病原体（多为致病菌），因此，人们根据病原体特征在已有的人用药物、兽用药物和农药中进行筛选，如磺胺类药物、抗生素、敌百虫等。从20世纪60年代开始，随着水产养殖业的规模不断扩大，近海养殖、池塘养殖、工厂化养殖等模式被广泛应用于渔业生产实践中，养殖病害发生的频率和复杂性逐年上升，由于缺乏系统的药物学和药理学基础理论和研发技术作为支撑，药物残留、污染环境等传统水产药物品种带来的问题日益凸现，水产药物发展进入了新药研发阶段。

水产药理学（aquatic pharmacology）是基础药理学和兽医药理学在水产学中衍生出来的一门新兴分支学科，是水生生物医学的一门基础学科，是研究药物（特别是水产药物）与机体（包括水产生物机体和病原体）之间相互作用规律和原理的一门学科。

水产药理学是一门交叉学科，它的发展与水产药物学、药物化学、药物分析、水产毒理学及水产动物生理学、病理生理学等学科的发展密切相关。其是水产养殖基础理论与生产实践的桥梁学科，在水产养殖过程中，从水产动物的饲养到病虫害的预防和治疗都需要水产药理学知识的支持，是水产养殖规模化、集约化和可持续发展的必然要求。目前，水产药理学的很多理论和技术都是借鉴基础药理学和兽医药理学，尚没有建立起比较完善的理论体系和技术体系，因此，做好水产药理学的理论研究和技术研究，对指导养殖生产具有深远意义。

二、水产药理学的研究内容

水产药理学的研究对象包括水产药物、水产生物及病原体。水产药理学研究的内容主要包括两个方面（图1-1）：①水产药物效应动力学（aquatic pharmacodynamics）（简称水产药效学），即研究水产药物对水产生物及病原体的作用及作用机制，包括作用方式、作用规律、作用机制、不良反应等。②水产药物代谢动力学（aquatic pharmacokinetics）（简称水产药代动力学、水产药物动力学或水产药动学），研究水产生物及病原体机体对水产药物的作用，即药物在机体内所发生的变化及其规律，包括药物的吸收、分布、代谢、排泄，以及体内药物浓度随时间变化的规律。

我国的水产养殖产量占世界养殖产量的70%

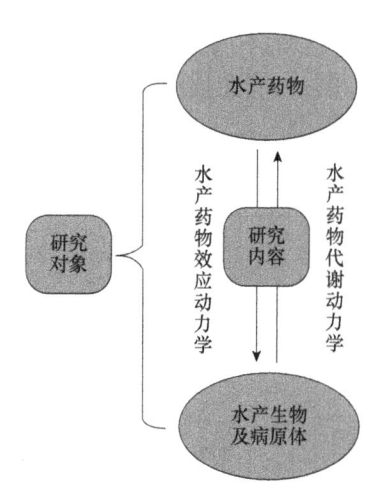

图1-1 水产药理学的研究对象与内容

以上，是世界水产养殖第一大国，同时也是世界水产药物的使用大国。目前，国内具有生产国标水产药物资格的企业就有200多家，具有水产药物合法经营权的企业更是多达2000家，消毒剂、杀虫剂和抗生素等水产药物年产量高达40万t。水产药物涉及的对象从低等的藻类、软体动物到比较高等的爬行动物，这些水产生物的生理结构和分类地位有着截然不同的特点，因此，即使同一种水产药物对它们产生的药效和毒副作用也会千差万别，此外，水产药物在每一种水生生物体内的代谢动力学过程也会因它们不同的物质代谢过程而变得不尽相同，同时，水产药物一般是以水为媒介施予，水环境理化因子（如温度、盐度、酸碱度、氨、氮等）、水体中微生物群落及浮游生物群落等之间形成的错综复杂的生态网络都会影响水产药物的作用效果和效价强度。因此，广义上而言，水产药理学的研究对象还应包括水产药物对水环境中理化因子、生物因子等的影响和水体中各种因子对水产药物的响应。

三、水产药理学的任务

由于水产药理学是随着水产养殖集约化程度不断提高而逐渐发展起来的学科，因此，水产药理学的基本研究任务就是服务和指导水产养殖的健康可持续发展。

随着世界水产养殖业集约化水平的不断提高，高密度和强度的水产养殖引发的水产病虫害的暴发强度和频度日益加剧。目前，在水产病虫害防治的诸多手段中，药物防治被认为是最有效的手段和措施，然而世界各国在水产药物的界定范畴上有着很大的差异，比如，在我国属于水产药物的消毒剂、水环境改良剂、中草药及一些微生态制剂等，在国外根本没有被列入水产药物的范畴。此外，我国和世界其他水产大国和地区（如日本、美国、欧盟等），在水产用抗生素、疫苗的种类界定和使用限量方面也存在显著差异，这也是我国水产品出口屡屡受阻的重要原因之一。因此，在现阶段，水产药理学的主要任务是：①阐明药物与机体相互间的作用与作用机制，明确水产药物的适应证（indication）、副作用、配伍禁忌等，建立水产药理学的基础理论体系，进一步规范水产药物构成体系；②不断提高水产药理学的研究技术，以用于改善药物质量、提高药物治疗效果，发挥药物最佳疗效，减少不良反应；③开发诊断试剂，提高疾病诊断的准确性，提高临床用药的合理性。

水产品可为人类提供优质的蛋白质来源，水产品的质量安全和水产品生产过程中产生的环境安全问题属于关乎全球人类健康、安全和地球生态健康可持续发展的焦点问题。随着国际市场对水产品质量要求的不断提高和人们环境保护意识的不断增强，如何实现水产品质量安全和养殖环境生态安全成为水产业发展的终极目标。因此，从长远来看，水产药理学研究的长期任务是：①完善水产药理学理论研究的结构体系，为研究和开发新型水产药物及发现现有水产药物的新用途提供理论基础，为水产品质量安全评价、规范化生产提供依据。②合理、有效地将其他学科先进的仪器设备和技术优势与本学科研究技术相结合，提高水产药理学研究的技术手段，深入探讨水产药物在环境中的蓄积、转移、转化及对生态环境的影响，并有针对性地寻找出相应的生态修复策略。③倡导"防病在前，治病在后"的可持续发展理念，以"三小"（即剂量小、毒性小、残留小）为核心，研发出具有高效、速效、长效等特点的新型水产用药物。④形成的理论体系和应用技术可为其他生命科学的研究探索提供重要的科学依据、研究方法和手段。

第二节 水产药理学的研究方法

水产药理学以生理学、生物化学、病理学为基础，以科学实验研究为途径，遵循科学研究的一般规律，以科学的实验设计和严格的实验操作为手段，以服务水产生产实践为根本目标，在水生生物机体水平、器官水平、组织水平、细胞水平和生物大分子水平研究水产药物的作用规律和作用机制。

依据研究对象的不同，水产药理学研究可以分为基础水产药理学方法和生产治疗水产药理学方法。基础水产药理学方法是指在实验室条件下，以少量的水产生物或水生生物的组织、细胞等为实验材料，主要包括实验药物学方法和实验治疗学方法。生产治疗水产药理学方法是以基础水产药理学方法研究获得的充分数据为基础，在实际的生产实践中，以一定规模的水产生物（健康的或患病的）为对象，在整体水平上观察药物对水产生物的作用效果和对生态环境的影响，以便制订合理、科学的给药方案，指导实践用药。

一、实验药物学方法

实验药物学方法是水产药理学研究的基本方法，是以健康水产生物（包括被麻醉的健康水产动物）、正常的水产生物组织、细胞、受体分子和离子通道等为研究对象，利用行为学、形态学、生理学、生物化学和分子生物学等的实验技术和方法，在体内和体外条件下，观察和分析药物对水产生物产生的作用、作用规律和作用机制，以及药物在水产生物体内的代谢动力学过程。实验药物学方法可以帮助我们了解药物的作用类型、作用部位、作用规律和药物在水产生物体内吸收、代谢、转化和消除，以及药物对水产生物的不良反应，对确定给药途径、给药剂量、给药次数等具有重要意义。

二、实验治疗学方法

实验治疗学方法是以人为制造的病理模型，体外培养的病原体、寄生虫等为对象，在体内或体外条件下，观察药物对水产生物病虫害治疗效果、药物与药物之间相互作用等的一种研究方式和手段。实验治疗学方法既可以从水产生物整体水平研究药物的治疗作用，也可以通过观察药物对体外培养的细菌、病毒、寄生虫等的作用，初步评估药物对相应水产病虫害的治疗作用。实验治疗学方法可以帮助我们明确药物的适应证、禁忌证（contraindication）、配伍禁忌等，是制订科学、合理的治疗方案的前提和基础。

三、生产治疗水产药理学方法

生产治疗水产药理学方法，又称野外实验或田间实验（field trail），是在综合实验药物学方法和实验治疗学方法充分数据的基础之上，在实际的生产实践中，以一定规模的水产生物（健康的或患病的）为对象，在整体水平上，观察药物对水产生物群体的作用效果和对生态环境的影响。生产治疗水产药理学方法不仅可以使人们更加充分地了解药物对水产生物的防治效果，还可以为人们评估药物的生物安全性、环境安全性和残留安全性提供基础数据，是指导实践合理用药的关键环节。

对于水产药物而言，其生产治疗药理学研究一般可分为Ⅰ～Ⅳ期。其中，生产治疗

Ⅰ期实验的数据可由基础水产药理学实验提供，因为在基础水产药理学阶段使用的实验生物就是临床药理研究的靶生物。Ⅱ期临床药理学研究主要是根据基础水产药理学研究的数据，初步地评价水产药物的有效性、安全性，制订切合实际的用药剂量，由于水产药物的受药为群体，因此，生产治疗实验的病例数应以接受治疗的池塘或网箱数为单位。Ⅲ期生产治疗实验是Ⅱ期生产治疗实验的扩大，是对药物有效性和安全性的进一步确认，此期实验虽然与Ⅱ期实验并无显著差别，却不能使用双盲法，也不可设置阴性对照。Ⅳ期生产治疗实验是上市后的监测期，主要是通过一定时间的观察，确定长期使用药物后潜在的不良反应，用以进一步确定药物是否可以最终上市。

第三节　水产药理学的发展现状和前景

一、水产药理学的发展现状

水产药理学是水产药物学发展到一定阶段的必然要求，也是为更好地服务和指导水产养殖业健康可持续发展应运而生的新兴学科，水产药理学的发展对推动水产业发展具有深远意义，主要体现在以下三个方面。

首先，水产药理学的理论体系和技术手段可为渔用专门药物的研发提供理论基础和技术支撑。现阶段人们使用的很多水产药物都是从人药或兽药移植过来的。

其次，水产药理学的研究成果还不够系统，尚需要进一步规范和完善水产药物体系。

最后，运用水产药理学的基础理论知识可以丰富水产病害防治人员的用药知识，指导水产药物的安全使用。但我国目前还没有在相关高等院校开设专门的水产药物专业，也没有专门的培训机构对相关的从业人员进行培训。

二、水产药理学的前景

水产药物的使用在我国具有悠久的历史，自北宋时期，便有了用"枫树皮""松毛"等水产药物治疗鱼"虱"（小瓜虫）的描述。但是，水产药理学的研究仍处于起步阶段，具有水产特色的、完整的、规范的理论体系和技术体系尚未形成。随着现代科学技术的不断进步，分子生物学、微生物学、水产生理学、水产病理学等学科又形成了一些新的理论，高通量测序技术、质谱技术、电镜技术等的飞速发展（图1-2），人们对水产品生产安全、食用安全、环境安全的认识不断加深，以及国际水产行业对水产药物研制和生产规范化要求的不断提高，使水产药理学的研究呈现以下趋势。

1）建立具有水产特色的、完整的、独立的水产药理学理论体系。目前，水产药理学研究多借鉴人药药理学和陆生兽药药理学的理论和技术，基础研究还比较薄弱。未来水产药理学研究的主要方向之一是对常见水产药物的药效学和药代动力学进行逐一研究，并在此基础上，通过比较医学药理学和兽医药理学的基础理论知识，推导出符合水产生物生理生化特点的水产药理学理论体系，构建水产药理学的理论体系框架，逐步充实和完善水产药理学理论体系的内容。

2）建立具有水产特色的水产药理学技术体系和方法平台。借鉴和整合基因工程技术、质谱分析技术、电镜技术、高通量测序技术、芯片技术、比较基因组学、比较蛋白

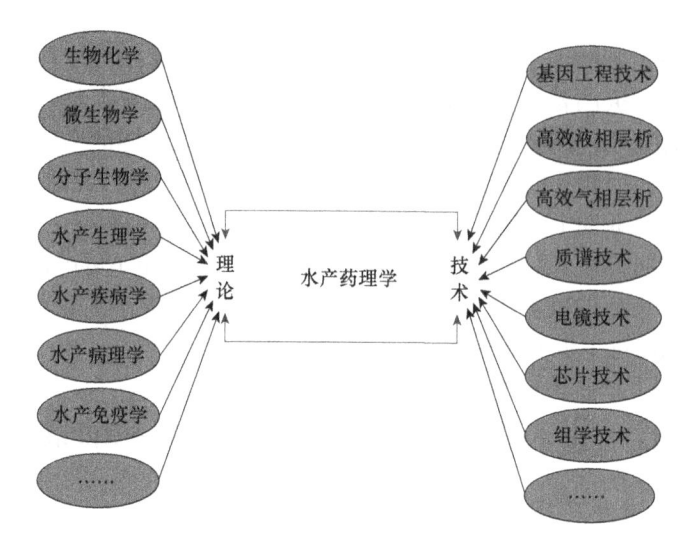

图 1-2　水产药理学相关学科与技术

质组学、生物信息学等先进技术，根据水产动物的生理生化特点及水产药物作用的特殊性，建立具有水产特色的水产药理学研究技术方法和平台，推动水产药理学学科的发展。

3）充分发挥水产药理学的特点和优势，进一步规范水产药物的生产和使用，同时为其他学科的研究提供更多的线索和依据。

知识拓展　我国水生动物疾病种类及水产养殖病害流行特点

【我国水生动物疫病的种类】《中华人民共和国动物防疫法》（2021年第二次修订）第四条规定，根据动物疫病对养殖业生产和人体健康的危害程度，把需要管理的动物疫病分为下列三类：①一类疫病，是指对人、动物构成特别严重危害，可能造成重大经济损失和社会影响，需要采取紧急、严厉的强制预防、控制等措施的；②二类疫病，是指对人、动物构成严重危害，可能造成较大经济损失和社会影响，需要采取严格预防、控制等措施的；③三类疫病，是指常见多发，对人、动物构成危害，可能造成一定程度的经济损失和社会影响，需要及时预防、控制的。一、二、三类动物疫病具体病种名录由国务院农业农村主管部门制定并公布。

根据《中华人民共和国农业农村部公告 第573号》（2022年6月29日发布），我国共有一、二、三类水生动物疫病36种。其中，二类疫病14种，分别是鲤春病毒血症、草鱼出血病、传染性脾肾坏死病、锦鲤疱疹病毒病、刺激隐核虫病、淡水鱼细菌性败血症、病毒性神经坏死病、传染性造血器官坏死病、流行性溃疡综合征、鲫造血器官坏死病、鲤浮肿病，以及白斑综合征、十足目虹彩病毒病、虾肝肠胞虫病；三类疫病22种，分别是真鲷虹彩病毒病、传染性胰脏坏死病、牙鲆弹状病毒病、鱼爱德华氏菌病、链球菌病、细菌性肾病、杀鲑气单胞菌病、小瓜虫病、黏孢子虫病、三代虫病、指环虫病，黄头病、桃拉综合征、传染性皮下和造血组织坏死病、急性肝胰腺坏死病、河蟹螺原体病、鲍疱疹病毒病、奥尔森派琴虫病、牡蛎疱疹病毒病，以及两栖类蛙虹彩病毒病、鳖腮腺炎病、蛙脑膜炎败血症。

【我国水产养殖病害流行特点】近年来，根据农业农村部全国水产技术推广总站对国内部分养殖地区的水生动物疫情监测（占养殖总面积的4%～5%），共发现水生生物病害150种左右，其中细菌病90余种，寄生虫病40余种，病毒病和真菌病20余种，经综合分析，这些病害流行具有如下特点。

1）病原种类多，且多为混合性感染。
2）暴发频率增加，流行范围扩大。
3）疾病确诊难度加大。
4）病原微生物耐药性增强，防控难度加大。

思考题

1. 填空题
1）水产药理学的研究对象主要包括_____、_____或_____。
2）水产药理学的主要研究内容包括_____和_____两方面内容。
3）按照渔药的来源不同，可将其主要分为_____、_____和_____；按照渔药的应用范围不同，可将其分为_____和_____。
4）依据研究对象的不同，水产药理学研究方法可以分为_____和_____。

2. 名词解释
1）药物　　　　2）渔药

3. 判断题
1）水产药物没有毒性。
2）人用药物可以作为水产药物使用。
3）我国是世界水产养殖第一大国，同时也是世界水产药物的使用大国。
4）天然水产药物的使用在我国具有悠久的历史。

4. 简答题
1）渔药与狭义兽药的区别是什么？
2）请结合我国提出的"人类命运共同体"倡议及当前国内外水产药物研究进展，谈一谈未来水产药物研发的前景和趋势。

参考文献

范秀娟. 2008. 水产动物药物学. 哈尔滨：东北林业大学出版社
李清. 2014. 水生动物疾病与安全用药手册. 北京：海洋出版社
汪建国，王玉堂，战文斌，等. 2012. 鱼病防治用药指南. 北京：中国农业出版社
杨先乐. 2011. 鱼类药理学. 北京：中国农业出版社

第二章 水产药物效应动力学

本章概览

1. 水产药物效应动力学简称水产药效学,是主要研究水产药物对水产生物机体(含病原体)的作用、作用规律及机制的一门学科。
2. 其主要内容包括揭示水产药物对机体(含病原体)产生的生理、生化效应,明确药物的作用规律,以及阐明药物作用机制。
3. 水产药物作用机制主要包括药物的理化性质、细胞代谢、物质转运及作用于特定的靶位等。

Overview of this Chapter

1. Aquatic Pharmacodynamics is a discipline that mainly studies the effects, laws and mechanisms of drugs on aquatic organisms (including pathogens).
2. The main contents include revealing the physiological and biochemical effects of aquatic drugs on the body (and pathogens), clarifying the law and the mechanism of drug action.
3. The active mechanism of aquatic drugs mainly involves the physical and chemical properties of drugs, cellular metabolism, substance transport and action on specific target sites, etc.

学习目标

1. 掌握并理解水产药物的基本作用与常见不良反应的相关概念。
2. 掌握水产药物的剂量与效应关系及量效曲线的相关概念及意义。
3. 掌握效能、效价强度、半数有效量、半数致死量、治疗指数等概念。
4. 熟悉水产药物的作用机制。
5. 了解水产药物的一般特点及构效关系。

Learning Objectives

1. Master and understand the basic functions of aquatic drugs and related concepts of common adverse reactions.
2. Master the related concepts and significance of the dose-response relationship and dose-response curve of aquatic drugs.
3. Master the concepts of efficacy, potency intensity, 50% effective dose, 50% lethal dose, and therapeutic index.
4. Acquaint the active mechanism of aquatic drugs.
5. Understand the general characteristics and structure-activity relationship of aquatic drugs.

第二章 水产药物效应动力学

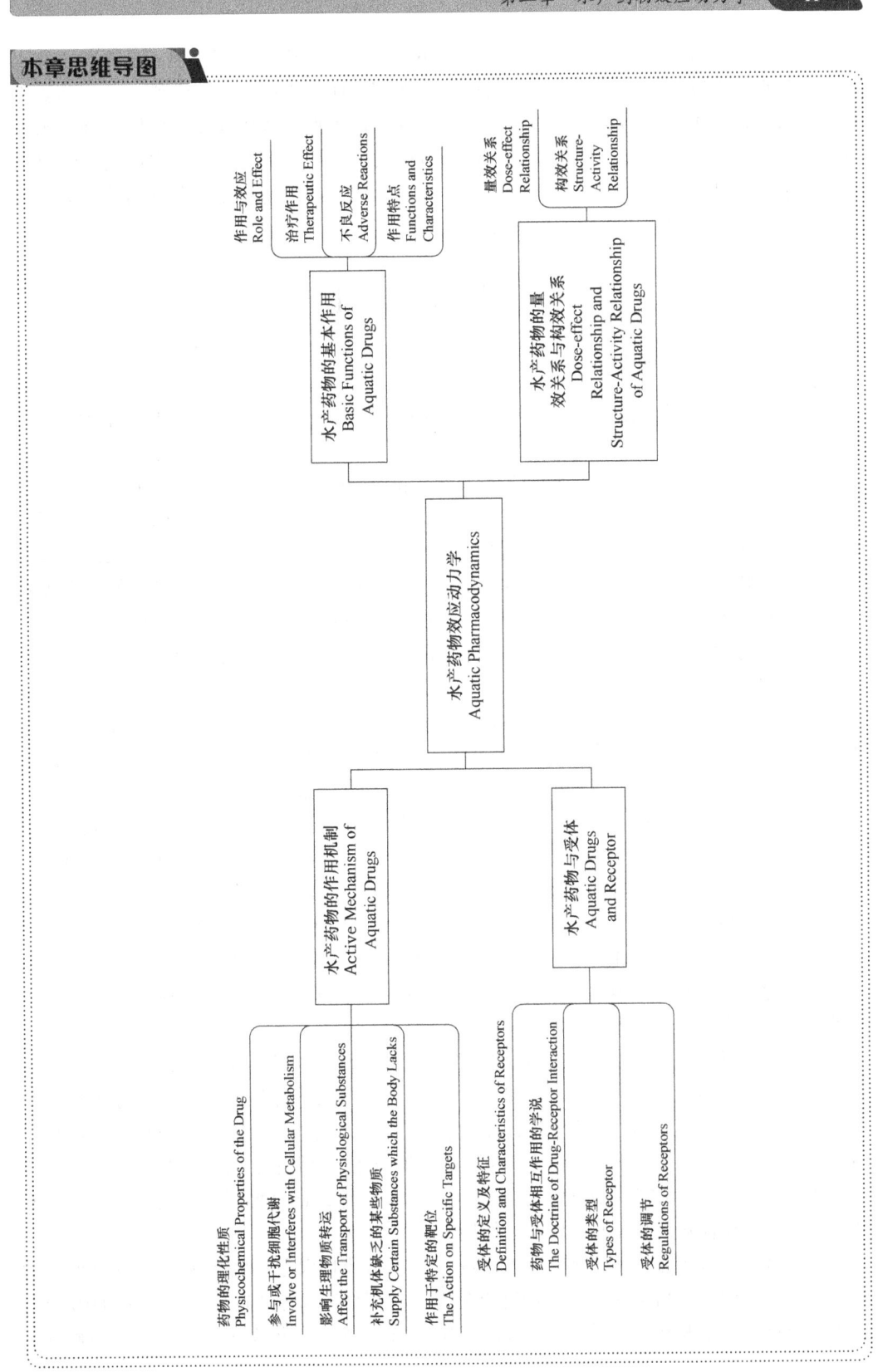

本章思维导图

水产药物效应动力学 Aquatic Pharmacodynamics

- **水产药物的基本作用 Basic Functions of Aquatic Drugs**
  - 作用与效应 Role and Effect
  - 治疗作用 Therapeutic Effect
  - 不良反应 Adverse Reactions
  - 作用特点 Functions and Characteristics

- **水产药物的量效关系与构效关系 Dose-effect Relationship and Structure-Activity Relationship of Aquatic Drugs**
  - 量效关系 Dose-effect Relationship
  - 构效关系 Structure-Activity Relationship

- **水产药物的作用机制 Active Mechanism of Aquatic Drugs**
  - 药物的理化性质 Physicochemical Properties of the Drug
  - 参与或干扰细胞代谢 Involve or Interferes with Cellular Metabolism
  - 影响生理物质转运 Affect the Transport of Physiological Substances
  - 补充机体缺乏的某些物质 Supply Certain Substances which the Body Lacks
  - 作用于特定的靶位 The Action on Specific Targets

- **水产药物与受体 Aquatic Drugs and Receptor**
  - 受体的定义及特征 Definition and Characteristics of Receptors
  - 药物与受体相互作用的学说 The Doctrine of Drug-Receptor Interaction
  - 受体的类型 Types of Receptor
  - 受体的调节 Regulations of Receptors

水产药物效应动力学（aquatic pharmacodynamics）简称水产药效学，是主要研究水产药物对水产生物机体（含病原体）的作用、作用规律及机制的一门学科。水产药效学的主要内容包括水产药物对机体（含病原体）的作用类型、作用强度、作用机制，水产药物的剂量与效应关系，水产药物的结构与效应关系（构效关系）等。水产药效学是水产药理学的基础核心之一，可为指导养殖生产过程中水产生物病虫害合理用药、避免药物不良反应的发生和新药研发等提供理论依据。

第一节 概　述

一、水产药物的作用与效应

水产药物的作用（aquatic drug action）是指水产药物对水产生物机体（含病原体）产生效应的初始反应，通常是水产药物与水产生物机体（含病原体）大分子（靶点或受体）之间的相互作用。水产药理效应（aquatic pharmacological effect）是水产药物作用的结果，是指由水产药物引起的水产生物（含病原体）的生理、生化或形态学等变化。例如，甲状腺素与水产动物体内甲状腺素受体相结合即药物作用，继而促进机体生长发育，避免水肿、老头鱼等的产生即药物效应。甲状腺素与甲状腺素受体二者的因果关系之间还存在某些过程与步骤，统称为作用机制（action mechanism）。作用机制是学习、理解和掌握药物药理作用的重要基础。一般情况下，药物的作用与药物效应概念无严格区分，常常混用。

水产药理效应的本质是水产药物对水产生物的生理机能水平的改变，主要表现为增强或减弱。其中，水产药物使水产生物机体功能增强的作用，称为兴奋（excitation）；水产药物使水产生物机体功能减弱的作用，称为抑制（inhibition）。

按照水产药物的作用方式，可将水产药物的作用分为原发作用（primary action）和继发作用（secondary action）。原发作用又称直接作用（direct action），是指水产药物直接与水产生物机体、器官、组织或细胞接触后产生的作用，如三氯异氰脲酸、漂白粉等直接接触水生动物机体，直接产生消毒作用。继发作用又称间接作用（indirect action），是指水产药物的直接作用所引起的进一步作用。例如，牛磺酸能参与胆汁酸合成，促进动物脂类的消化吸收，此为直接作用。同时，牛磺酸还能够促进机体淋巴细胞增殖，继而维持机体正常免疫功能，此为间接作用。

按照水产药物的作用范围，可以将药物作用分为局部作用（local action）和全身作用（systemic action）。药物未经吸收进入血液而直接在用药部位发生作用，称为局部作用。例如，用外用消毒剂碘酊涂抹亲鱼的人工催产手术伤口。全身作用也称为吸收作用（absorptive action），是指药物自用药部位吸收，通过水产动物血液循环或体液循环到达各组织或器官所发生的作用。例如，丁香酚进入鱼类机体，通过抑制鱼类的脑皮质、基底神经节、小脑和脊髓兴奋性而发挥麻醉作用。

某些药物作用具有的选择性（selectivity），是指药物引起动物机体产生效应范围的专一性或广泛程度。初始反应的作用靶点越专一，药物的选择性越高，其效应范围越窄，仅能特异性地影响机体局部或少数器官组织的功能；相反，药物初始反应的作用靶点越多，其选择性越低，其效应范围越广，可能影响机体多种器官甚至全身组织器官的功能。同时也应注意，一般认为，药物选择性低也是药物产生副作用的基础。

由于水产动物机体各部位对于药物反应的敏感性不同，因此治疗量的水产用药被水产动物机体吸收后，会对某些组织、器官产生明显的作用，而对另一些组织、器官作用弱或无作用，这种在作用性质和作用强度上的差异称为水产用药效应的选择性（selectivity）。水产药物效应的选择性主要来自于水产药物在水产动物体内的分布、水产药物与组织细胞的亲和力以及组织细胞对水产药物的反应性。它是水产药物分类的基础，也是水产养殖过程中选药和拟定治疗剂量的基础。正因为水产药物效应的选择性，才有以下现象的发生：当水产药物被水产动物吸收后与机体的组织器官直接接触时，并不对所有组织器官都发生同等强度的作用；大多数水产药物在适当剂量时，只对某组织器官发生明显作用，而对其他组织或器官作用很小或无影响。

水产动物机体的各种组织和细胞的生化过程各有特点，这是水产药物效应选择作用的物质基础。化学治疗作用的水产药物对于水产动物感染微生物和寄生虫（病原体）具有明显的选择作用，因而能在不毒害机体的浓度之下，干扰病原体的正常生理生化代谢过程，而发挥其药效。例如，三代虫病、指环虫病、锚头鳋病、鱼鲺等寄生虫病用敌百虫驱杀，敌百虫（有机磷酸酯类）选择性地与虫体的胆碱酯酶结合，使酶丧失水解乙酰胆碱的能力，导致虫体内乙酰胆碱蓄积，引起虫体兴奋、痉挛，最后麻痹死亡。但是，病原体在寄主体内适应得越好，其生化过程就越接近于寄主的组织，导致水产药物作用选择性降低，杀灭作用减弱。另外，水产药物作用的选择性是相对的，而不是绝对的，它会随着剂量、剂型及给药方式的改变而发生相应的变化。多数选择性高的水产药物，其药理活性也较高，使用时针对性强，作用范围窄。例如，青霉素抑制革兰氏阳性菌细胞壁的合成，杀灭敏感菌的作用有很强的选择性，属窄谱抗生素。选择性不强的水产药物，其作用范围广，应用时副作用较多，但在多种病原菌感染或诊断未明时，应用也有方便之处。例如，四环素类等广谱抗生素不仅对产气单胞菌、弧菌、假单胞菌、柱状黄杆菌、金黄色葡萄球菌、李氏杆菌、大肠杆菌等革兰氏阴性菌和阳性菌有效，对螺旋体、支原体、衣原体、立克次体等也有效。同时，随着剂量的增加，水产药物的选择作用也会降低，从而扩大其影响的范围。

由于水产药物作用的选择性是相对的，一些与治疗目的无关的作用有时会引起水产动物的不良反应，多数情况下治疗作用与不良反应会同时发生，这是水产药物作用的两重性（duality）。

二、水产药物的治疗作用与不良反应

水产药物在应用的过程中，一方面通过改变机体（病原体）的病理生理过程，产生符合用药目的、药物作用的结果以利于防治疾病的作用，称为治疗效应（therapeutic effect），简称疗效；另一方面也可能引起水产动物自身生理生化过程的紊乱，造成组织器官，甚至遗传性状改变等危害，即产生不符合用药目的、能引起动物机体其他病痛或危害的反应，称为不良反应（adverse reaction，ADR）。

（一）治疗与预防作用

根据水产药物的使用目的不同，可将水产药物的作用分为治疗作用（therapeutic

action）和预防作用（prevent action）。治疗作用是指水产药物的作用可以达到改善或根除水产生物病虫害的目的。根据治疗目的的不同，水产药物的治疗作用可以分为对症治疗（symptomatic therapy）和对因治疗（etiological therapy）。对症治疗是指水产药物的治疗目的是缓解或消除患病水产生物的病症。例如，增氧和应用沸石粉能降低池底硫化氢浓度，减轻毒物对水产动物的危害程度，但未能清除毒物，属于"治标"。虽然对症治疗不能从根本上解决致病因素，但是在诊断不明或是突发急病状况下，对症治疗不失为一种有效措施。对因治疗是指水产药物的治疗目的是消除或杀灭原发致病因素，如利用抗生素杀灭水产致病病菌、利用抗寄生虫药物消灭水产生物寄生虫等，属于"治本"。

水产养殖过程中，水产动物病症往往不易察觉，一旦发病，水产动物多因食欲减退，食物摄入减少而降低口服药物疗效。体外用药又难以在大面积水体应用。因此在水产养殖过程中常遵循"无病先防，有病早治，防重于治"的原则，所有药物的预防作用也十分重要，即在疾病发生前给药，以达到预防或减少水产动物疾病发生的目的。

（二）不良反应

多数水产药物的不良反应是药物本身固有效应的延伸，在一般情况下是可以预知的，但不一定是可以避免的。常见的不良反应主要包括以下5种。

1）副作用（side reaction）：是指水产药物在常用剂量治疗时，伴随治疗作用出现的一些与治疗无关的不适反应，一般都较轻微，是可逆性的机能变化。产生副作用的原因是水产药物选择性低，作用范围广，治疗时利用其中一种作用，其他作用就成了副作用。例如，抗生素被添加到饲料中，对水产动物既可预防细菌性疾病，或兼有促进生长的效果，因此，常被养殖业者广泛使用。但是它会破坏肠道中微生态平衡，导致病原菌的耐药性增加或组织残留增多等负面效应。如果用药恰当，有些药物的副作用可设法纠正，但一般情况下是难以避免的。例如，用硫酸铜、敌百虫等杀虫药进行遍洒治疗时，虽然虫体被杀灭了，但带来的副作用是养殖鱼类产生厌食；用硝酸亚汞（只能用于观赏鱼类，在食用鱼类禁止使用）治疗金鱼小瓜虫病时，随之而来的副作用是金鱼色素的变化等。

2）毒性反应（toxic reaction）：是指用药剂量过大（一般是超过水产药物极量范围）或应用时间过长，使水产动物发生严重功能紊乱或病理变化。药物的毒性反应表现不尽相同，每种水产药物都可出现其特定的中毒症状。水产药物的毒性反应是可预期的。因此，为了防止水产药物毒性反应的发生，水产药物使用者必须掌握水产药物的理化特性，了解不同养殖品种的差异、环境因素对水产药物的影响等。例如，常用杀虫药物硫酸铜，鲤、鲫对其特别敏感，当长期浸浴浓度超过 $0.7g/m^3$ 水体时，则会造成鲤、鲫中毒死亡。同时，有些外用药物如卤素类、氧化剂（高锰酸钾）等遇阳光会造成毒性反应失效，因此，施放外用药需在下午4~5点或其后。用药期间应注意观察，如有中毒征兆，应立即采取措施，以避免或减少损失。

3）变态反应（allergic reaction）：是指水产动物受水产药物刺激后所发生的不正常免疫反应。例如，青霉素、磺胺类、碘等水产药物属于小分子化学物质，本身不具抗原性，但它们具有半抗原性，能与高分子载体结合成完全抗原。这种反应的发生与水产药物剂量无关或关系甚小，通常是不可预知的，但与水产动物的种属、个体状况有关。变态反应在停药后可逐渐消失，再使用时可以再发。引起变态反应的物质来源于水产药物本身、水产药物的代谢物及水产药物中的杂质等。

4）继发性反应（secondary reaction）：是指药物的治疗作用所引起的不良后果，又可称为治病矛盾。因为养殖动物体内有许多细菌寄生，这些菌群互相制约，维持着平衡的共生状态。例如，长期使用广谱抗生素时，由于许多的敏感菌株被抑制，肠道内菌群间的相对平衡状态受到破坏，致使一些病原菌产生抗药性后大量繁殖，引起这类病原菌疾病继发性感染，称为二重感染。例如，养殖欧洲鳗鲡易感染细菌发病，养殖者为了预防此类疾病的发生，从仔鳗投喂红虫开始，普遍频繁在饲料中添加土霉素、多西环素、诺氟沙星、黄霉素等内服药物，从不间断，频繁过量添加药物，导致鳗鲡肠道菌群失调，正常菌群无法生长，严重影响正常消化，增大肝脏负担，胆汁分泌差，影响脂肪消化吸收而导致肠炎，临床表现为摄食量下降，或长期无法达到标准投喂量，摄食时间长；消化不良，饲料效率低下，生长缓慢，经常在水面或池底、排污箱周围发现许多黑色或白色外包黏膜的粪便，粪便较正常的硬且短，且后期粪便中有透明胶状体。这是水产养殖典型的二重感染的例子。

5）后遗效应（residual effect）：是指停药后血药浓度已降至阈浓度以下时残存的药物效应。有些后遗效应是有利的。例如，抗生素的后遗效应可以减少给药次数和用药剂量等。

三、水产药物作用的特点

水产药物的应用主要包括抑制和杀灭病原体、改良养殖环境和调节水产动物的生理机能，由于水产药物的作用对象复杂、特殊，因此水产药物作用具有特殊性。水产药物不仅对水产动物有作用，对水环境中其他水生生物也有影响，这是水产药物作用的特殊性（particularity）。水体中的浮游生物数量大、种类多，且对各种化学品和重金属比较敏感。例如，实验发现，喹乙醇对大型溞的急性毒性最强，并对水环境有潜在的不良作用，锥形宽水蚤暴露于1mg/kg的土霉素溶液中会出现生长异常、繁殖障碍等问题。鱼池中常用的奥林酸在低于急性中毒剂量时仍严重干扰水中普通的甲壳类生物、水蚤的繁殖能力，伊维菌素对大型溞的毒性大于鱼类，伊维菌素H2B1a对大型溞48h的半数致死量是0.025μg/L，而对彩虹鲑和食用太阳鱼96h的半数致死量分别是3.0mg/L和4.8mg/L。所以，如果自然环境中抗生素对甲壳类动物产生负面影响，则可以预测该抗生素对水生态环境可能造成较大的影响与作用。

第二节　水产药物的量效关系与构效关系

一、水产药物的量效关系

量效关系（dose-effect relationship）是指在一定范围内，药物的剂量（浓度）与其产生的药理效应呈一定的比例关系。在一定剂量范围内，随着水产药物用量的增多，药物作用逐渐增强。药物的量效关系通常以量效曲线（dose-effect curve）表示。量效曲线通常以药物效应为纵坐标，药物浓度为横坐标。

水产药物的药理效应按性质可分为量反应和质反应两种。相应地，其量效曲线分别称为量反应量效曲线和质反应量效曲线。

1. 量反应

量反应（graded response）是指效应可用连续性数量值表示的反应。一般用具体数量或最大反应的百分率来表示，如血压、心率、呼吸、体温和平滑肌舒缩百分率等。其量效曲线常用的绘图方式有：①以药物剂量或浓度为横坐标，以效价强度为纵坐标的直方双曲线图（图2-1A），达到最大药物效应50%的药物浓度为半数有效浓度（EC_{50}）；②以药物对数剂量或对数浓度为横坐标，以效价强度为纵坐标的S形曲线图（图2-1B）。

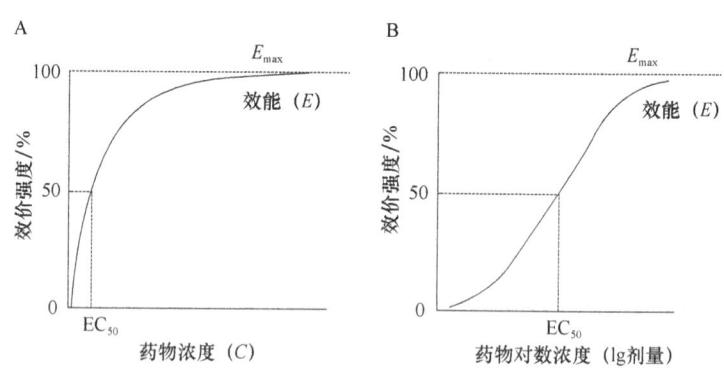

图2-1 药物作用的量反应量效曲线

从量反应量效曲线中获得的用来衡量药理效应的几个参数如下。

1）最小有效量（minimal effective dose）或最小有效浓度（minimal effective concentration）：是指能引起水产药物药理效应的最小药物剂量或最小药物浓度，也称为阈剂量（threshold dose）或阈浓度（threshold concentration）。

2）最大效应（maximal effect，E_{max}）：在一定范围内，水产药物的药理效应随着剂量或浓度的增加而增加，当效应增强到最大程度后，再增加剂量或浓度，效应将不再增强。这一效应的极限称为最大效应，也称为效能（efficacy）。

3）效价强度（potency）：通常用能引起水产药物等效反应时的相对药物浓度或剂量来表示，即等效剂量，反映水产药物药理效应与药物剂量的关系。达到相同效应时所需的药物剂量与效价强度成反比，所用药物剂量越小，其效价强度越大。图2-2列举了4种药物的量反应量效曲线，并分别将它们的效价强度与其最大效应进行了比较，可见比较方法不同，得到的结论也可能不同。

按效价强度（等效剂量）比较：1＞2＞3＞4。

按效能（最大效应）比较：1＜2=3＜4。

4）斜率（slope）：由图2-1可见，量效曲线中段（50% E_{max}）的曲线呈直线状，此部分与横坐标夹角的正切值称为量效曲线的斜率。斜率大的药物的S形量效曲线陡峭，表明药物剂量的微小变化即可引起效应的明显改变，提示药效较剧烈。反之，斜率越小，提示药效

图2-2 4种药物量反应量效曲线的比较

越温和。

2. 质反应

质反应（quantal response）是指水产药物的药理效应以"全或无"（all or none）的方式表现的反应，如有效或无效、阳性或阴性、存活或死亡等。质反应的量效曲线以群体中阳性反应个数或百分率为纵坐标，以药物剂量或浓度为横坐标，对剂量或浓度区段出现阳性反应的频数作图，可得到呈正态分布的曲线（图2-3A）。如果以药物剂量由小到大所累计的各组阳性反应百分率（累加反应率）为纵坐标，以药物对数剂量（或药物浓度）为横坐标，则可得到典型S形量效曲线图（图2-3B）。

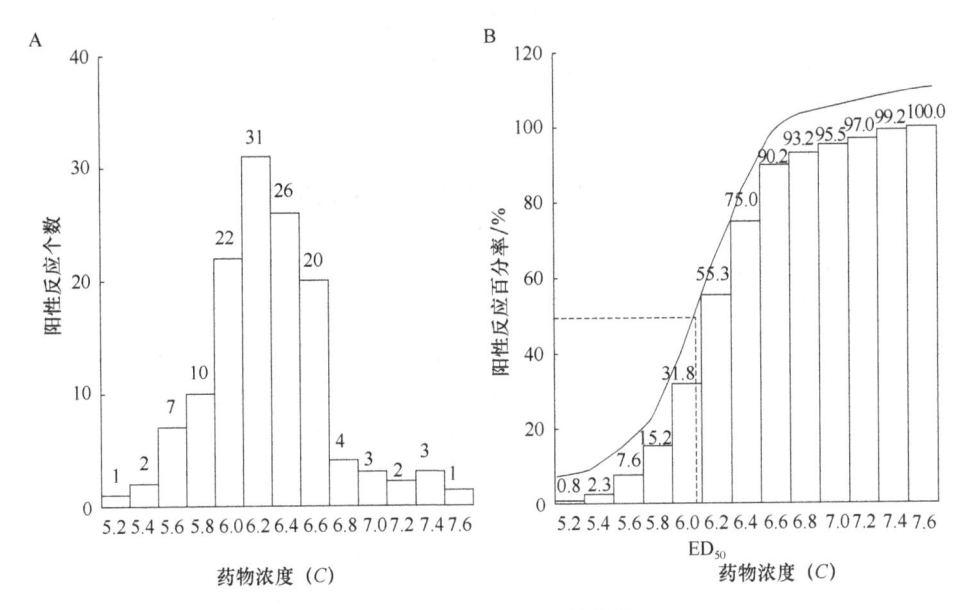

图 2-3 质反应的量效曲线

从质反应的量效曲线中，可以获得用于衡量药理效应的下列参数。

1) 半数有效量（50% effective dose，ED_{50}）：是指能引起50%最大效应（量反应）和群体中50%阳性反应（质反应）的药物剂量。

2) 半数致死量（50% lethal dose，LD_{50}）：是指能导致50%实验动物死亡的药物剂量。LD_{50}越大说明药物越安全。

3) 治疗指数（therapeutic index，TI）：为LD_{50}/ED_{50}，用以表示药物的安全性。一般情况下，药物治疗指数越大，药物越安全，但不绝对。通常也用LD_5/ED_{95}的值或LD_5与ED_{95}的距离表示药物的安全性，称为安全范围（margin of safety）。

4) 质反应量效曲线的斜率：反映阳性反应的离散趋势，即反映个体差异程度，斜率陡峭的药物说明个体差异较小。

二、水产药物的构效关系

构效关系（structure activity relationship，SAR）是指药物化学结构与药理作用之间的关系。水产用药也和其他药物一样，主要通过化学反应而引起药物效应。药物的化学结构是药理效应的基础，药物的化学结构（基本骨架、立体构象、活性基团等）决定了化学反应的专一性，而化学反应的专一性决定了药物药理效应的特异性。

药物的化学结构与其对受体的亲和力及内在活性之间的关系是很严格的，化学结构非常近似的药物能与同一受体或酶结合，引起相似（拟似药）或相反的作用（拮抗药）。药物分子细微的变化（如立体异构体）可以引起药物的理化性质发生很大的改变。化学结构完全相同的物质的光学异构体，其作用可能完全不同。例如，抗疟药奎宁为左旋体，而其对应的右旋体奎尼丁，则用于抗心律失常的治疗。

对药物构效关系的研究可促使有效治疗药物的合成，因为分子构型的变化可改变药物的作用，由此可能合成一个治疗作用较强而副作用较小的同类药物。目前，很多药物的药理活性与其分子结构之间有精确的定量关系，根据化学基团的总形状、位置和定向，可在结合部位和受体之间正确建立模型，还可以通过计算机辅助，进行药物的筛选，为水产药物的开发与研究奠定基础。

第三节 水产药物的作用机制

药物的作用机制（mechanism of action）是从药物作用起始到效应产生的过程。水产药物的作用机制是水产药效学的重要内容，是研究水产药物为什么起作用和如何起作用的问题，有助于阐明药物的预防、治疗作用及不良反应的产生。大多数水产药物药理作用的产生是药物分子与机体靶细胞间相互作用的结果。目前，关于水产药物作用机制的研究还较少，已知的水产药物的作用机制主要涉及以下几个方面。

一、药物的理化性质

药物以简单的物理、化学作用产生效应，一般与其理化性质有关，如解离度、溶解度、表面张力等。此类作用机制与药物的化学结构关系不大，通过改变水产动物机体周围的理化环境如渗透压、吸附作用、离子交换、配位反应等发挥作用。

1）渗透压：高浓度盐溶液可引起脱水，造成生理上的干燥，抑制细菌繁殖，导致虫体脱水。例如，用高浓度氯化钠溶液防治鱼类黏细菌性烂鳃病、真菌性水霉病等。

2）表面活性作用：阳离子表面活性剂积聚在菌体表层形成一个分子层的表面膜，提高细胞的表面张力，改变菌体细胞膜的通透性，如季铵盐类消毒剂等。

3）pH：碱类消毒剂的杀菌能力取决于溶液中 OH^- 浓度。OH^- 浓度越高，杀菌作用越强。例如，在石灰中加水后可生成 NaOH，解离出大量的 OH^-，因此具有较强的杀菌作用。病毒、革兰氏阴性杆菌较革兰氏阳性杆菌和芽孢杆菌对碱类更敏感。

4）配位反应：含有一个或多个供电子基团的化合物（配位体）可与金属离子（中心离子）结合，形成配位化合物或环状结构的螯合物。例如，使用高锰酸钾治疗锚头鳋病，高锰酸钾还原成二氧化锰，其与蛋白质结合形成胶状样蛋白盐类配合物，沉积于虫体表面，导致虫体无法呼吸而死亡。

5）吸附作用：沸石粉、活性炭、白陶土等均具有强大的表面积和吸附能力，能够吸附水体中的有毒物质，防止有害物质继续危害水产动物。

6）其他醇、酸、醛类：消毒剂能使菌体蛋白质变性、沉淀而达到杀菌消毒的作用；维生素C具有强还原性，在胃肠道内提供酸性环境，促使三价铁还原成二价铁，促进铁的吸收等。

二、参与或干扰细胞代谢

利用化学结构与正常代谢物质极为类似的药物，参与代谢过程而生成没有正常功能的伪代谢物，抑制或阻断代谢的效应。例如，喹诺酮类通过抑制DNA回旋酶和拓扑异构酶Ⅳ，干扰DNA复制，影响细菌代谢，从而发挥抗菌作用。

三、影响生理物质转运

药物可通过影响神经递质的合成、摄取、释放、灭活等方式改变神经递质在体内或作用部位的转运途径，进而引起机体功能的变化。例如，阿维菌素类能促进γ-氨基丁酸（GABA）的释放，神经肌肉受阻，导致虫体弛缓性麻痹作用。

四、补充机体缺乏的某些物质

通过在水产动物的饵料中添加氨基酸、维生素和微量元素等，预防和治疗水产动物相应的营养缺乏症。

五、作用于特定的靶位

常见药物作用的靶位（target）主要有酶、离子通道、载体分子和受体等。

（一）影响酶

酶是水产动物生命活动的基础，极易受到各种因素的影响。例如，解磷定通过复活胆碱酯酶活性而解救水产动物有机磷急性中毒，葡聚糖能通过激活甲壳动物、贝类酚氧化系统，产生有活性的酚氧化酶，参与机体防御反应。

（二）影响离子通道

局部麻醉药如普鲁卡因通过抑制钠通道，阻断神经传导而起局麻作用。

（三）作用于受体

受体是大多数药物发挥作用的主要靶点（详见本章第四节）。

第四节　水产药物与受体

一、受体的定义及特征

受体（receptor）是构成细胞的物质成分，是位于细胞膜、细胞质或细胞核内的大分子蛋白质，能准确识别配体和与配体化学结构相似的药物，并与之结合，引起特定的生物学效应。受体具有严格的立体专一性，能识别和结合特异分子（配体）的位点，此位点即受点。大多数药物必须先与受体结合，才能发挥效应。能激活受体的配体称为激动剂，能阻断受体活性的配体称为拮抗剂。

受体主要具有以下特征：①特异性（specificity），与同一类型受体结合的化学结构非常相似，可引起激动或者拮抗的作用。②灵敏性（sensitivity），只需要很低的药物浓度就能产生显著的效应。③饱和性（saturability）和竞争性（competitive），机体内的受体大分子蛋白数目有限，当配体足够多，配体与有功能的受体全部结合后，再增加配体浓度，结合量不可能再增加。作用于同一受体的配体之间存在竞争现象，实际上，药物可以通过与内源性配体竞争结合受体而发挥相同或相反的药理效应。④可逆性（reversibility），药物与受体的结合多以离子键、氢键、共价键和分子间引力结合，也可以从配体-受体复合物上解离。⑤多样性（multiple-variation），同一种内源性配体的受体在不同的器官可以与不同药物结合，产生不同的作用。⑥数目可变性（variable number），受体大分子蛋白的数目不是一成不变的，通过代谢转换处于动态平衡状态，其数量、效应大小和亲和力高低经常受到各种生理或者病理因素的影响。

二、药物与受体相互作用的学说

（一）占领学说

占领学说（occupation theory）是首先由 Clark 和 Gaddum 于 1926 年和 1937 年分别提出的。该理论认为受体只有与配体结合才能被激活并产生效应，而效应的强度与被占领的受体数量成正比，全部受体被占领时出现最大效应。1954 年，Ariens 对占领学说进行了修正。

药物与受体的结合必须具备两个条件：①亲和力（affinity），即药物与受体结合的能力；②内在活性（intrinsic activity，α），即药物与受体结合后产生效应的能力，用最大效应表示，与效能概念一致，$0 \leq \alpha \leq 1$。药物与受体结合产生效应不仅需要亲和力，还需要内在活性。根据内在活性及产生最大效应的大小将药物分为激动药和拮抗药两大类。

1）激动药（agonist）：为既有亲和力又有内在活性的药物，它们能与受体结合并激动受体而产生效应。根据亲和力和内在活性的不同，激动剂又分为完全激动剂（full agonist）（有较强的亲和力和较强的内在活性，$\alpha=1$）和部分激动剂（partial agonist）（有较强的亲和力，但内在活性不强，$\alpha<1$）。有少数受体还存在另一种类型的配体，这类配体与受体结合后可引起受体的构型向非激活状态方向转变，因而引起与原来激动剂相反的生理效应，这类配体称为反向激动剂（inverse agonist）。

2）拮抗药（antagonist）：为只有较强的亲和力，而无内在活性（$\alpha=0$）的药物。

拮抗剂与受体结合并不激活受体。根据拮抗剂与受体结合是否可逆而将其分为两类，即竞争性拮抗剂（competitive antagonist）和非竞争性拮抗剂（noncompetitive antagonist）。竞争性拮抗剂能与激动剂竞争相同受体，且结合是可逆的，增加激动剂的剂量以与拮抗剂竞争结合部位，最终仍能使量效曲线的最大作用强度达到原来的高度。当存在不同浓度的竞争性拮抗剂时，激动剂的量效曲线逐渐平行右移，但最大效应不变（图 2-4A）。阿托品是乙酰胆碱的竞争性拮抗剂，若以量效曲线表示两者的作用，阿托品可使此曲线平行右移，但不影响药物的最大效能。

拮抗指数（pA_2）通常是指竞争性拮抗剂与受体亲和力的大小，pA_2 值表示竞争性拮抗剂对相应激动剂的拮抗强度。加入拮抗剂后，如 2 倍浓度的激动剂所产生的效应恰好等于未加入拮抗剂时的效应，则所加入拮抗剂物质的量浓度的负对数即称为 pA_2 值。

非竞争性拮抗剂多指拮抗剂与受体结合是不可逆的情况，它能引起受体构型的改变，从而干扰激动剂与受体的正常结合，而激动剂不能竞争性对抗这种干扰，因此，增大激动剂的剂量也不能使量效曲线的最大作用强度达到原来的水平。随着此类拮抗剂剂量的增加，激动剂的量效曲线表现为下移（图2-4B）。

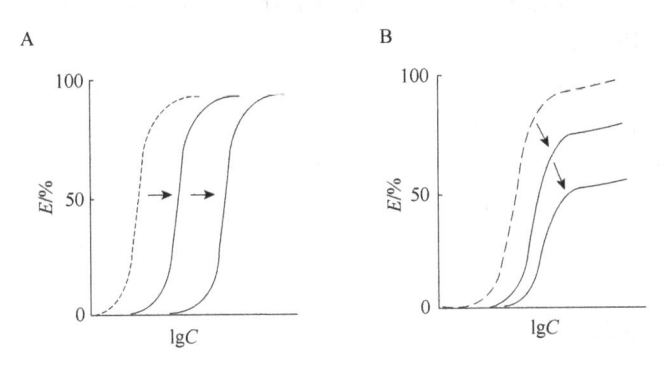

图2-4 竞争性拮抗（A）和非竞争性拮抗（B）的量效曲线

（二）速率学说

1961年，Paton提出了速率学说（rate theory），认为药物作用最重要的因素是药物分子与受体结合与分离的速率，即药物分子与受体碰撞的频率。药物效应的强弱与其占有受体的速率成正比，效应的产生是药物分子和受体相碰撞时产生的定量刺激传递到效应器的结果，而与其占领受体的数量无关。

（三）二态模型学说和三态模型学说

Monod首先提出二态模型学说（two-state model theory），其观点认为，同一受体有两种构型状态：激活态构型（active conformation，R^*）和静息态构型（resting conformation，R），R^*与R处于动态平衡，可相互转变。加入药物时，药物均可与R^*和R两态受体结合，其选择性取决于对静息态或激活态的亲和力；激动药（agonist）与激活态结合产生效应，并促进静息态转变为激活态；拮抗药（antagonist）则与静息态结合，还能促进激活态转变为静息态，当激动药与拮抗药同时存在时，两者竞争受体，其效应取决于R^*-激动药复合物与R-拮抗药复合物的比例。如后者较多时，则激动药的作用被减弱或阻断。部分激动药对R^*与R均有不同程度的亲和力，因此它既可引起较弱的效应，也可阻断激动药的部分效应。

1997年，Left等在对二态模型修改完善的基础上提出了三态模型学说（three-state model theory）。三态模型学说对作用于受体的药物分类作了新的定义，此处不再详述。

（四）G蛋白偶联受体的复合模型

1996年，Kenakin提出并归纳出了较实用的动力学模型。

必须强调，受体学说是以实验研究为基础提出并逐步完善的，各种学说从不同角度阐明药物与受体之间相互作用的规律，分别适用于某种相互作用形式。因此，在理解药物作用机制时应尊重客观的实验依据，以及充分考虑各种假说存在的可能性。

三、受体的类型

受体的类型根据受体的结构、信号转导过程、位置及其细胞反应等可分为离子通道受体、G蛋白偶联受体、激酶偶联型受体和细胞内受体。前三者为膜受体。所有膜受体都是膜蛋白，它们可划分为三个区域：①膜外侧面肽链 N 端区域，多由亲水性氨基酸组成，而且有时形成 S-S 键，以联系同一受体的不同部分或其他受体；②跨膜部位，多由疏水性氨基酸组成，形成螺旋结构；③细胞内部分，受体肽链 C 端位于细胞内。

（一）离子通道受体

离子通道受体又称为直接配体门控通道受体，存在于快速反应细胞的膜上。这类受体由若干亚单位组成，这些亚单位围绕一个膜上的孔道排布，当孔道开放时可通过离子，故称为离子通道。药物与受体结合后受体被激动，影响并改变了离子的跨膜转运，导致膜电位或胞内离子浓度的变化而引起生理效应，根据通道对离子的选择性，可以将离子通道分为两类，即阳离子通道和阴离子通道。阳离子通道处氨基酸多带负电荷，而阴离子通道则多带正电荷。

（二）G 蛋白偶联受体

G 蛋白偶联受体与其效应器都经 G 蛋白介导。G 蛋白偶联受体是由一条肽链组成的，其 N 端在细胞外，C 端在细胞内，肽链形成 7 个跨膜螺旋结构。胞内部分有 G 蛋白结合区。G 蛋白由 3 个不同的亚单位 α、β、γ 组成。β 与 γ 亚单位通常组成紧密的二聚体。G 蛋白具有高度同种的鸟嘌呤核苷酸结合区域，不同区域可与受体和其效应器结合。当 G 蛋白无活性时，GDP 与 α 亚单位结合。激动剂-受体复合物使 GTP 与 α 亚单位结合而分离 GDP。结合的 GTP 活化 α 亚单位，α-GTP 与 β 和 γ 分离而与膜结合的效应器相互作用，GTP 由 GTP 酶水解为 GDP 而终止其信号传递。G 蛋白主要有两类，一类为兴奋性 G 蛋白（Gs），能激活腺苷酸环化酶（AC）；另一类为抑制性 G 蛋白（Gi），能抑制腺苷酸环化酶。受体被激活后可使细胞内第二信使 cAMP 增加或减少，并将磷脂酰肌醇二磷酸（PIP_2）分解成第二信使，即三磷酸肌醇酯（IP_3）和甘油二酯（DG），最终通过钙动员或蛋白磷酸化而产生各种细胞效应。

激动剂和受体对 AC 活性的调节不是增加就是降低。增加 AC 活性的药物有 $β_1$ 和 $β_2$ 肾上腺素受体激动药物、H_2-组胺、A_2-腺苷、D_1-多巴胺、前列腺素（E_1、E_2、I_2）、很多肽类及某些蛋白质（如高血糖素、促皮质激素、促甲状腺素、促卵泡素、加压素 V_2、甲状旁腺素、降钙素等）。降低活性的药物有 $α_2$ 肾上腺素药物、A_1-腺苷、D_2-多巴胺、M-胆碱、阿片类和脑啡肽、前列腺素（脂肪和脑中）及某些肽和蛋白质（如生长抑素、神经肽 Y、心房肽等）。

（三）激酶偶联型受体

这一类膜受体由三部分组成，细胞外有一段是与配体结合区，与之相连的是一段跨膜结构，其氨基酸在双层脂质中呈螺旋状态。位于细胞内的是酪氨酸激酶的催化部位，当激动剂与细胞膜外的部位结合后，其细胞内的激酶被激活，能直接使其本身酪氨酸残基自我磷酸化而增强此酶活性，继之对细胞内其他底物作用，促进酪氨酸磷酸化，激活胞内蛋白激酶，增加 DNA 及 RNA 合成，加速蛋白质合成，进而产生细胞生长、分化等效应。这些受体的配体有胰岛素、胰岛素样生长因子、上皮生长因子、血小板生长因子、心房肽、转化生长因子-β 及某些淋巴因子等。

（四）基因转导型受体

类固醇类激素受体存在于细胞质内，与相应类固醇激素结合分出一个磷酸化蛋白，暴露于 DNA 结合区，进入细胞核后能识别特异 DNA 碱基区并与之结合，促进其转录及以后某种活性蛋白的合成。甲状腺素受体及视黄醛衍生物（retinoid）受体也存在于细胞核内，功能大致相同，细胞内受体触发的细胞效应很慢，需若干小时。

四、受体的调节

细胞膜上的受体数目或反应性是可以发生变化的，它受周围的生物活性物质如神经递质、激素或药物的调节。一般来说，受体数目的变化与其周围生物活性物质的浓度或作用之间呈负相关。这种调节可以表现在同类受体，也可以表现在异类受体。

（一）向下调节

受体不仅能调节生理和生化功能，也受体内环境等因素的调控。受体周围的生物活性物质浓度高或长期受激动剂作用时可使受体数量减少、活性减弱，称为向下调节（down regulation），表现为受体对激动剂的敏感性降低，出现脱敏或耐受现象。

（二）向上调节

受体长期受阻断剂作用时可使其数目增加、敏感性增强，称为向上调节（up regulation），表现为该受体对该生物活性物质的敏感性升高，出现超敏或高敏性及停药症状或"反跳"现象。

知识拓展　　水产药物作用的"特殊性"

水环境中具有种类繁多、数量巨大的微生物、浮游生物等。它们对很多化学物质也具有高度的敏感性。因此在应用水产药物治疗水产动物疾病的过程中，也会对水环境中其他生物产生影响，这就是水产药物作用的特殊性（particularity）。

长期应用抗菌药治疗或预防水产动物感染后，易导致水中菌体数量失衡及耐药性的产生，在智利鲑鳟类养殖场发现大多数细菌对阿莫西林、氨苄西林、红霉素、氯霉素、头孢氨苄等抗菌药均具有抗药性。

此外，食物性水产动物体内的抗生素还有可能沿食物链传递到人，可能引起人类过敏甚至中毒等。此外，还有一些药物对人类具有致畸、致癌等作用，长期食用此类药物的水产动物也可能会严重影响人的多种生理功能。

思考题

1. 选择题

1）鲤长期浸浴超过 $0.7g/m^3$ 水体的硫酸铜药物后死亡，这属于（　　）。
   A. 副作用　　　　B. 毒性反应　　　　C. 变态反应
   D. 后遗效应　　　E. 继发反应

2）鳗鲡长期投喂添加土霉素饲料，导致肠道菌群失调，这属于（　　）。
   A. 副作用　　　　B. 治疗效应　　　　C. 变态反应
   D. 后遗效应　　　E. 继发反应

3）以下关于不良反应的论述错误的是（　　）。
   A. 一般情况下，副作用是难以避免的

B. 变态反应与药物剂量无关，但可以预知
C. 有些不良反应是在治疗作用基础上继发
D. 毒性作用在用量过大时可发生
E. 通常毒性反应造成的损伤不可逆，停药后仍存在

4）激动药引起生物效应的条件是（　　　）。
A. 仅需对受体有亲和力
B. 仅需对受体有内在活性
C. 对受体既有亲和力，又有内在活性
D. 对受体无亲和力，但有内在活性
E. 对受体有亲和力，但无内在活性

5）LD_{50}与水产药物的毒性的关系是（　　　）。
A. LD_{50}越大，越容易发生毒性反应
B. LD_{50}越小，越不容易发生毒性反应
C. LD_{50}越小，毒性越小
D. LD_{50}越大，毒性越大
E. LD_{50}越大，毒性越小

2. 名词解释
1）选择性　　　　2）副作用　　　　3）变态反应　　　　4）治疗指数

3. 简答题
1）药物的不良反应包括哪些？
2）水产药物效应动力学的特点是什么？
3）水产药物的作用机制主要有哪些方面？

参考文献

范秀娟. 2008. 水产动物药物学. 哈尔滨：东北林业大学出版社
顾德平. 2012. 水产动物用药技术问答. 北京：金盾出版社
李清. 2014. 水生动物疾病与安全用药手册. 北京：海洋出版社
陆彬. 2008. 有关药物溶解度的研究现状与进展. 中国药师，11（5）：523-525
肖丹，汪开毓（译）. 2016. 鱼类应用药理学. 北京：中国农业出版社
杨先乐. 2011. 鱼类药理学. 北京：中国农业出版社

第三章 水产药物代谢动力学

本章概览

1. 水产药物代谢动力学是研究药物在水产动物体内的吸收、分布、代谢、排泄（简称ADME）过程的动态变化规律，特别是体内药物浓度随时间变化规律的科学。
2. 水产药物的ADME过程需要跨膜转运实现，跨膜转运包括被动转运、载体媒介转运和膜动转运三种形式。
3. 水产药物代谢动力学在房室模型的基础上研究药物的速率过程。
4. 药动学的重要参数有药时曲线下面积、生物利用度、表观分布容积、半衰期和稳态血药浓度等。
5. 水产药物代谢动力学的影响因素包括水产动物的生理因素和环境因素。

Overview of this Chapter

1. Aquatic pharmacokinetics is a science that studies the dynamic changes in the process of drug absorption, distribution, metabolism, and excretion (referred to ADME) in aquatic animals, especially the time-dependent changes of drug concentrations in the body.
2. The ADME process of aquatic drugs requires transmembrane transport. Transmembrane transport includes three forms: passive transport, carrier-mediated transport and membrane kinetic transport.
3. In aquatic pharmacokinetics, the rate process of aquatic drugs is studied on the basis of compartment model.
4. Important parameters of pharmacokinetics include area under the drug-time curve, bioavailability, apparent volume of distribution, half-life and steady-state plasma concentration.
5. The factors affecting aquatic pharmacokinetics include the physiological factors and environmental factors of aquatic animals.

学习目标

1. 掌握水产药物的ADME过程、水产药物代谢动力学的重要参数及其临床意义。
2. 熟悉水产药物的跨膜转运、房室模型及速率过程。
3. 了解水产药物代谢动力学的影响因素。

Learning Objectives

1. Master the ADME process of aquatic drugs, the important parameters of aquatic pharmacokinetics and the clinical significance.
2. Acquaint transmembrane transport, compartment model and the rate process of aquatic drugs.
3. Understand the influencing factors of aquatic pharmacokinetics.

本章思维导图

水产药物代谢动力学 Aquatic Pharmacokinetics

- **基本概念 Basic Concepts**
- **水产药物的体内过程 *In Vivo* Process of Aquatic Drugs**
  - 细胞膜的基本结构与功能 Basic Structure and Function of Cell Membrane
  - 药物的跨膜转运 Transmembrane Transport
  - 药物的ADME过程 ADME Process of Drugs
- **水产动物药动学的影响因素 Factors Affecting Pharmacokinetics of Aquatic Animals**
  - 水产动物的生理因素 Physiological Factors of Aquatic Animals
  - 环境因素 Environmental Factor
- **药动学的基本原理及药动学参数的计算 Basic Principle of Pharmacokinetics and Calculation of Pharmacokinetic Parameters**
  - 血药浓度与药时曲线 Blood Drug Concentration and Time-concentration Curve
  - 药物的速率过程 Drug Rate Process
  - 房室模型 Compartment Model
  - 药动学的重要参数与意义 Important Parameters and Significance of Pharmacokinetics

药物代谢动力学（pharmacokinetics）（药代动力学、药物动力学，简称药动学）是药理学的重要内容，是研究机体对药物的作用，即研究药物在机体内的变化及其规律的一门学科。水产药物代谢动力学是指利用数学原理和动力学模型研究水产动物机体对药物的作用，主要研究药物在水产动物体内的吸收（absorption）、分布（distribution）、代谢（metabolism）、排泄（excretion）（ADME）过程的动态变化规律，特别是体内药物浓度随时间变化规律的科学。

水生动物生活在不同的水域环境中，多属于冷血变温动物，它们的生理、生物化学机能与人、畜不同，药物在水生动物的体内处置过程与人或畜等恒温动物有着显著差别。不同种类、种属的水生动物，其药物代谢动力学的差别也很大。水产药物动力学资料缺乏，长期以来基本上借鉴人、畜的用药原则与经验，造成在某些情况下渔药的滥用和误用。

近年来，水产药物动力学的研究进展较快。例如，分别对抗菌药物氯霉素、环丙沙星、诺氟沙星、呋喃唑酮、土霉素、复方新诺明、红霉素、磺胺二甲嘧啶等在罗非鱼、中华绒螯蟹、对虾、大黄鱼、鳗鲡、草鱼、鲤及中华鳖等水生动物体内的代谢动力学和残留消除规律进行了研究，比较了给药方式、给药剂量、种属差异、温度、盐度、性别、年龄等因素对药动学的影响，为科学计算水产药物给药量，制订合理用药方案，控制不良反应的发生，同时也为制订合理的水产动物休药期提供重要依据，为水产养殖业安全、合理、规范使用药物提供重要依据。

第一节　水产药物的体内过程

水产药物进入水产动物机体后，在对机体产生效应的同时，自身也受机体的作用而发生变化，变化的过程包括药物从给药部位进入血液循环的吸收过程、吸收后的药物随循环到达机体各器官或组织的分布过程、药物在机体的肝脏或其他组织发生结构上变化的代谢过程、药物的代谢产物或原型经肾脏或者鳃和肠道等多种途径从体内排出的排泄过程。药物在机体内的 ADME 过程是相继发生、同时进行的，在药动学上称为机体对药物的处置（disposition）。药物通过代谢和排泄过程，在体内逐渐减少，故将代谢和排泄称为消除（elimination）。整个过程均与药物的转运方式有关。

一、细胞膜的基本结构与功能

低等生物到高等哺乳动物的细胞膜都有类似的结构，主要包括三层，即靠近细胞质一侧和细胞外液一侧的致密层和中间夹有的透明层。细胞膜是由脂肪、碳水化合物和蛋白质组成的有组织排列的动态和流体结构。膜的主要结构成分是它的脂质双层，主要由磷脂、糖脂和胆固醇构成。

这种脂质双层提供了基本的流体结构的膜，并作为一个相对不透水的屏障，但可通过脂溶性物质。约75%的脂质由磷脂双层组成，每层磷脂由亲水性（水溶性）的头部和疏水性（水不溶）的尾组成。亲水性的头部位于细胞膜外侧及内侧，而疏水的尾则位于细胞膜的中间。亲水头保留水分，帮助细胞相互黏附。

虽然脂质双层提供了细胞膜的基本结构，但蛋白质执行大部分的特定功能。整合蛋白横跨整个脂质双层，本质上它们就是膜的一部分。由于大部分的整合蛋白直接通过膜，所以称为跨膜蛋白。其他蛋白质称为外周蛋白，被锚定到膜的一侧或另一侧，不进入脂质双层。

蛋白质与细胞膜结合的方式常常决定了它们的功能。因此，处于细胞膜外侧或内侧的蛋白质常作为受体或细胞内信号转导分子参与细胞内信号转导。与此相反，只有跨膜蛋白可以两端暴露在膜的内外表面，可以协助运输分子穿过细胞膜。许多完整的跨膜蛋白在表面上形成离子通道。这些通道蛋白相对于它们转运的物质，具有复杂的形态和选择性。

细胞膜外还有看起来模糊的一层细胞外被（细胞衣），包围着细胞表面。细胞衣是由糖蛋白、糖脂及蛋白多糖构成的，主要的功能是参与细胞之间的识别和黏附。细胞膜和细胞衣之间存在着密切的关系。

生物膜主要是由1%～10%的糖、50%的脂类和40%～50%的蛋白质构成的脂质液态双分子层。其特点是脂溶性成分易于通过，有小分子化合物通过的通道及大分子的转运体，转运体可转运特殊的营养物质和化合物。

二、药物的跨膜转运

药物的跨膜转运（transmembrane transport）主要有被动转运（passive transport）、主动转运（active transport）及其他转运方式。被动转运是指药物自细胞膜浓度高的一侧向浓度低的一侧进行的跨膜转运。其包括单纯扩散（simple diffusion）和膜孔转运（pore transport），需要载体的易化扩散也属于被动转运。

（一）被动转运

被动转运是指药物的膜转运服从顺浓度扩散原理，即从高浓度的一侧向低浓度一侧扩散的过程。转运的动力是膜两侧的浓度差，药物的被动转运不消耗能量，其中单纯扩散和膜孔转运不需要载体，不受饱和及竞争性抑制的影响。

单纯扩散：是指（脂溶性）药物从浓度高的一侧通过细胞膜向浓度低的一侧进行跨膜转运的过程。绝大多数药物按此方式通过生物膜，又称为脂溶扩散（lipid diffusion），主要与药物的脂溶性与解离度有关。生物膜为脂质双分子层，非解离型的脂溶性药物可溶于液态脂质膜中，容易透过生物膜。绝大多数有机弱酸或有机弱碱药物在消化道内的吸收都是以被动扩散机制通过生物膜的。单纯扩散的特点为：①沿浓度梯度（或电化学梯度）扩散；②不需要提供能量；③无载体（膜蛋白）的协助；④无饱和现象，不同药物同时转运时无竞争性抑制现象。

药物的脂溶性大小取决于解离度，即离子化程度，非离子型即分子型药物的脂溶性大，极性小，容易穿过生物膜，是被动转运。离子型药物的解离度高、极性大、脂溶性小，因离子障作用被限制在生物膜的一侧，不易穿透生物膜被动转运。大多数药物属于有机弱酸或有机弱碱，解离度影响了它们的脂溶性。而解离度则取决于药物的解离常数K_a及所处溶液的pH。pK_a为解离型药物与非解离型药物浓度相等（即药物50%解离）时溶液的pH。药物本身的pK_a与所处环境的pH之间的关系可以用Handerson-Hasselbalch方程来表示：弱酸类药物，解离型/非解离型＝10^{pH-pK_a}；弱碱类药物，解离型/非解离型＝10^{pK_a-pH}。非解离型药物能自由通过生物膜，而解离型药物则被屏障在膜的另一侧，不能通过生物膜，这种现象称为离子障（ion trapping）。离子障的特点为"酸酸少易，酸碱多难"，"酸酸少易"指弱酸性药物在酸性体液中解离少，容易穿透细胞膜；"酸碱多难"指弱酸性药物在碱性体液中解离多，则很难透过细胞膜。例如，对弱酸类药物而言，当其处于碱性（pH 越高）侧的溶液中，其越易解离，非解离的分子型少，不易透过生物膜。

单纯扩散属于一级速率过程，服从 Ficks 扩散定律：

$$\frac{dC}{dt}=-\frac{DAk(C_{GI}-C)}{h}$$

式中，D（扩散系数）取决于油水分布系数，即脂溶性，脂溶性与药物的 pK_a、体液介质的 pH 有关；C_{GI} 为胃肠药物浓度；C 为血药浓度；t 为用药时间；A 为扩散面积；k 为通透系数；h 为膜厚度。

当口服药物后，胃肠道中药物浓度大于血中浓度，设 $P=\frac{DAk}{h}$；式中，P 为透过系数，其他符号含义同上式。

则上式可简化为

$$\frac{dC}{dt}=-P(C_{GI}-C)$$

膜孔转运：是药物通过含水小孔转运的过程，是被动转运的另一种形式，又称为滤过（filtration），主要为一些相对分子质量小、分子直径小于膜孔的水溶性物质（水、乙醇、尿素等）的转运形式。这些贯穿细胞膜且充满水的微孔是水溶性小分子药物的吸收途径。水溶性药物借液体静压或渗透压通过亲水孔道进行转运。因膜孔内含有带正电荷的蛋白质或吸附有阳离子（如钙离子），其正电荷形成的球形静电空间电场能排斥阳离子，有利于阴离子通过。

被动转运的作用力来源于膜两侧药物的浓度差势能，势能越大，转运动力越大，也称为顺浓度梯度转运或下山转运，大多数脂溶性药物属于此种转运方式。被动转运的特点为：①药物从高浓度侧向低浓度侧的顺浓度梯度转运；②不需要载体，膜对药物无特殊选择性；③不消耗能量（ATP），扩散过程和细胞内代谢无关，不受细胞代谢抑制剂的影响；④无饱和现象，不同药物同时转运时无竞争性抑制现象；⑤当可跨膜转运的药物分子在膜两侧的浓度相等时达到动态平衡。

药物的跨膜转运主要受到药物的溶解性和解离性等理化特性的影响。溶解性是指药物具有的脂溶性和水溶性。药物的跨膜转运必须先融入生物膜的脂质双层结构，然后到达膜的另一侧。化学物质具有脂与脂相溶、水与脂难溶的特点，因此脂溶性强的药物容易跨膜转运；而水溶性强的药物难于跨膜转运。水产药物多属于弱酸性或弱碱性药物，它们在不同 pH 溶液中的解离状态会发生显著的变化，非离子型分子可以自由跨膜转运，容易吸收。离子型分子带有正电荷或负电荷，不易跨膜转运，从而影响其转运。例如，水产动物的胃液为酸性，所以呈弱酸性的磺胺类药物易于被吸收，而极性强、解离度高的季铵盐类则较难透过生物膜，不易被吸收。

（二）载体媒介转运

载体媒介转运（carrier-mediated transport）是指借助生物膜上载体蛋白的作用，药物透过生物膜而被吸收的过程。其主要包括易化扩散和主动转运两种形式。

易化扩散（facilitated diffusion）是指某些物质在细胞膜载体的帮助下，由膜高浓度侧向低浓度侧扩散的过程。易化扩散的特点是：①药物从高浓度侧向低浓度侧的顺浓度梯度转运，不耗能；②易化扩散比单纯扩散转运速度快；③易化扩散需要载体参与，存在饱和现象和竞争性抑制现象；④存在结构、部位的特异性。一些非脂溶性物质（季铵盐、氨基酸、单糖）类药物可通过易化扩散吸收。进行易化扩散的载体可分为离子载体和通道蛋白两种类型。易化扩散多见于某些与机体新陈代谢有关的物质，如葡萄糖的吸收、氨基酸和核苷酸的转运等。

主动转运（active transport）是指借助载体或酶促系统的作用，药物从膜低浓度侧向高浓度侧的转运。主动转运的特点为：①药物从低浓度侧向高浓度侧的逆浓度梯度转运；②需要消耗机体的能量，能量主要由细胞代谢产生的ATP提供；③需要载体参与，载体物质通常与药物有高度的选择性；④存在饱和现象和竞争性抑制现象；⑤存在结构、部位的特异性；⑥受代谢抑制剂的影响。药物通过载体的主动转运有饱和性、选择性和竞争性抑制现象。例如，丙磺舒与青霉素同服时，二者的竞争性抑制作用可降低青霉素的血药浓度。

载体媒介转运的速率符合米氏动力学方程

$$\frac{dC}{dt} = \frac{V_m C}{K_m + C}$$

式中，V_m是该过程的最大消除速率；K_m是米-曼氏常数，即变化速率为最大速率一半时的药物浓度。

主动转运又分为两种类型：一是ATP驱动泵，如离子泵，包括钠离子泵、钾离子泵、钙离子泵、碘离子泵，除此之外，还有一些机体所必需的物质（单糖、氨基酸、K^+、Na^+、I^-、水溶性维生素）的转运也是ATP驱动泵驱使的。二是协同转运，即一种物质依赖第二种物质的电化学梯度所贮存的能量同时或后继进行主动转运，具体有同向协同和反向协同两种形式。例如，钠离子梯度同向转运糖类和氨基酸。

（三）膜动转运

膜动转运（membrane mobile transport）是指通过细胞膜的主动变形将药物摄入细胞内或从细胞内释放到细胞外的转运过程。膜动转运是细胞摄取物质的一种转运形式，与生物膜的流动性特征相关。例如，生理过程中胰腺细胞分泌胰岛素的过程可通过细胞膜的主动变形将胰岛素从细胞内释放到细胞外，即通过出胞作用实现。而机体对蛋白质、多肽类、脂溶性维生素、甘油三酯等大分子物质则可通过细胞膜的主动变形将之摄入细胞内，即通过入胞作用实现，上述大分子物质可通过此途径转运吸收，但对一般药物吸收意义不大。膜动转运分两种方式：当摄取的物质为溶解物或液体时称为胞饮；当摄取的物质为大分子或颗粒状物时称为吞噬。

三、药物的ADME过程

（一）吸收

吸收是指药物从给药部位进入血液循环的过程。除静脉注射药物的给药方式，药物直接进入血液循环外，其他血管外给药方式，药物在体内均有吸收过程。一般来说，大多数药物的吸收以被动转运为主，药物的理化性质包括脂溶性、解离度、极性及其相对分子质量大小都会影响药物的吸收过程，通常药物的脂溶性越高、解离度越小、极性越低和相对分子质量越小越容易被吸收。除此之外，药物的给药途径、剂型和水产生物机体因素也会对药物的吸收过程有明显的影响。通常用达峰时间（t_{max}）来描述吸收的速度，而用药峰浓度（C_{max}）和生物利用度（bioavailability）来描述吸收的程度。药物吸收的速度决定药物产生作用的快慢，而吸收的程度影响药物作用的强弱。影响药物吸收的因素有以下几种。

1. 给药途径

给药途径不同，药物吸收的速度也不同，一般情况下，通过不同给药途径，水产药物吸收的快慢依次为：血管注射＞肌内注射＞腹腔注射＞浸浴＞口服。Hustevedt等比较研究了不同给药途径对大西洋鲑吸收噁喹酸的影响，结果表明，静脉注射后血药浓度即达最高，因其没有吸收过程，而腹腔注射和口服给药的达峰时间分别为1h和3.9h，其生物利用度分别为47%和25%。

一般的给药方式都要经过细胞膜转运，多以被动转运方式吸收。经消化道给药后，药物在胃肠道吸收后经门静脉进入肝脏，再进入体循环血液。口服药物在吸收过程中受到胃肠道和（或）肝脏的多种酶灭活代谢作用，导致进入体循环的活性药量减少，这种现象称为首过消除（first pass elimination），也称为首过效应（first-pass effect）。大多数水产动物也存在首过效应，如凡纳滨对虾、美洲对虾、大黄鱼及中华鳖等，其中肝脏和胰腺可能是首过效应灭活药物的重要器官。

2. 药物的剂型

通常情况下，药物的晶体制剂比胶体制剂易吸收，液体制剂比胶体制剂易吸收。一般制剂的混悬液和胶体溶液比水溶液的吸收慢。如需使易溶于水的药物减慢吸收速度时，可加入其他药物制成混悬液和胶体溶液。缓释剂（sustained release preparation）和控释剂（control release preparation）可调控药物吸收的程度和速度。缓释剂利用无药理活性的基质或包衣阻止药物迅速溶出以达到非恒速缓慢释放的效果，而控释剂可以控制药物按零级动力学恒速或近恒速释放，以保持恒速吸收。这些新剂型将在提高水产药物疗效方面起到重要作用。

3. 机体的生理因素

水产动物的年龄、性别、健康状况等会影响水产药物的吸收。杨先乐等研究不同年龄罗非鱼经口灌药对氯霉素吸收的影响，结果发现，1龄罗非鱼的吸收要明显快于2龄罗非鱼的吸收，1龄罗非鱼的达峰时间为4h，而2龄罗非鱼的达峰时间为12h，且1龄罗非鱼的达峰浓度要高于2龄罗非鱼的达峰浓度。

（二）分布

分布是指吸收后的水产药物经循环转运至水产动物机体各器官、组织的过程。大多数药物的分布属于被动转运，少数为主动转运。药物在动物体内的分布多呈不均匀性，但经常处于动态平衡。这种药物先分布到血流量大的组织器官，再向血流量少的组织器官转移的现象，称为再分布（redistribution）。各器官、组织的浓度与血浆浓度一般呈平行关系，影响分布的因素有以下几种。

1. 药物与血浆蛋白的结合力

药物在血浆中通常以游离型和与血浆蛋白结合形成的结合型药物两种形式存在，且游离型和结合型药物处于动态平衡状态。结合型药物分子体积变大，妨碍药物转运，药理活性暂时消失；而游离型药物则能够透过毛细血管内皮细胞层进入组织外液，然后通过组织细胞膜而进入细胞内，完成分布过程。当游离型药物被分布、代谢或排泄，血液中游离型药物浓度降低时，结合型药物可随时释放出游离型药物达到新的平衡。

研究表明，水产药物和血浆蛋白的结合率与水产动物种类、生理状况及药物性质和浓度有关，也与血浆蛋白的分子质量有关。Uno研究发现，土霉素在健康的香鱼比在感染香鱼中与血浆蛋白的结合率要低；Stehly等研究发现，呋喃妥因在斑点叉尾鲴血液中的浓度由0.1μg/ml上升到50μg/ml时，血浆蛋白的结合率由62%下降到50%；Tang等研究认为，在中华绒螯蟹体内，恩诺沙星及其代谢产物环丙沙星主要与血浆中分子质量为10 000u以上的蛋白质结合。

2. 药物的理化性质

一般呈脂溶性或水溶性的小分子药物易于进入细胞，非脂溶性的大分子药物通过过滤方式转运入细胞，其速度较慢，离子型的药物则难透过细胞膜。

3. 药物和组织的亲和力

有些药物对某些组织有很强的亲和力，导致药物在体内选择性分布，在特定组织中浓度远远高于血浆浓度。例如，碘对甲状腺组织具有高度亲和力，其在甲状腺中的浓度远远高过血浆，用于保证甲状腺合成足量的甲状腺激素，保证有脊椎鱼类的正常生长发育。

4. 器官血流量与膜的通透性

肝、肾、脑、肺等高血流量器官的药物分布快且含量较多，皮肤、肌肉等低血流量器官的药物分布慢且含量较少。例如，在不同温度下，虹鳟口服土霉素，药动学参数表明，肝脏中药物浓度最高，150mg/kg剂量组在7℃环境下，48h内药物在黏液和椎骨内能达到有效治疗浓度，皮肤中需72h才能达到峰浓度。此外，细胞膜对药物的通透性不同也影响药物的分布。

5. 体液的pH和药物的解离度

由于弱酸性药物在弱碱性环境下解离型多，在生理情况下，细胞外液较细胞内液偏碱性，故细胞外液的弱酸性药物不易进入细胞内。因此，弱酸性药物在细胞外液的浓度高于细胞内，弱碱性药物则相反。改变血液的pH，可相应改变药物原有的分布特点。

此外，机体内的细胞膜屏障，如血脑屏障、胎盘屏障、血眼屏障、关节囊液屏障等也可能会干扰和阻碍药物在血液和组织、器官间的转运，在合理应用水产药物时也要考虑屏障作用。

（三）代谢

药物在机体内发生的结构变化，称为药物代谢，又称为生物转化（biotransformation）。大多数药物是在肝脏由药物代谢酶代谢发生化学结构的改变，也有少部分的药物可在其他组织中被有关的酶催化降解。药物代谢的意义在于药物经生物转化后，生物活性发生改变。药物经过代谢后可能会发生以下几种变化。

1）使药物失活，大多数药物经过代谢转化后，会成为无活性的代谢物，也称为钝化。例如，磺胺类药物经肝乙酰化代谢后形成乙酰化磺胺而失活。

2）使药物活化，少部分无活性的药物经代谢转化为有活性的药物。

3）由活性药物转化为另一活性代谢物。例如，杀单殖吸虫药阿苯达唑在体内可很快代谢成仍有活性的阿苯达唑砜和阿苯达唑亚砜。

4）增加极性，药物在体内代谢后，形成水溶性的极性化合物，有利于排泄。因此，可将药物代谢看成是机体对药物的防御反应。

5）药物在体内代谢后生成具有毒性的代谢物，如孔雀石绿代谢为致癌性更大的无色孔雀石绿等。

药物代谢途径呈现多样性的特点。不是所有药物都要经过生物转化，有的药物可不经代谢以原型排泄，有的药物几乎完全经一种代谢途径代谢，多数药物经数种代谢途径代谢，经不同途径代谢的程度与水产动物种类和机体状态均有关。许多药物的代谢形式取决于给药剂量、药物相互作用及机体的功能状态。药物在机体内的生物转化，一般分为氧化、还原、水解和结合4种类型。根据药物代谢反应的性质，可将药物的代谢分为两个时相。Ⅰ相为氧化、还原和水解等分解反应。Ⅰ相代谢主要由肝微粒体混合功能氧化酶（细胞色素P450）以及存在于细胞质、线粒体、血浆、肠道菌丛中的非微粒体酶催化。Ⅰ相反应后，药物通常会发生活性的改变，药物活化或失活，有些药物分子中的某些基团被暴露出来，为Ⅱ相的结合反应打下基础。Ⅱ相为结合反应，即药物与体内某些小分子物质，如葡糖醛酸、硫酸、氨基酸（甘氨酸、半胱氨酸、谷氨酸、丝氨酸、赖氨酸）、乙酰基或甲基发生的结合反应，经过结合反应后，药物的极性增强、水溶性增加，有利于药物的排泄。

肝微粒体混合功能氧化酶（细胞色素P450）系统，简称"肝微粒体酶"。该系统中主要的酶为细胞色素P450（cytochrome P450，CYP），此酶存在于肝细胞内质网上。由于该酶能促进数百种药物的代谢，故又称为"肝药酶"。肝药酶在许多广泛使用或已禁用的水产药物代谢中起至关重要的作用。林茂等研究发现，在草鱼体内存在恩诺沙星与葡糖醛酸进行Ⅱ相的结合反应，但其主要代谢途径为通过细胞色素P450依赖 *N*-脱乙基反应形成代谢产物环丙沙星；红霉素在草鱼中的主要代谢途径为通过细胞色素P450依赖 *N*-脱甲基反应形成代谢产物甲醛。而细胞色素P450具有被诱导和抑制的特性，往往是造成水产药物体内代谢相互作用的根本原因。例如，Vaccaro等研究表明，同为CYP3A底物兼抑制剂的恩诺沙星与红霉素在鱼体内易发生相互作用。此外，国内外研究证实，哺乳类动物CYP的诱导剂或抑制剂对水产动物类细胞色素P450也有诱导效应，临床上使用相应底物水产药物时也应加以注意。

（四）排泄

排泄是指药物的代谢产物或原型通过各种途径从体内排出的过程。大多数药物都是经生物转化后从体内消除，排泄出体外的。对于肾脏比较发达且比较高等的水产动物，肾脏是水产药物最重要的排泄器官，如虹鳟、斑点叉尾鮰、鳗鲡、鲤科鱼类等。非肾脏排泄对水产动物来说也是比较重要的途径，如环丙沙星在鳗鲡体内的消除，非肾脏排泄占血清清除率的1/3～1/2。非肾脏排泄的方式较多，如胃肠道排泄、肝脏排泄、胆汁排泄、呼吸器官排泄（如鳃、鳃上腺、肺等），较低等的水产动物（虾、蟹等甲壳类）还可通过肝胰腺、触角腺排泄。

肾脏排泄：药物及药物代谢产物经肾脏排泄有三种方式，即肾小球滤过、肾小管主动分泌和肾小管被动重吸收。前两个过程是血中药物进入肾小管腔内，后一个过程是将肾小管腔内的药物再转运到血液中。

影响药物从肾小球滤过的主要因素是肾小球滤过率及药物与血浆蛋白的结合程度。

肾小球滤过率越低，如各种原因导致肾小球血流量减少时，滤过到肾小管腔的药物就越少。药物与血浆蛋白结合后形成结合型药物，其相对分子质量较大，一般超过 50 000，不能从肾小球滤过。

肾小管的主动分泌主要是在近端肾小管进行，分为有机酸分泌系统及有机碱分泌系统。这两类分泌系统分别分泌有机酸类药物和有机碱类药物。肾小管的被动重吸收主要在远端肾小管进行。影响重吸收的因素主要是药物本身的理化性质如极性、pK_a 等，也受机体生理学因素的影响。水溶性药物难以通过肾小管上皮细胞的类脂质膜，易从尿中排出。碱化尿液使弱酸性药物在肾小管中大部分解离，重吸收减少、排泄增加；反之，酸化尿液使弱碱性药物在肾小管中大部分被解离，重吸收减少、排泄增加。

鳃排泄：鳃是淡水鱼氨和尿素这些主要含氮废物的排泄途径。含氮代谢产物中，以氨的量为最多。比如，鲤、金鱼从鳃排泄的氮为肾脏排泄的 6～10 倍，其中尿素只占 10%，而氨占 90%。海水鱼类的肾尿中都有含氮废物排泄，但其占总氮量的百分比很小。氨、尿素和氧化三甲基胺是主要的氮终产物，但大多从鳃排出，只有肌酸、肌酐和尿酸才由肾排出。

药物排泄通常是一级速率过程，但在载体转运排泄饱和时，可能出现零级动力学过程，待药物浓度下降不再饱和时则变为一级速率过程。

渔药的消除速度也决定着渔药的作用强度与时间，因此当水生动物的肾功能衰退时，用药要谨慎。不同渔药的排泄速度差异很大。例如，青霉素等的半衰期较短，而另一些渔药如汞、砷重金属、类金属制剂等的半衰期较长，甚至可以在机体内形成蓄积。蓄积是渔药进入机体的速度大于渔药自机体消除的速度时产生的，当反复多次用药时，若水生动物机体内的解毒或排泄发生障碍，极易形成蓄积性中毒。渔药的残留规律、休药期都与渔药的消除速度密切相关。

第二节　药动学的基本原理及其参数的计算

一、血药浓度与血药浓度-时间曲线

血药浓度一般是指血浆中的药物浓度，包括血浆中的游离型药物和结合型药物的浓度，是体内药物浓度的重要指标。虽然它不等于作用部位（靶组织或靶受体）的药物浓度，但作用部位的药物浓度与血药浓度及药理效应一般是正相关的。血药浓度随时间发生的变化，不仅能反映作用部位的浓度变化，也能反映药物在体内吸收、分布、代谢和排泄过程总的变化规律。另外，由于血液的采集比较容易，对机体的损伤也少，故常用血药浓度来研究药物在体内的变化规律。血药浓度-时间曲线（药时曲线）描述的体内药量随时间变化的关系称为时量关系（time-concentration relationship），它与时效关系（time-effect relationship）构成了药动学研究的中心问题。

血药浓度-时间曲线（time-concentration curve，$C\text{-}t$）是药物在体内吸收、分布、代谢和排泄随时间连续变化的动态过程（图 3-1）。在药物代谢动力学研究中，给药后不同时间采集血样，测定其药物浓度，常以时间作横坐标，以血药浓度作纵坐标，绘出的曲线称为血浆药物浓度-时间曲线，简称为药时曲线。从该曲线可定量地分析药物在体内的动

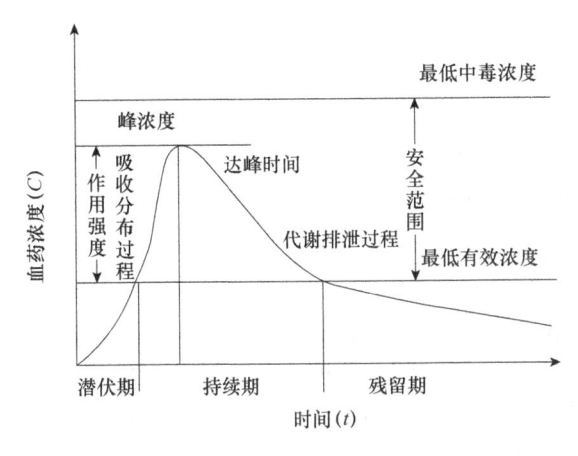

图 3-1 药时曲线示意图

态变化与药物效应的关系。

一般把非静脉滴注给药分为潜伏期、持续期和残留期。潜伏期（latent period）是指给药后到开始出现药效的一段时间，快速静脉滴注给药一般无潜伏期；持续期（persistent period）是指药物维持有效浓度的时间；残留期（residual period）是指体内药物已降到有效浓度以下，但尚未完全从体内消除的一段时间。持续期和残留期的长短均与消除速率有关。残留期长反映药物在体内有较多的贮存，一方面，要注意多次反复用药可引起蓄积作用甚至中毒；另一方面，对于食品动物要确定较长的休药期（withdrawal time），以避免残留药物被人体摄取后，造成人体不适甚至产生严重不良后果。

药时曲线中，曲线的升段主要反映药物的吸收与分布过程，当大部分药物被吸收后，分布占据主要部分，与此同时，也有少量药物开始代谢与排泄。曲线的降段主要反映药物的代谢与排泄过程，即药物的消除过程。曲线的最高点（峰值）称为峰浓度或药峰浓度（peak concentration，C_{max}），反映的是给药后达到的最高血药浓度。从药物吸收与分布开始，药物消除过程也已经开始，只是升段时吸收与分布作用大于消除作用，降段时消除作用大于吸收与分布作用，当处于药峰浓度时，药物的吸收与分布速度与消除速度相等。从给药至峰浓度的时间称为达峰时间（peak time，t_{max}）。达峰时间短，表明药物吸收速度快，起效迅速，反之则表明药物吸收速度慢和起效慢。药时曲线下降支陡、快，表明药物消除快，作用持续时间短，反之则表明药物消除慢，作用持续时间长。血药浓度超过最低有效浓度并低于最低中毒浓度的时间称为有效期（effective period），又称为持续期；在有效期之前，血药浓度低于最低有效浓度的时间称为潜伏期；在有效期之后，血药浓度低于最低有效浓度的时间称为残留期（图 3-1）。

在药时曲线上由横坐标轴与药时曲线围成的面积称为药时曲线下面积（area under the time concentration curve，AUC），简称曲线下面积，它代表的是一段时间内，血液中药物的相对累积量（图 3-2）。

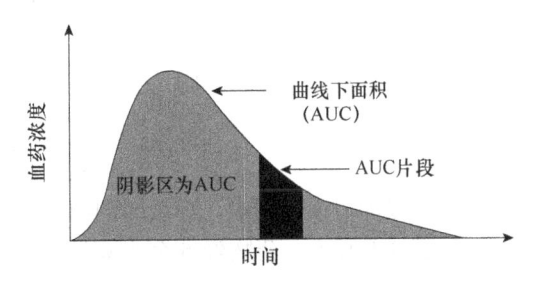

图 3-2 口服给药药时曲线下面积示意图

曲线下面积为研究药物制剂吸收程度的一个重要指标，其单位为 μg·h/ml，通常采用梯形法计算，公式为

$$AUC = \frac{(C_n - C_{n+1}) \cdot (t_{n+1} - t_n)}{2}$$

式中，C 为血药浓度；t 为时间。

二、药物的速率过程

速率过程（rate process）是指药物进入机体后，随着药物的转运、生物转化，产生了它在不同器官、组织、体液间的浓度变化，这种变化是一个随时间而变化的动态过程，称为速率过程，又称为动力学过程。而这个速率过程与药物的浓度有直接的关系，根据药物转运与药量或浓度之间的关系，可将药物在体内的速率过程分为一级、零级和米-曼氏速率过程。通过选取适当的模型，建立数学方程，可以推导出药动学参数。定量地描绘水产药物在体内的动态变化过程，是制订和调整给药方案的重要依据。

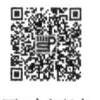

（一）一级速率过程

一级速率过程（first order rate process）又称一级动力学过程，是指药物在体内的转运速率与药量或浓度的一次方成正比，即单位时间内按恒定的比例（恒比消除）转运或消除。其描述方程式为

$$\frac{dC}{dt} = -KC^n$$

当 $n=1$ 时，为一级速率过程，

$$C_t = C_0 e^{-Kt}$$

式中，e（自然对数的底）=2.7183；C 是药物浓度；K 是一级速率常数，单位为 h^{-1}。负号是药物浓度随时间而减少。

上式经积分，并写成常用对数，得

$$\lg C_t = \lg C_0 - \frac{K}{2.303} t$$

以 C 为纵坐标，t 为横坐标作图，得一反抛物线曲线，但以 $\lg C$ 为纵坐标，以 t 为横坐标作图，可得一直线，呈指数衰减，其斜率为 $-\frac{K}{2.303}$。故一级动力学过程也称为线性动力学（linear kinetics）。

$$t = \lg \frac{C_0}{C_t} \times \frac{2.303}{K}$$

当 $C_t = \frac{1}{2} C_0$，$t = t_{1/2}$ 时，则

$$t_{1/2} = \lg 2 \times \frac{2.303}{K} = 0.301 \times \frac{2.303}{K} = \frac{0.693}{K}$$

故一级动力学过程中，单位时间内消除恒定比例的药物，半衰期（$t_{1/2}$）是定值。

如表 3-1 所示，药物经 5 个半衰期后，体内剩余 3.125%，可以认为药物已经基本被消除。

表 3-1　药物经过若干 $t_{1/2}$ 后剩余百分比

$t_{1/2}$ 倍数	体内剩余分数	体内剩余百分比 /%
0	1	100
1	1/2	50
2	1/4	25
3	1/8	12.5
4	1/16	6.25
5	1/32	3.125
6	1/64	1.56
7	1/128	0.78

药物按一级动力学消除时，C-t 作图可得一曲线，将浓度取对数值，按 $\lg C$-t 作图，可得一直线，其斜率为 $-\dfrac{K}{2.303}$，被动转运符合一级动力学特点，因多数药物的转运属于被动转运，故多数药物的速率过程属一级动力学过程。

一级动力学过程的特点如下。

1）药物转运按等比转运，即每单位时间内转运的百分比不变，呈指数衰减，但单位时间内药物的转运量随时间而下降。

2）半衰期恒定，与药物的剂量或浓度无关。按相同剂量或相同间隔时间给药，约经 5 个半衰期机体达到稳态浓度，再经约 5 个半衰期，药物基本在体内完全消除。

3）药时曲线下面积与所给药物剂量的一次方成正比。

（二）零级速率过程

零级速率过程（zero order rate process）又称零级动力学过程，是指体内药物的转运或消除速率与药量或浓度的零次方成正比，即转运速率是恒定的。单位时间内药物浓度在体内以恒定的量消除，简称恒量消除。当机体的消除功能低下或者用药量超过机体最大的消除能力时，药物也会按恒量方式消除。由于血药浓度按恒定的速率消除，与血药浓度无关，故而称零级动力学消除。按零级动力学消除时，半衰期是一个不恒定的数值，随血药浓度高低而变化，药物的半衰期随着剂量的增加而延长。

$$\frac{dC}{dt}=-KC^n$$

当 $n=0$ 时，为零级速率过程，其描述方程式为

$$\frac{dC}{dt}=-K_0$$

式中，K_0 为零级速率常数。

上式经积分，得

$$C=C_0-K_0 t$$

$$t_{1/2}=\frac{0.5C_0}{K_0}$$

如恒速静脉滴注给药，药物以恒速进入体内，当滴注速率与药物消除速率相等时，其

药时曲线是一与横坐标相平行的直线，属零级动力学过程。零级动力学过程是载体转运的特点，当药物剂量过大时，即出现饱和限速，而成为零级动力学过程。零级动力学消除时为恒量消除，即每单位时间内消除恒定数量的药物，消除速率与原来药物浓度无关。

药物按零级动力学消除时，t时的药物浓度与时间在普通坐标上作图可得一条直线，而将t时药物浓度的对数对时间作图，下降部分呈抛物线，故也称为非线性动力学（nonlinear kinetics），其斜率为$-K_0$。

零级动力学过程是主动转运的特点，只要是耗能的逆浓度梯度转运的药物，因剂量过大均可超过负荷而出现饱和限速，从而成为零级动力学过程。例如，苯妥英钠、阿司匹林、双香豆素和丙磺舒等可出现零级动力学过程。

零级动力学过程的特点如下。

1）药物转运按恒量转运，即每单位时间内转运量恒定，转运的速度与剂量或浓度无关。但每单位时间内转运的百分比是变化的。

2）半衰期不恒定，随药物剂量的增加，半衰期可超比例延长。

3）药时曲线下面积与所给药物剂量不成正比，剂量增加，其面积可超比例增加，易引起药物中毒。

一级动力学消除与零级动力学消除的比较见表3-2。

表3-2 一级动力学消除与零级动力学消除的比较

比较项目	一级动力学消除	零级动力学消除
消除规律	恒比消除	恒量消除
	$X\%/h$	X 单位$/h$
$t_{1/2}$	与剂量无关	与剂量有关
	$t_{1/2}=\dfrac{0.693}{K}$	$t_{1/2}=\dfrac{0.5C_0}{K_0}$
AUC	与剂量成比例	与剂量的二次方成比例
药时曲线	指数衰减图形	直线衰减图形
消除速率常数	K	K_0

（三）米-曼氏速率过程

米-曼氏速率过程（Michaelis-Menten rate process）是指包括一级速率与零级速率过程在内的混合速率过程。少数药物在低浓度时为一级速率消除过程，即恒比消除；在高浓度时转变为零级速率消除过程，即恒量消除。其描述方程式为

$$-\frac{dC}{dt}=\frac{V_m \cdot C}{K_m + C}$$

式中，$-\dfrac{dC}{dt}$是t时的药物消除速率。

有些药物以载体转运方式进行转运，药物剂量过大时出现饱和现象，此时转运速率达到恒定，成为零级动力学过程，随着药物剂量减少，载体不再饱和，药物转运进入一级动力学过程，称为米-曼氏速率过程。药物在恒速滴注时，也可表现为零级动力学过程，停止滴注后又恢复为一级动力学过程。

临床上有些药物具有米-曼氏速率过程的特点，如乙醇、苯妥英钠、乙酰水杨酸、乙

酰唑胺、茶碱、保泰松等。

三、房室模型

为定量地分析药物在体内的动力学变化，必须采用适当的模型和数学公式来描述这个过程。房室模型（compartment model）就是将机体看成一个系统，系统内部根据药物分布和消除转运动力学的差别分为若干个房室（隔室，compartment），将具有相同或相似的分布和消除转运速率过程的部位视为同一房室，从而分为一室、二室或三室模型。房室模型中的房室是介于进行药动学和数学分析的一种抽象概念，并不是实际存在的解剖学空间，与机体的解剖学部位和生理功能也没有直接的联系，但其与器官、组织的血流量，生物膜通透性，药物与组织的亲和力等有一定的关系。大多数的药物进入机体后又以代谢产物或原型从机体排出，所以模型是开放的，又称为开放房室模型。

（一）一室模型

一室模型（one compartment model）是最简单的房室模型，又称为一房室开放模型，就是把整个机体视为动力学上一个"均一"的房室。该模型假定给药后药物立即均匀地分布到机体各器官、组织，并以一定速率（速率常数为K_e）从该室消除，迅速达到动态平衡。单次静脉注射属于一室模型的药物后，用体内药物浓度的对数对时间作图可得一直线，药时曲线呈单指数衰减（图3-3）。

静脉注射一室模型一级动力学过程的数学公式为

$$C = C_0 e^{-Kt}$$

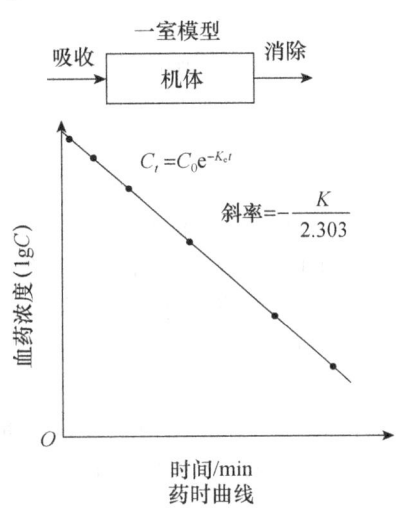

图3-3 药动学的一室模型

式中，C_0为$t=0$时的血药浓度（即初始浓度）；K为消除速率常数。

血管外给药一室模型一级动力学过程的数学公式为

$$C = \frac{K_a F X_0}{(K_a - K) V}(e^{-Kt} - e^{-K_a t})$$

该式可简化为

$$C = A(e^{-Kt} - e^{-K_a t})$$

式中，C为药物浓度；K_a为吸收速率常数；F为生物利用度；X_0为初始剂量；K为消除速率常数；V为分布容积；A为经验常数。

（二）二室模型

二室模型（two compartment model）又称为二房室开放模型，该模型假定给药后药物不是立即均匀分布于机体的各器官、组织，而是先以较快的速率分布于某些部位，然后于较慢的速率分布于其他部位；因此，机体因药物分布的速率不同分为二室，分布速率较快的称为中央室，分布速率较慢的称为周边室（图3-4）。血流量丰富，膜通透性好，药物易于灌注的组织如肝、肾、心脏、肺及血液和细胞外液属中央室；而血流较慢，药物转运速度慢，且难以灌注的肌肉、皮肤、脂肪等组织属周边室。中央室和周边室并不

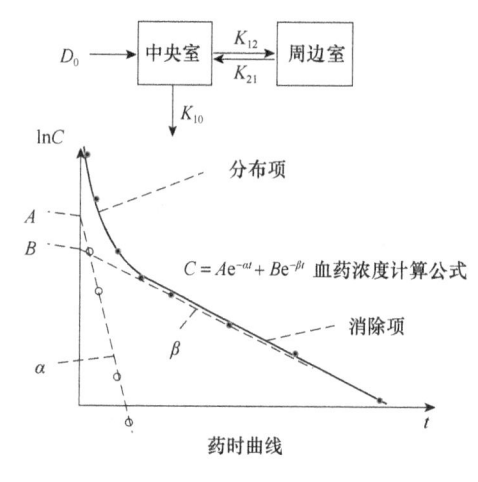

图 3-4 药动学的二室模型

是固定不变的，与药物的理化性质有关。例如，对脂溶性高的药物而言，因其容易进入大脑，大脑属中央室，但对极性高的药物因血脑屏障不易进入大脑，大脑则属周边室。

二室模型适用于大多数药物，可描述它们在机体内的药动学变化规律，其特点是给药后，药物首先迅速进入中央室，并在中央室与周边室间进行较慢地分布；药物只能通过中央室进入全身，其消除也只能通过中央室来完成。单次快速静脉注射属于二室模型的药物，用体内药物浓度的对数对时间作图可得双指数衰减曲线。血药浓度的初段下降很快，主要反映的是药物自中央室向周边室的分布过程，称分布相（α 相）。当分布平衡后，曲线进入主要反映药物从中央室消除的过程，为衰减相对缓慢的消除相（β 相）。药物从中央室消除的速率常数用 K_{10} 表示，药物从周边室向中央室转运的速率常数用 K_{21} 表示，药物由中央室向周边室转运的速率常数用 K_{12} 表示。二室模型更符合大多数药物的体内情况（图3-4）。

静脉注射二室模型一级动力学过程的数学公式为

$$C = Ae^{-\alpha t} + Be^{-\beta t}$$

式中，A 为二室模型中的 α 相延伸线在纵轴的截距；B 为 β 相延伸线在纵轴的截距；α 为分布速率常数；β 为消除速率常数；e 为自然对数的底（2.718）。

血管外给药二室模型一级动力学过程的数学公式为

$$C = Ae^{-\alpha t} + Be^{-\beta t} + Ge^{-K_a t}$$

式中，K_a 为吸收速率常数；G 为经验常数（等于 $A+B$ 的负值）。

四、药动学的重要参数与意义

（一）反映药物吸收速率及程度的药动学参数

1. 药时曲线下面积

药时曲线下面积（area under the time concentration curve，AUC）是指体内药物浓度对时间作图所得到的曲线下面积。其代表一次用药后的吸收总量，反映整个机体循环的药物总量。它的单位是药物浓度与时间的乘积。大多数药物 AUC 与吸收后进入体循环的药物剂量成正比，反映的是进入体循环药物的相对量，为血药浓度随时间变化的积分。AUC 常用作计算生物利用度和其参数的基础参数。AUC 反映的是药物吸收量的大小，AUC 大则生物利用度高，AUC 小则生物利用度低。

血管外给药，根据药时曲线用积分法导出的公式计算 AUC。

（1）一室模型

$$\text{AUC} = A\left(\frac{1}{K} + \frac{1}{K_a}\right) = \frac{FX_0}{KV}$$

式中，AUC 为药时曲线下面积；A 为一室模型中的经验常数；K 为消除速率常数；K_a 为吸收速率常数；F 为生物利用度；X_0 为 0 时的药物剂量；V 为分布容积。

（2）二室模型

$$\mathrm{AUC} = \frac{A}{\alpha} + \frac{B}{\beta} + \frac{G}{K_a}$$

式中，AUC 为药时曲线下面积；A 为二室模型的 α 相延伸线在纵轴的截距；B 为 β 相延伸线在纵轴的截距；α 为分布速率常数；β 为消除速率常数；K_a 为吸收速率常数；G 为经验常数（等于 $A+B$ 的负值）。

2. 生物利用度

生物利用度（bioavailability，BA 或 F）是指药物经血管外给药后，药物被机体吸收进入血液循环的速率和程度的一种量度。即给予药物后能被动物机体吸收利用的量（A）占服用总量（D）的百分比。它是决定药物吸收程度的首要参数。

$$F = \frac{A}{D} \times 100\%$$

生物利用度可分为绝对生物利用度（absolute bioavailability）和相对生物利用度（relative bioavailability）两大类。绝对生物利用度是指该药物相同剂量血管内给药和血管外给药时，药物被机体吸收利用的百分率，用于比较不同给药途径吸收的差异；相对生物利用度则是以同一种药物标准剂型为依据，评价其他受试剂型吸收利用的百分率，常用于比较两种制剂的吸收差异。可通过测定给药后的药时曲线下面积来估算。计算通式如下。

绝对生物利用度：$$F = \frac{\mathrm{AUC}_{po} \times D_{iv}}{\mathrm{AUC}_{iv} \times D_{po}} \times 100\%$$

相对生物利用度：$$F = \frac{\mathrm{AUC}_t \times D_r}{\mathrm{AUC}_r \times D_t} \times 100\%$$

式中，AUC 为药时曲线下面积；D 为剂量；下角标 iv 代表静脉注射；下角标 po 代表口服；下角标 t 代表受试制剂；下角标 r 代表参比制剂。

影响生物利用度的因素包括剂型因素和生理因素两个方面：剂型因素如药物的脂溶性、水溶性和 pK_a，药物的剂型特性（如崩解时限、溶出速率）及一些工艺条件的差别；生理因素包括胃肠道内液体的作用，药物在胃肠道内的转运情况，吸收部位的表面积与局部血流，药物代谢的影响，肠道菌株及某些影响药物吸收的疾病等。

由血浆浓度-时间数据来评定生物利用度通常涉及三个参数：血浆最大药物浓度（峰浓度）、达到最大血浆药物浓度的时间（达峰时间）和药时曲线下面积（AUC）。峰浓度反映的是药物消除与吸收相等时达到的血浆浓度高峰。使用最广泛的吸收速率指标是达峰时间，吸收越快，达峰时间越短。而 AUC 是评定生物利用度最可靠的指标。它直接与进行体循环的原型药量成正比。若不同的药物制剂，其药时曲线基本重叠，表明它们在吸收分量和吸收速率方面是生物等效的。如果不同药物制剂具有相同的 AUC，而药时曲线的形状不同，表明它们具有相同的吸收分量，但吸收速率不同。

生物利用度的意义在于评价各种药物制剂的生物等效性、药物的首过消除与作用强度，指导水产养殖过程中合理用药。

3. 血药峰浓度与达峰时间

血药峰浓度是指给药后达到的最高血药浓度，简称峰浓度，它与给药剂量、给药途径、给药次数及达到时间有关。峰浓度决定了药物是否产生药效或带来不良反应。达到峰浓度所需的时间称达峰时间（简称峰时），它取决于吸收速率和消除速率，达峰时间决定了药物产生药效或不良反应的快慢。

$$t_{max} = \frac{\left(\frac{1}{K_a - K}\right) \ln K_a}{K}$$

$$C_{max} = \frac{FX_0}{V \times e^{-Kt_{max}}}$$

式中，t_{max} 为达峰时间；K_a 为吸收速率常数；C_{max} 为血药峰浓度；K 为消除速率常数；F 为生物利用度；X_0 为 $t=0$ 时的药物剂量；V 为分布容积；e 为自然对数的底（2.718）。

（二）反映药物分布情况的药动学参数

表观分布容积（apparent volume of distribution，V_d）是指当药物在体内分布达到动态平衡时，体内药量与血药浓度的比值。即水产动物机体内药量按血浆中同样浓度分布时所需体液总容积。

$$V_d = \frac{A}{C}$$

$$V_d = \frac{D_t}{C_t}$$

$$D_t = V_d \times C_t$$

式中，V_d 为表观分布容积；A 为给药量（mg/kg）；C 为血药浓度（mg/L）；D_t 为 t 时药量；C_t 为 t 时血药浓度。

根据表观分布容积可对药物的分布情况做出推测，可决定药物在体内分布的广泛程度或药物与组织的结合程度。

一般 V_d 越大，药物转运进入组织的量越多，分布越广，血药浓度越低；药物与血浆蛋白结合率高，细胞间液及细胞内液分布少，V_d 小。通常 V_d 小的药物排泄快，V_d 大的药物排泄慢。在体内药量相同的情况下，若血药浓度高，则 V_d 小，药物主要分布在血浆中；若血药浓度低，则 V_d 大，药物分布广，主要分布在组织中。

血管外给药，表观分布容积的计算如下。

（1）一室模型

$$V_d = \frac{FX_0}{K \times AUC_{0 \to \infty}}$$

（2）二室模型

$$V_d = \frac{FX_0}{\beta \times AUC_{0 \to \infty}}$$

（三）反映药物消除情况的药动学参数

1. 半衰期

半衰期（half-life）包括消除半衰期（$t_{1/2}$）、吸收半衰期（$t_{1/2}K_a$）及分布半衰期（$t_{1/2}\alpha$）。

消除半衰期是指药物在水产动物机体内消除一半所需的时间，或者血药浓度降低一半时所需的时间。多数药物按一级速率消除，常用 $t_{1/2} = \dfrac{0.693}{K}$ 表示，当经过3个、5个和6.64个 $t_{1/2}$ 时，药物在水产动物体内消除分别达总量的87.5%、96.875%和99%。按零级速率消除的药物，其 $t_{1/2} = \dfrac{0.5C_0}{K_0}$；消除速率与血药浓度无关，属定量消除，无固定半衰期。

只有当药物的吸收和分布远快于消除的情况下，消除半衰期才能比较准确地衡量体内的消除速率。在研究某些缓释剂时，它们的半衰期延长是因为长期吸收影响了表观的半衰期，实际上它们的清除率并没有发生变化。

半衰期是反映药物从水产动物机体内消除快慢的一个指标。在药物应用过程中，半衰期是制订给药间隔时间的重要依据。一般来说，给药间隔时间不应超过该药的半衰期。

半衰期受到许多因素的影响，凡是能够改变药物分布到消除或影响消除器官功能的任何生理或病理状态均可引起半衰期的改变。

消除半衰期的意义如下。

1）反映机体消除药物的能力与药物消除的快慢。
2）预测连续用药达到稳态血药浓度（C_{ss}）的时间。
3）预测停药后药物的消除时间。
4）确定合适的给药时间。

2. 总体清除率

总体清除率（total body clearance，TBCL）也称血浆清除率（plasma clearance，CL），是指单位时间内能清除的药物表观分布容积的量，即单位时间清除了多少体积血液中的药物，单位常用 ml/min。

清除率的计算如下。

$$CL = V_d \times K$$

3. 稳态血药浓度

按一级动力学（恒比）消除的药物，经过5~6个半衰期（$t_{1/2}$）后，体内药物已基本消除（余3.125%）；如果每隔一个 $t_{1/2}$ 恒量给药一次，则体内血药浓度会逐渐升高，经过5~6个 $t_{1/2}$ 后，给药速度与消除速度相等，血药浓度维持在一个基本稳定的状态，此时的血药浓度称为稳态血药浓度（steady state concentration，C_{ss}），或称坪值（plateau）。

稳态血药浓度是临床多次给药的一个非常重要的药动学参数，若能将其控制在有效治疗的血药浓度范围内[MTC（最小中毒血药浓度）与MEC（最小有效血药浓度）之间]，则可达到理想的治疗效果。稳态血药浓度是一个"篱笆"型的药时曲线（图3-5），它有一个峰值（稳态时最大血药浓度，$C_{ss,\,max}$），也有一个谷值（稳态时最小血药浓度，$C_{ss,\,min}$）。由于稳态血药浓度不是单一的常数值，故有必要从稳态血药浓度的起伏波动中，找出一个特征性的代表数值，来反映多剂量长期用药的血药浓度水平，即平均稳态血药浓度（$C_{ss,\,av}$）。

$C_{ss,\,av}$ 是指达稳态时，在一个剂量间隔时间内，药时曲线下面积除以给药间隔时间的商值，其计算公式为

$$C_{ss,av} = \frac{AUC}{\tau} \text{ 或 } C_{ss,av} = \frac{FD}{K_e \tau V_d}$$

式中，AUC为药时曲线下面积；τ 为两次给药的间隔时间；F 为生物利用度；D 为给药剂

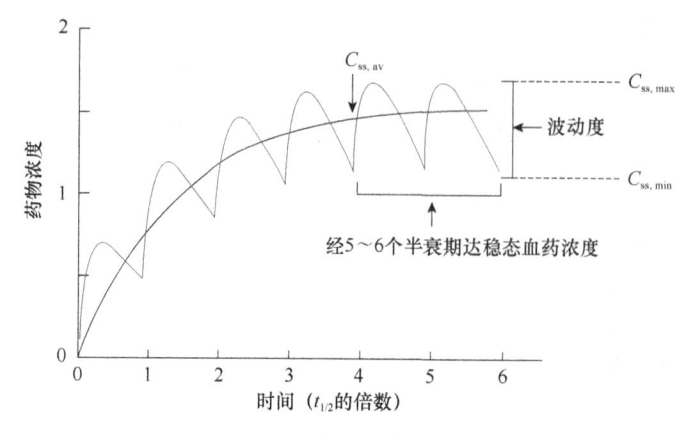

图 3-5 多次给药时的药时曲线示意图

量；K_e 为消除速率常数；V_d 为表观分布容积。

达到 C_{ss} 的时间仅取决于半衰期，与剂量、给药间隔及给药途径无关。但剂量与给药间隔能影响 C_{ss}。剂量大，C_{ss} 高；剂量小，C_{ss} 低。增加给药剂量能提高 C_{ss}，但不能缩短到达 C_{ss} 的时间（图 3-6）；给药次数增加能提高 C_{ss}，并使其波动减小，但不能加快到达 C_{ss} 的时间（图 3-7）；首次给予负荷剂量（loading dose），可缩短到达 C_{ss} 的时间。临床上首剂加倍的给药方法即为了缩短到达 C_{ss} 的时间（图 3-8）。

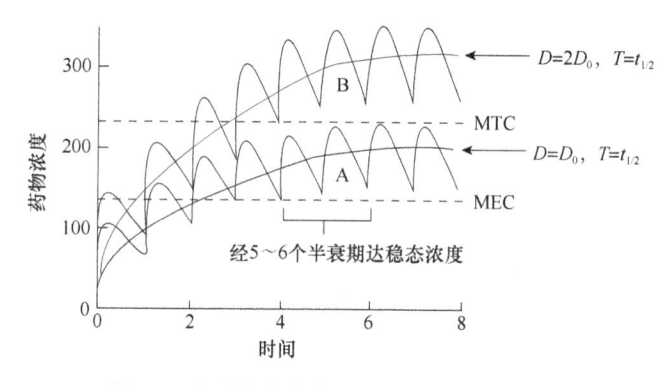

图 3-6 多次给药单次剂量加倍时的药时曲线

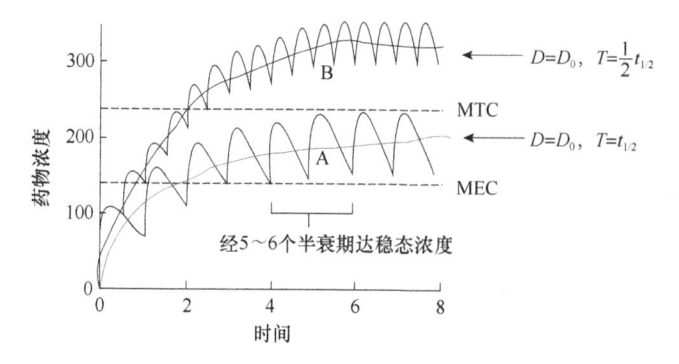

图 3-7 多次给药缩短给药间隔时的药时曲线

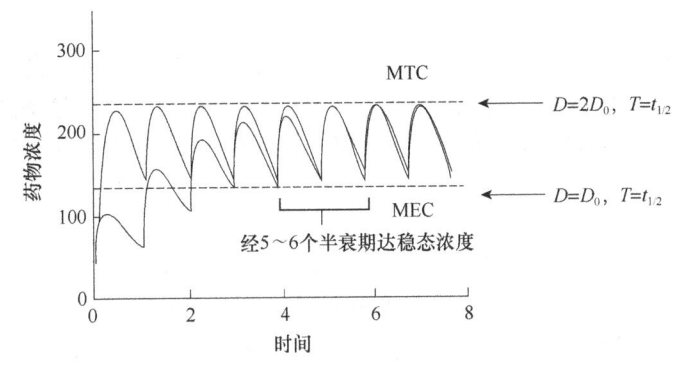

图 3-8　多次给药（负荷剂量）时的药时曲线

> **知识拓展**　**水生动物的多药峰现象**
>
> 多药峰现象在人类和哺乳动物中研究较多。在水生动物中，南美白对虾口服诺氟沙星药饵，中华绒螯蟹口灌环丙沙星药液后，也发现了多药峰现象，这可能是药物与水生动物体内的某些化学物质在肝中相结合，代谢物进入胆汁后排泄入肠管，经肠道微生物和酶水解，其中部分被重吸收，若重吸收的药量足够大，导致血药浓度多次反复升高，药时曲线便可出现多峰现象。
>
> 多药峰现象延长了渔药在体内的作用时间，增大了药时曲线下面积，同时也使消除时间延长。因此，在实际应用中制订给药方案时应对这一现象予以重视，避免造成药物的滥用。

第三节　水产动物药动学的影响因素

一、水产动物生理因素

1. 种属差异

水产养殖所涉及的对象十分广泛，从甲壳动物（虾、蟹类）到鱼类（包括鲤科、鲈形目、鲷科等），还有爬行类等，不同种水生动物对不同的药物药动学所产生的作用是不同的。多数研究表明，不同种属的水产动物体内的代谢差异显著。例如，养殖的虹鳟、玫瑰大麻哈鱼口服土霉素（100mg/kg）后，AUC分别为32.1μg·h/ml和58.7μg·h/ml，平均残留时间分别为50.3h和24.6h，半衰期分别为23h和16h。草鱼和复合四倍体鲫单次腹腔注射氯霉素100mg/kg后，达峰时间分别为0.92h和0.63h，总体清除率分别为70.067ml/（kg·h）和126.673ml/（kg·h），静观分布容积分别为2.071L/kg和1.20L/kg。不同种属动物的药动学及参数差异可能是由解剖学上的体积差异以及药物与血浆蛋白、组织结合的差异所致。

2. 性别差异

性别差异对药动学影响的研究很少,目前发现性别对甲壳类动物药动学有影响。例如,美洲龙虾中雄虾的 β 相半衰期明显长于雌虾,而雌虾的总体清除率高于雄虾。但大菱鲆单剂量口服噁喹酸的药动学研究发现,性别对药动学过程没有显著影响,这些不同可能与药物、水产动物种类有一定的关系。

3. 疾病

水产动物的药动学研究大部分是以健康水产动物为研究对象,而水产动物机体的健康状况对药动学是有影响的。研究健康香鱼和弧菌感染香鱼的土霉素药动学和生物利用度,计算得健康鱼口服利用度为9.3%,而感染鱼的口服利用度为3.8%。健康鱼血液、肌肉、肝和肾清除率半衰期分别为53.1h、106h、125h和117h,而感染鱼相应的半衰期分别为63.2h、92.9h、107h和123h,两组鱼的消除是相近的,而生物利用度有明显差别,可能与水产动物是否患疾病、药物的分布、与血浆蛋白的结合率及药物代谢酶的活性变化有关。

二、环境因素

1. 温度

一般来说,在一定温度范围内,药物的代谢程度与水温成正比。例如,大鳞大麻哈鱼组织中土霉素的分布和消除,在水温9℃和12℃条件下,肌肉中土霉素消除半衰期分别为13.59d和10.3d,差异显著,因此,水温较低时停药期应相应延长。

2. 盐度

盐度对药动学的影响在不同的水产动物及不同的药物中结果不一样。例如,研究在盐度1和15条件下,南美白对虾肌内注射诺氟沙星(10mg/kg)药动学发现,给药2min后对虾血药浓度达峰值,且峰浓度相近,但部分药动学参数差别较大,如消除半衰期分别为4.208h和1.140h。在海水虹鳟和淡水虹鳟口服噁喹酸(40mg/kg)实验中,24h内两组鱼各组织内药物浓度差别不大,但24h后噁喹酸在海水虹鳟组织中的消除速率明显大于淡水虹鳟。对海水大鳞大麻哈鱼和淡水虹鳟动脉注射或口服土霉素药动学进行研究,两者的消除半衰期、分布容积及口服生物利用度差别不大。

3. 溶解氧

溶解氧(dissolved oxygen,DO)高,鱼类行为活跃,代谢旺盛;药物的吸收与分布速率加快,生物利用度也较高,综合药效较好。

4. 饵料

口服药物的载体、投饵给药及药物与饵料的结合方式,可能会改变峰浓度和达峰时间。例如,饵料中的Ca^{2+}、Mg^{2+}、Fe^{3+}和Al^{3+}等离子影响四环素类药物的吸收,并降低其生物利用度。

■ 思考题

1. 选择题

1)决定药物每天用药次数的主要因素是(   )。

    A. 吸收快慢   B. 作用强弱   C. 体内转化速度

D. 体内分布速度　　　　　E. 体内消除速度

2）以近似血浆半衰期的时间间隔给药，为迅速达到稳态血浓度，可以将首次剂量（　　）。

　　A. 增加一半　　　　　B. 增加1倍　　　　　C. 增加2倍
　　D. 增加3倍　　　　　E. 增加4倍

3）某药的半衰期是7h，如果按每次0.3g，一天给药3次，达到稳态血药浓度需要的时间是（　　）。

　　A. 5～10h　　　　　B. 10～16h　　　　　C. 17～23h
　　D. 24～28h　　　　　E. 28～36h

4）按一级动力学消除的药物，其消除半衰期（　　）。

　　A. 与用药剂量有关　　B. 与给药途径有关　　C. 与血浆浓度有关
　　D. 与给药次数有关　　E. 与上述因素均无关

5）某药按一级动力学消除，其血浆半衰期与消除速率常数k的关系为（　　）。

　　A. 0.693/k　　　　　B. k/0.693　　　　　C. 2.303/k
　　D. k/2.303　　　　　E. k/2血浆药物浓度

6）静脉注射1g某药，其血药浓度为10mg/dl，其表观分布容积为（　　）。

　　A. 0.05L　　　　　B. 2L　　　　　C. 5L
　　D. 10L　　　　　E. 20L

7）在体内药量相等时，V_d小的药物比V_d大的药物（　　）。

　　A. 血浆浓度低　　　　B. 血浆蛋白结合较少　　C. 血浆浓度高
　　D. 生物利用度较小　　E. 能达到的治疗效果较强

8）药物消除的零级动力学是指（　　）。

　　A. 消除半衰期与给药剂量有关
　　B. 血浆浓度达到稳定水平
　　C. 单位时间消除恒定量的药物
　　D. 单位时间消除恒定比值的药物
　　E. 药物消除到零的时间

9）药物在体内的半衰期依赖于（　　）。

　　A. 血浓度　　　　　B. 表观分布容积　　　　C. 消除速率
　　D. 给药途径　　　　E. 给药剂量

10）促进药物生物转化的主要酶系统是（　　）。

　　A. 单胺氧化酶　　　　B. 细胞色素P450酶系统　　C. 辅酶Ⅱ
　　D. 葡萄糖醛酸转移酶　E. 胆碱酯酶

2. 名词解释

1）水产药物代谢动力学　　2）药时曲线下面积　　3）生物利用度
4）表观分布容积　　　　　5）消除半衰期

3. 填空题

1）影响药物吸收的因素有_____、_____和_____。
2）影响药物分布的因素有_____、_____、_____、_____和_____。

3）药物经过代谢后可能发生以下的变化，使药物_____，使药物_____，由活性药物转化为另一种_____，增加_____性，形成_____的极性化合物，还有一部分药物经代谢后生成具有_____性的代谢物。

4. 简答题

1）药物跨膜转运的方式有几种？

2）被动转运和主动转运包括哪几种方式？它们的特点是什么？

3）何谓速率过程？试述一级和零级动力学消除的特点。

4）反映药物吸收速度和程度的药动学参数有哪些？

5）简述反映药物消除的药动学参数及其临床意义。

6）影响水产药物代谢动力学的常见因素有哪些？

参考文献

范秀娟. 2009. 水产动物药物学. 哈尔滨：东北农业大学出版社

房文红，郑国兴. 2004. 水产动物药物代谢动力学研究概况. 中国水产科学，11（4）：379-384

廉超，雒敏义，宫瑞. 2012. 浅析我国渔药研发、管理现状及未来发展趋势. 水产学杂志，25（1）：58-63

孟勇，张美琴，吴光红. 2011. 渔用抗菌药物代谢动力学和研究现状. 中国渔业质量与标准，1（3）：50-54

彭开松. 2017. 鱼类应用药理学. 北京：化学工业出版社

第四章 影响水产药物作用的因素

本章概览

1. 影响水产药物作用的因素主要包括水产药物因素、水产生物因素和水环境因素三个方面。
2. 水产药物因素主要包括药物的理化性质、制剂、剂型、剂量、给药方案及药物的相互作用等。
3. 水产生物因素主要包括种属差异、遗传差异、生理差异及病理状态。
4. 水环境因素主要包括水温、盐度、酸碱度（pH）及微生物群落等。

Overview of this Chapter

1. The factors affecting the pharmacological effects of aquatic products mainly include three aspects: aquatic drug factors, aquatic biological factors and water environmental factors.
2. Aquatic drug factors mainly include the physicochemical properties, preparations, dosage forms, doses, dosing schedules of the drugs, and drug interactions.
3. Aquatic biological factors mainly include species differences, genetic differences, physiological differences and pathological conditions.
4. Water environment factors mainly include water temperature, salinity, pH value and microbial community.

学习目标

1. 掌握影响水产药物作用的药物因素及作用机制。
2. 掌握影响水产药物作用的机体因素和环境因素。
3. 掌握合理使用水产药物和制订给药方案的一般原则。
4. 熟悉常见水产药物的配伍禁忌。

Learning Objectives

1. Master the drug factors and action mechanisms that affect the action of aquatic drugs.
2. Master the body and environmental factors that affect the action of aquatic drugs.
3. Master the general principles of rational use of aquatic drugs and formulation of dosing regimens.
4. Acquaint the incompatibility of common aquatic drugs.

本章思维导图

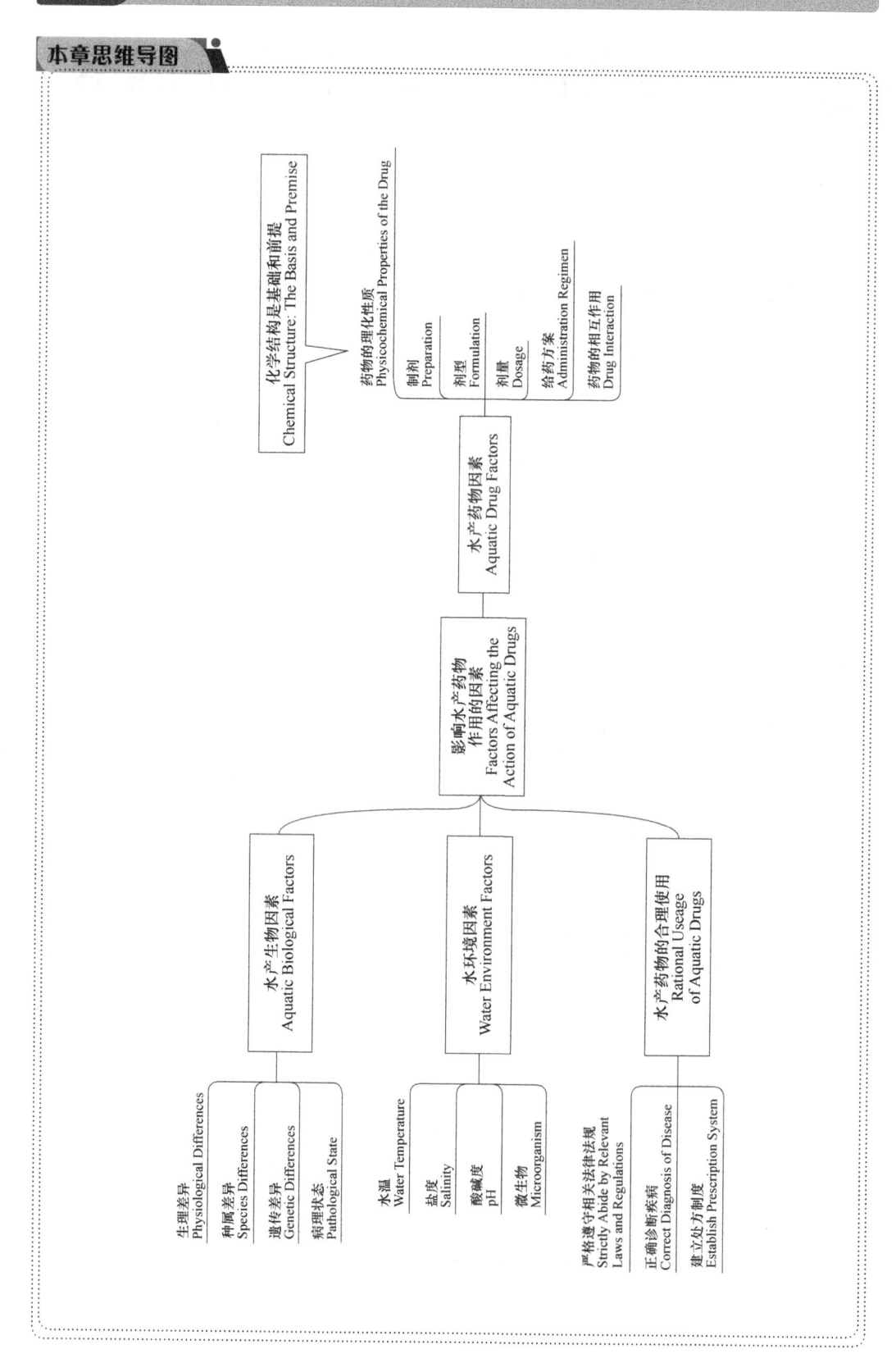

- 影响水产药物作用的因素 Factors Affecting the Action of Aquatic Drugs
  - 水产药物因素 Aquatic Drug Factors
    - 化学结构是基础和前提 Chemical Structure: The Basis and Premise
    - 药物的理化性质 Physicochemical Properties of the Drug
      - 制剂 Preparation
      - 剂型 Formulation
      - 剂量 Dosage
      - 给药方案 Administration Regimen
      - 药物的相互作用 Drug Interaction
  - 水产生物因素 Aquatic Biological Factors
    - 生理差异 Physiological Differences
    - 种属差异 Species Differences
    - 遗传差异 Genetic Differences
    - 病理状态 Pathological State
  - 水环境因素 Water Environment Factors
    - 水温 Water Temperature
    - 盐度 Salinity
    - 酸碱度 pH
    - 微生物 Microorganism
  - 水产药物的合理使用 Rational Useage of Aquatic Drugs
    - 严格遵守相关法律法规 Strictly Abide by Relevant Laws and Regulations
    - 正确诊断疾病 Correct Diagnosis of Disease
    - 建立处方制度 Establish Prescription System

水产药物和机体（病原体）的相互作用是产生药理效应的根本原因。治疗和防控水产病虫害最主要的目标是最大限度地发挥药物的防治效应，尽可能地避免药物不良反应的产生，因此，在水产生产实践用药时，应对能够影响药物作用的诸多因素，如药物剂型、剂量、给药途径、组方用药、水产生物机体的生理、病理状态和养殖水环境等加以考虑和权衡，根据具体的实际情况制订合理的给药方案、用药疗程及休药期限。

第一节　水产药物方面的因素

一、理化性质

药物的理化性质是影响药物作用和药效的重要因素之一，药物的物理性质是指药物的溶解度、熔点、挥发性、吸湿和分化等；药物的化学性质是指氧化、还原、分解等化学反应特征。

药物的溶解度（solubility）是决定药物剂型的首要因素，也是影响药物能否被有效吸收的关键。药物的溶解度一般是指在标准条件下（一定的气压、温度），在一定体积的溶剂中达到溶解平衡时所溶解的药量，是反映药物溶解性的重要指标。《中国兽药典》（2020版）根据1g（ml）药物能溶解于多少毫升溶剂的限度范围，将药物的溶解度分为极易溶解、易溶、溶解、略溶、微溶、极微溶解和几乎不溶或不溶（表4-1）。

表4-1　药物溶解度的分类［据《中国兽药典》（2020版）］

类别	定义
极易溶解	1g（ml）溶质能在不到1ml溶剂中溶解
易溶	1g（ml）溶质能在1至不到10ml溶剂中溶解
溶解	1g（ml）溶质能在10至不到30ml溶剂中溶解
略溶	1g（ml）溶质能在30至不到100ml溶剂中溶解
微溶	1g（ml）溶质能在100至不到1 000ml溶剂中溶解
极微溶解	1g（ml）溶质能在1 000至不到10 000ml溶剂中溶解
几乎不溶或不溶	1g（ml）溶质在10 000ml溶剂中不能完全溶解

药物的亲脂性、分子内聚力（基团作用力）及药物分子与溶媒（或介质）的分子间力是影响药物溶解度的三个主要因素。其中，药物的亲脂性可由药物的正辛醇/水分配系数反映，在一定的条件下，药物的正辛醇/水分配系数越小，药物的溶解性就越大，反之亦然。药物的分子内聚力由其熔点决定，《中国兽药典》（2020版）中规定，药物的熔点是指一种物质按照规定的方法测定的由固体熔化时自初熔至全熔的一段温度。一般而言，药物的分子内聚力越大，其溶解性越小。药物与溶媒（或介质）之间的分子间力、氢键的形成能力是影响药物与溶媒（或介质）之间分子间力的主要因素，主要取决于药物分子中极性基团的种类。

药物的化学结构是决定药物理化性质的物质基础，药物的化学稳定性影响药物质量，如果药物的化学结构改变，则会影响药物的作用及体内过程。药物的化学结构影响药物作用的规律主要有：第一，化学结构相似的药物，其作用相似，比如磺胺类药物都是以氨苯磺胺（又称氨基苯磺酰胺）（图4-1）为核心结构的衍生物，喹诺酮类药物的基本结构都是4-喹诺酮（图4-2）；第二，化学结构相同但光学异构体不同的药物，其药理作用或作用强度往往不同，多数药物左旋体比右旋体的药理活性强，比如氧氟沙星和左氧氟沙星（图 4-3）；第三，立体构象相似的药物一般具有相似的作用，比如雌二醇和己烯雌酚（图 4-4）。

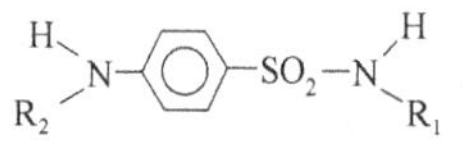

图 4-1　氨苯磺胺的化学结构

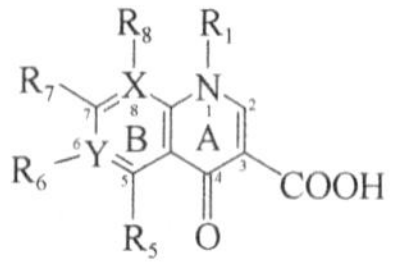

图 4-2　喹诺酮类药物的基本结构

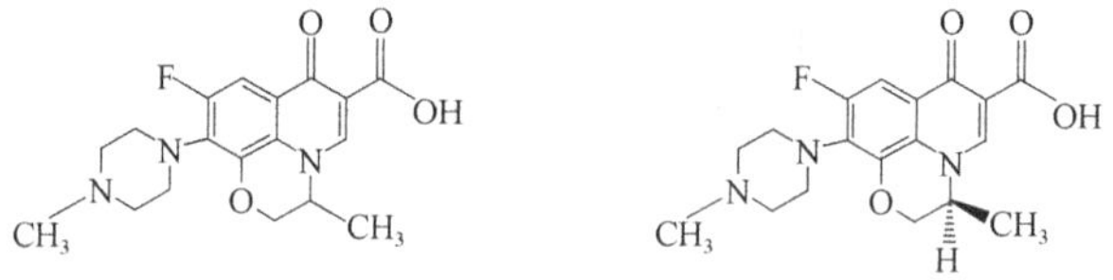

氧氟沙星　　左氧氟沙星

图 4-3　氧氟沙星与左氧氟沙星的结构式

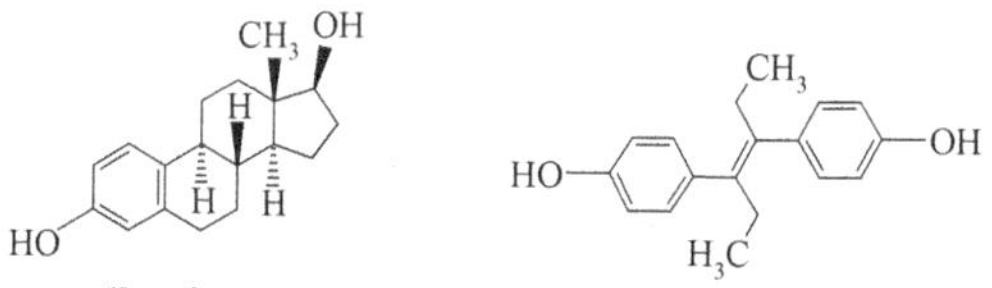

雌二醇　　己烯雌酚

图 4-4　雌二醇和己烯雌酚的结构式

二、制剂、剂型及剂量

（一）制剂

制剂（preparation）一般是依据药典、药品质量标准和处方手册等记载的普适性良好且疗效显著的处方所制成的符合一定质量标准和规格的制品。目前，我国的水产药物制剂主要依据农业农村部每年公告批准的兽药质量标准进行制备。制剂通常在药厂中生产，有些制剂也可以在医院的制剂制备室、实验室和生产现场进行配制和制备。

（二）剂型

剂型（dosage form or formulation）是根据实际需要通过一定的加工工序而制成的适合预防和治疗，便于保存且方便运输的制品形式。剂型是药物进入机体发挥作用的递送体系，根据临床的不同需要，同一种药物可以制成多种剂型。剂型不仅可以改变药物的作用效果和作用速度，还能够影响药物的不良反应程度。

水产药物的剂型多种多样。按照给药途径的不同，水产药物的剂型可分为内服剂型、注射剂型和泼洒剂型。按照分散介质不同，可将水产药物剂型分为溶液剂、胶体剂、乳剂、混悬剂等。按照药物制剂的物质形态的不同，水产药物的剂型可分为固体剂型、半固体剂型、气体剂型和液体剂型四大类，其中固体剂型又分为片剂、散剂和颗粒剂，半固体剂型可分为软膏剂和糊剂，气体剂型主要包括气雾剂和喷雾剂，液体剂型可分为溶液剂、注射剂、浸出剂和乳剂等。在实际的生产实践中，为了达到最佳的防治效果，同一种药物往往被制成不同的剂型进行使用。

1. 固体剂型

固体剂型是指药物以固形聚集体状态存在于分散介质中，绝大多数的水产药物都属于固体剂型。固体剂型药物既可以直接口服，又可以与饲料进行混合，还可以溶解于不同的媒介中制成药浴，因此具有加工方便、用途广泛、易于运输和保存等优势。目前，水产中使用的固体剂型药物种类较多，主要有以下几种。

（1）散剂　　散剂（powder）又称为粉剂，是由一种药物或两种以上药物混合而成的粉末状制剂。由单一药物制成的散剂称为单一散剂，如维生素C、蒙脱石散。由两种或两种以上药物制成的散剂称为复方散剂，如双歧杆菌三联活菌散。散剂具有比表面积大、易分散、运输方便等特点。值得注意的是，在实际的生产过程中，为了使不溶性的固体药物能够均匀地与饲料混合，规定必须先将药物制成药物预混剂（premix）方能添加到饲料中使用。预混剂是一种或几种药物与适当的辅料（通常使用基础饲料原料）混合而成的用于添加到饲料中的饲料药物添加剂，因此，预混剂也属于散剂。

（2）片剂　　片剂（tabuletta）指药物与适当的赋形剂（excipient）混合压制而成的具有一定质量规格的片状剂型。赋形剂，又称药物辅料，是指药物制剂中除主药以外的附加物，比如片剂中的黏合剂和填充剂，液体制剂中的防腐剂、抗氧剂、助溶剂、乳化剂、着色剂等。水产药物中的片剂很多，比如用于水体消毒的次氯酸钙片，用于鱼、虾类细菌性疾病治疗的三氯异氰脲酸片等。

（3）颗粒剂　　颗粒剂（granules）是由药物与适宜的辅料配制而成的颗粒状制剂，主要分为可溶颗粒剂、混悬颗粒剂和泡腾颗粒剂。在水产实践中，颗粒剂可用于吞食性鱼类疾病的防控和治疗，比如板蓝根颗粒；也可用于养殖池塘水质改良，如能够增加水体溶氧量的"粒粒氧"等。

2. 半固体剂型

半固体剂型主要包括软膏剂、糊剂和栓剂等。生产中使用的半固体剂型药物主要包括软膏剂和糊剂。

（1）软膏剂　　软膏剂（ointment）是指将药物与油脂、乳剂等适宜基质均匀混合制成的具有一定稠度的半固体制剂，多为外用制剂，常常用于局部治疗、润滑和保护体表皮肤或创面。由于水产动物栖息于水中，水介质可对软膏剂的疗效产生一定的影响，因此软膏剂在水产疾病防治中并不多见，仅在少数特种水产动物的病害防治中偶有使用。

（2）糊剂　　糊剂（pasta；paste）通常是由粉状药物、分散剂与适宜基质混合而成的半固体糊状制剂，糊剂中的粉末含量一般在25%以上，多为外用制剂。与软膏剂相比，糊剂较硬，可在皮肤上保持较长时间，有吸湿、干燥、止痒等作用。根据基质组成的不同，糊剂可分为油脂性糊剂和水溶性糊剂两大类。油脂性糊剂多以植物油、凡士林、液体石蜡、羊毛脂等为基质。在水产养殖中，通常使用植物油或淀粉作为基质，将脂溶性维生素等生长或免疫促进剂或其他药物制成糊状药饵投喂鱼类，用于鱼类疾病的防治。

3. 气体剂型

气体剂型药物是利用气体为药物的分散介质而制成的制品，主要包括气雾剂和喷雾剂。

（1）气雾剂　　气雾剂（aerosol）是指将药物与适宜的抛射剂同时封装于带有特制

定量阀门系统的耐压密封容器中而制成的制剂。抛射剂（propellent）是喷射药物的动力，在常温常压下，抛射剂的蒸气压大于大气压，有些抛射剂还兼具药物溶剂特性。根据药物分散系统的不同，气雾剂又可分为溶液型气雾剂、混悬型气雾剂和乳剂型气雾剂。溶液型气雾剂是指将药物溶解于具有挥发性的抛射剂中制成密封于容器的溶液制剂，给药时，抛射剂挥发，药物则以液体或固体形式作用于患处。混悬型气雾剂是指将固体药物粉末与抛射剂混合形成的混悬液密封于容器中制成的制剂。乳剂型气雾剂是指在喷射时，药物能够随抛射剂气化而以泡沫或细流状喷出的制品。

首先，气雾剂一般用于水产动物体表疾病的治疗或养殖水体、空间的消毒，如臭氧、气态氯。由于气雾剂使用的装置密闭性能良好，可以隔绝药物与空气的接触，有效防止污染，因此，气雾剂具有清洁度高、稳定性好的特点。其次，气雾剂装置上的定量阀门可进行定量给药，所以气雾剂的给药剂量相对准确。最后，气雾剂一般是针对患处直接给药，给药的同时可迅速发挥药效，故具有副作用小、可避免首过效应等优势。当然，由于密封气雾剂的特制定量阀门系统属特殊设备且具有一定的压力，所以气雾剂具有成本高、遇热或撞击易爆炸等缺点。

（2）喷雾剂　喷雾剂（spray），又称气压剂，是指借助于手动泵或是以压缩气体（如空气、二氧化碳、氮气和一氧化氮等）为动力的喷雾器或雾化器将内容物以雾滴或半固体等形式释放出来的制剂。与气雾剂不同，喷雾剂中不含有抛射剂成分。喷雾剂一般分为单剂量喷雾剂和多剂量喷雾剂。喷雾剂的优点是不需特殊装置、制备方便、成本较低；缺点是药物释放随容器内压力的变化而改变，给药的恒定性较差。

气体剂型药物在水产实践中的应用非常有限，目前主要是借助喷雾器或雾化器的机械力将药物直接喷射于水产动物的体表、皮肤或创面，进行局部或全身给药。此外，有些具有杀菌和消毒功能的气体如臭氧和气态氯也常被密封于特殊容器中，进行水族馆水体和空间杀菌消毒，或用于养殖池塘病原微生物的杀灭或消毒使用。

4. 液体剂型

液体剂型药物是指将药物以一定形式分散于液体介质中所制成的供口服或外用的制剂。液体剂型药物还可以作为软膏剂、栓剂、气雾剂等的基础型，因此是一种应用广泛的制剂类型。

液体剂型的优点主要有：第一，药物以分子或微粒状态分散在介质中，分散度大，易于快速吸收，能比较迅速地发挥药效。第二，适用于多种给药途径，如内服、外用等。第三，剂量确定容易，使用比较方便。第四，可通过调整液体制剂浓度以减少某些药物的刺激性。第五，大多数药物液体制剂的生物利用度高于其固体剂型。

分散介质是影响液体剂型药物的重要因素之一。液体剂型药物的分散度大，容易受分散介质的影响而产生化学降解，导致药效降低甚至丢失。液体剂型药物的体积一般较大，不利于携带、运输和贮存。分散介质为水的药物容易霉变，需加入适宜、适量的防腐剂。非均匀性液体制剂的分散颗粒具有比较大的比表面积，在分散介质中的分散度也很大，物理稳定性较差。

根据药物分散情况的不同，液体剂型可以分为均相液体制剂和非均相液体制剂。在均相液体制剂中，药物是以分子、离子状态均匀分散于液体分散介质中。均相液体制剂中的溶质称为分散相，溶剂称为分散介质。与均相液体制剂形成的热力学稳定体系不同，非均相液体制剂形成的体系为多相分散的不稳定体系。在非均相液体制剂中，药物以分子聚集体（1~100nm）、微粒（500~1000nm）或小液滴（100~500nm）形式分散在分散介质中，主要包括：①溶胶剂又称疏液胶体（lyophobic colloid），为药物以胶粒形态（分子聚集体）分散在介质中所形成的微粒多相分散体系，分散微粒大小为1~100nm。②乳剂是由不溶性液体药物以小液滴状态分散在分散介质中所形成的多相分散体系，液滴大小一般为0.1~100μm。③混悬剂是由难溶性固体药物以微粒状态分散在液体分散介质中形成的多相分散体系。混悬剂中药物微粒一般为0.5~10μm。

根据分散相质点的大小不同，液体剂型可以分为分子分散体系液体制剂、胶体分散体系液体制剂和粗分散体系液体制剂。根据给药途径的不同，液体剂型可以分为内服溶液剂、注射溶液剂和外用溶液剂等。

按照液体剂型分散介质极性的不同，可以将液体剂型的分散介质分为极性溶剂、半极性溶剂和非极性溶剂三大类，如表4-2所示。

表4-2 常见液体剂型分散介质

种类	名称	剂型稳定性	药理作用	毒性
极性	蒸馏水（distilled water）	稳定性差，易酸败和霉变，不易长期保存	—	—
	甘油（丙三醇，glycerin）		外用给药，具有保湿、滋润作用。可延长药物局部药效，缓释药物刺激。含量>12%时可防止鞣质的析出，具有矫味作用；含量30%以上具有防腐作用	无水甘油对皮肤有脱水和刺激作用
	二甲基亚砜（dimethyl sulfoxide, DMSO）		具有促渗作用，多见于外用制剂，2.16%的水溶液与血浆等渗；可作为细胞、精子等的低温冷冻保护液	对皮肤有轻度刺激性
半极性	乙醇（alcohol）		20%以上的稀乙醇即有防腐作用，40%以上的乙醇可延缓某些药物的水解	
	丙二醇（propylene glycol）	一定比例的丙二醇与水混合物可抑制某些药物的水解，增加稳定性。作为注射剂溶媒，有速效或延效作用	一定浓度的丙二醇水溶液对药物在皮肤及黏膜上有促渗作用	毒性小于甘油
	聚乙二醇（polyethylene glycol, PEG）	本品用于液体制剂，对易水解的药物具有一定的稳定作用	在外用制剂中能增加皮肤的柔润性	
非极性	脂肪油（fatty oil）	脂肪油容易氧化酸败，也易与碱性物质发生皂化反应而影响制剂的质量		
	液体石蜡（atolein; atolin）	化学性质稳定，在胃肠中不分解、不吸收，长期受热和光照会缓慢氧化	有润肠通便的作用	
	乙酸乙酯（ethyl acetate）	在空气中容易氧化、变色，需要加入抗氧剂		

水产药物液体制剂的常见分散介质为水，与人药和兽药相比，水产药物液体制剂对水的要求不甚严格，可以使用常水作为分散介质，比如作为消毒剂使用的硫酸铜水溶液、槟榔煎剂、大黄浸剂、茶籽饼浸剂等中草药溶液制剂。需要注意的是，为达到最佳疗效，避免药物失效或变质，水产用溶液剂最好现用现配，并在短时间内施用。注射用液体制剂在水产养殖过程中的使用往往存在一定的局限性，这是因为：第一，某些养殖对象，如海参、海胆、贝类等，不适用于注射给药；第二，水产动物生活于水中，如果注射给药，则需要将动物从水中捞出，操作过程比较烦琐，要求给药准确且迅速，所以，目前注射用液体制剂在水产病害防控中多见于鱼类病害的防治。乳剂在水产中的应用一般见于杀虫剂、池塘环境改良剂和作为药饵添加于饲料中供水产动物口服使用。此外，人药、兽药中常见的酊剂、搽剂等液体制剂目前鲜在水产病害防治中使用。

（三）剂量

剂量（dosage）是指水产药物的用量，即产生药物效应的给药数量。药物的剂量对药物的作用会产生一定的影响，一般认为，在安全范围内，药物的作用会随着药物剂量的增加而逐渐增强，当药物剂量超出安全范围时，随着给药剂量的增加，药物的不良反应随之产生。值得注意的是，同一种药物的不同剂量会产生不同的作用强度，其作用性质也会随剂量的不同而有所改变。例如，低剂量硫酸锌局部给药具有收敛作用，中等剂量硫酸锌对黏膜组织具有刺激作用，高剂量硫酸锌具有防腐作用。水产生物种类繁多，不同种类、不同个体的水产生物对相同剂量的药物会产生不同的差异，甚至不同状态的同一种类水产生物对同一剂量的药物也会产生不同的反应（见本章第二节水产生物方面的因素）。

此外，由于病原菌对药物会产生选择性抑制，即病原菌的种类、同一病原菌的不同菌株或同一菌株的不同地理群体对药物的耐受性都存在不同的差异，因此，为了达到一定的治疗目的，使用的剂量往往不同。

任何药物的使用都要选择适宜的剂量，在渔业生产中，尤其要注意消毒类药物、驱虫类药物等的使用剂量。首先，如果药物的剂量不足，可能不会产生任何效应，抑或产生的效应不足以达到病害防治的目的，即无效剂量。其次，如果使用的药物剂量过高，超出药物的安全剂量范围，则会导致多种药物不良反应的产生，甚至会造成水产生物的死亡，给渔业生产带来巨大的经济损失。

与人药和兽药不同，水产药物一般采用群体给药方式，药物剂量的确定很少考虑个体情况，所以，给药剂量往往无法精确计算到每只动物用量。比如，采用口服方式给药时，通常按照能够主动摄食的水产动物的总质量计算给药量。如果采用泼洒或浸浴给药时，通常按照施药的水体体积进行给药剂量的计算。由于水产药理学基础研究仍处于相对落后状态，很多药物剂量的确定都是根据实际生产中积累的经验，缺乏系统的药代动力学理论支持。然而，必须注意的是，为避免药物残留超标和病原菌产生耐药性，对于由病原菌引起的水产动物疾病，不提倡通过加大药物剂量的方法来进行防治。

三、给药方案

给药方案是在药理、生产治疗和实践经验的基础上建立的药物的使用计划，主要包括药物选择、给药途径、给药时间、给药次数与疗程等。对于相同剂型的同一种药物而言，给药途径、给药时间、给药次数，甚至不同的给药容器都会对药物的药效和体内过程产生不同程度的影响。

(一) 给药途径

给药途径（administration route）或给药方法是影响药物的吸收速度、吸收量及血药浓度的重要因素之一。许多研究证明，不同的给药途径不仅可以影响机体对药物的吸收，也可以影响药物的作用性质，如药效产生速度、药物不良反应的程度，甚至中毒反应。生产治疗常见的给药途径主要有吸入给药、口服给药、注射给药（肌内注射、腹腔注射）、浸浴给药、涂抹给药和挂篓（袋）法等（表4-3）。

表4-3 常见水产药物给药途径及其特点和应用

给药途径	亚类	特点	应用
口服法		将适量的药物、免疫增强剂或疫苗拌在饲料中投喂	抗菌类药物的常用给药途径
浸浴法	遍洒法	直接将药物泼洒在养殖对象生存的水体中	一般在养殖池、器具消毒时采用
	浸洗法	将水产动物集中在较小的容器或水体中，配制较高浓度的药液，在较短时间内强制给药	适用于工厂化养殖池或苗种放养前采用
注射法	肌内注射	用药量准确、吸收快、疗效高、预防效果好	部分水产动物并不适用，如低等无脊椎水产动物
	腹腔注射	一般用于鱼类，将注射针头沿腹鳍内侧斜向插入腹部或从胸鳍内侧基部插入，药液不易泄漏，效果比肌内注射好	对体形小的鱼不适用
涂抹法		直接将药物用在水产动物体表，具有用药量少、安全、副作用少等特点	适用范围较小
挂篓（袋）法		利用微孔容器控制水产药物缓慢扩散，一般用于流行性疾病的预防和治疗。具有用药量少、成本低、操作简单、副作用少等特点	只有当养殖动物聚集在药物区域才能发挥药效，具有一定的局限性

值得注意的是，在人药和兽药中常见的一些给药方式如吸入给药、舌下给药、直肠给药在水产病害防治中并不适用。此外，准确的诊断是选择给药途径的基本前提，疾病不同、药物不同，给药方式也不尽相同。在选择给药途径时，一般需注意的是：第一，相同的药物如果选择不同的给药方式，可能产生不同的作用。第二，选择口服给药方式要观察施药对象胃肠内食糜的充盈程度和胃肠内的pH等，以免影响药物效应的发挥。遇到消化液容易解离的药物，一般不采取口服给药方式，比如青霉素、肝素及胰岛素等。第三，不同的注射给药方式，药物的吸收速度一般为腹腔注射＞肌内注射＞皮下注射。第四，浸浴给药属于一种水产动物特有的给药途径，一般用于治疗水产动物皮肤上的病灶，采取这种给药途径一般要求药物的浓度较高且具有较好的黏附性、水溶性和渗透性，但需注意，采用浸浴给药的药物对水产动物皮肤有刺激性且污染水环境。

(二) 给药时间

给药时间（administration time）是综合分析机体的生物节律性对药物的药效学和药动学的影响而确定的给药时间范围，是影响药物疗效的重要因素。

生物节律性（biological rhythm）是指以24h为单位表现出来的机体活动一贯性、规律性的变化模式，即生物机体通过调整自身的生理活动和行为，以适应环境昼夜周期性变化的运动规律。机体的某些生理和病理变化具有昼夜节律性，如糖皮质激素分泌、营养素吸收等。因此，给药时间的确定应考虑水产动物的生理特性、摄食习惯、生态习性、给药途径及环境条件等。

（三）给药次数

给药次数（time of drug administration）是指每日施药的次数。给药次数的确定应考虑病害程度、防治需要、药物的半衰期和体内消除速率等因素。一般来说，半衰期短、消除快的药物，应适当增加给药次数，而在使用半衰期较长、消除慢、毒性大的药物时，其给药次数则应适当减少。在生产实际中，有时为了维持有效的血药浓度，还需进行反复给药。为了获得预期的治疗效果和避免药物不良反应的发生，反复给药时需要注意水产生物机体对药物的耐受性和病原体对药物的耐药性。药物耐受性（drug tolerance）是指反复使用某些药物后，水产生物机体对该种药物的反应性或敏感性会降低或减弱的现象。产生药物耐药性后，如果想达到治疗效果，则需要进一步加大药物剂量。耐药性（drug resistance）又称为抗药性，是指某些病原体在反复接触某些抗病原体的药物后，能够最终获得抵抗该种药物的能力，即不会被该种药物杀灭或抑制，导致药物失去疗效。根据耐药性产生的原因，耐药性可分为天然耐药性和获得性耐药性。其中，天然耐药性取决于遗传学中个体差异的先天性因素。获得性耐药性是目前耐药性产生的主要原因，而不当的多次、反复给药则是导致获得性耐药性产生的重要因素之一。因此，在反复给药时必须注意给药的剂量和次数，尤其是抗生素类药物，需要避免长期、低剂量地反复使用，此外，药物的交替使用也是目前用于防止耐药性产生的有效方式。

四、药物的相互作用

药物的相互作用（drug interaction）是指两种或两种以上的药物同时使用时所产生的药效或药代动力学变化。水产药物之间的相互作用，既可以影响药物的治疗效果，也可以引起或避免药物不良反应的发生。药物的相互作用主要表现在药代动力学、药效动力学和配伍禁忌三个方面。

（一）影响药代动力学的相互作用

药物之间的相互作用可以发生于药物在机体内的吸收、分布、代谢、排泄等体内过程的各个环节。

1）发生在吸收环节的药物相互作用：多见于内服药物在水产动物胃、肠道中的相互作用。比如，一种药物可通过影响水产动物胃肠道的pH、蠕动、黏膜功能及菌群结构等对其他药物的吸收产生不同程度的影响。主要表现为：①改变胃、肠道内的pH，影响药物的解离和吸收，如抗酸药同时与四环素同用，会减少四环素的吸收；②影响胃肠蠕动和药物在胃肠道中的排空率，比如胃动力药能加快胃肠蠕动，使药物在体内停留时间缩短，减少药物吸收；③改变胃肠道菌群结构，比如，长期使用广谱抗菌类药物，抑制肠道菌群，使肠道菌群维生素K产生减少；④改变胃肠道黏膜的完整性和功能，比如，新霉素和地高辛合用可损伤消化道黏膜，影响药物的吸收。

2）发生在分布环节的药物相互作用：血流量和血浆蛋白结合率是决定药物在生物体内分布的两个重要因素，因此，能够影响血流量的药物可以影响其他药物在生物体内的分布。比如，心得安可以明显减少心脏的血流输出量，进而减少肝脏的血流量；三氯醛酸可以增加血液中抗凝血药物华法林的游离度，从而达到增强抗凝血作用的目的。

3）发生在代谢环节的药物相互作用：主要表现为诱导或抑制肝脏药物代谢酶的活性。比如，苯巴比妥能够通过诱导肝微粒体酶的合成而增强肝微粒体酶的活性，进而加速本身或其他药物在生物体内的生物转化，降低药效。此外，氯霉素、糖皮质激素等药物则可以对生物体肝脏药物代谢酶的活性产生不同程度的抑制作用，从而减缓药物在生物体内的生物转化，增强药效。

4）发生在排泄环节的药物相互作用：目前，主要集中于研究肾脏排泄途径中药物的相互作用。比如，通过降低药物的血浆蛋白结合率可以增加肾小球的滤过作用，改变尿液pH可以影响药物的解离度，从而影响药物的重吸收；同时使用青霉素和丙磺舒时，青霉素的排泄速度会变慢，其在生物体内的半衰期则会延长。

（二）影响药效动力学的相互作用

两种或两种以上药物的相互作用，在药效动力学上主要表现为协同作用、累加作用和拮抗作用等。协同作用（synergism）是指两种（或两种以上）药物联合使用时，所产生的药理学效应要大于每种药物单独使用时所产生的药理学效应之和，即表现为明显的药效增强；累加作用（additive effect），又称相加作用，是指两种（或两种以上）药物联合使用时，所产生的药理学效应等于每种药物单独使用时所产生的药理学效应的代数和；拮抗作用（antagonism）是指两种（或两种以上）药物联合使用时，所产生的药理学效应小于每种药物单独使用时所产生的药理学效应之和，即联合用药时表现为明显的药效减弱现象。在多种药物联合使用时，其产生的治疗或防治效果可产生上述药物的相互作用，不良反应的产生也会在不同程度上受到药物相互作用的影响。例如，口服磺胺甲噁唑（新诺明）和碳酸氢钠，既可以促进药物吸收又可加速药物排泄，同时，降低药物对肾脏的毒性反应；磺胺甲噁唑和甲氧苄啶组成复方制剂，抗菌作用增强，抗菌谱扩大。需要注意的是，有些具有毒副作用的药物，在联合使用时，会出现毒性增强现象。例如，同时或前后间隔时间较短使用链霉素、庆大霉素或新霉素时可导致肾脏毒性反应增强。生产中必须注意的是能够产生拮抗作用的药物。比如，红霉素与林可霉素均作用于细菌核糖体50S亚基上，因此当两药合用时，会因为竞争同一作用靶点而产生拮抗作用，降低药效。

（三）配伍禁忌

药物在体外配伍直接发生物理性或化学性的相互作用而影响药物疗效或毒性反应的现象，称为配伍禁忌（incompatibility）。表4-4为常见水产药物的配伍禁忌。在特殊情况下，如果必须使用存在配伍禁忌的药物时，应待前一种药物的基本作用消失后再使用另一种药物。比如，在病害防治中使用三氯异氰尿酸和生石灰时，两种药物的使用间隔一般要在7d以上。此外，药物的混合顺序也可能引起药物的相互作用，在生产治疗中应予以重视。

根据作用本质的不同，药物体外相互作用可分为物理作用和化学作用两大类。物理作用一般多见于外观上的变化。比如，两种或多种药物混合时会出现混浊、沉淀、结晶等现象。常见的化学作用主要是产生沉淀、气体，发生爆炸或燃烧等，至于药物之间发生的降解、聚合等化学反应，则很难从外观进行判断。由于水产药物多以泼洒方式，以水为媒介进行给药，因此，药物的配伍禁忌在水产病害防治中尤为多见，在渔业生产实践中，需要特别注意药物的配伍禁忌，以免造成药物失效或对养殖对象产生不良反应，相关禁忌也可参考表 4-4。

表 4-4 常见水产药物的配伍禁忌

药物名称	配伍禁忌	原因
硫酸铜	氨溶液	蓝色沉淀
	碱性溶液	蓝色沉淀
	鞣酸及制剂	褐色沉淀
敌百虫	碱性药物（生石灰等）	毒性增强
	阿托品、有机磷	失效
福尔马林	漂白粉、高锰酸钾、甲基蓝等	失效
生石灰	氯制剂，钙、镁类药物，重金属盐，有机络合物	失效
氯制剂	酸类、福尔马林、生石灰	失效
高锰酸钾	有机化合物（甘油、乙醇、鞣酸等）	氧化还原或爆炸
	氨及其制剂	絮状沉淀
	药用炭	爆炸
苯扎溴铵	碘、碘化物、过氧化物、氧化剂	失效
	阴离子表面活性剂（肥皂、洗衣粉）	失效
碘及其制剂	氨水	爆炸
	碱类	碘酸盐
	重金属盐类	黄色沉淀
	硫代硫酸钠	氧化脱色
	生物碱	沉淀
	淀粉	失效
	结晶紫	药效降低
	挥发油、脂肪油	分解
维生素 B_1	中性溶液或酸性溶液	分解
	氧化剂、还原剂	失效
	重金属盐	沉淀
维生素 C	碱、氧化剂、铜、铁、光、热等	失效
	碳酸氢钠、苯甲酸盐、利尿素	失效
	维生素 B_{12}、弱酸性盐、核黄素	失效
磺胺类药物	酸性药液	沉淀
	生物碱溶液	沉淀
	碳酸氢钠、氯化铵、氯化钙	沉淀
	碳酸镁	肾脏毒性增强
	硫化物	硫合血红蛋白
	苯胺类	高铁血红蛋白

续表

药物名称	配伍禁忌	原因
青霉素	碱性药液	失效
	酸性药物（如四环素等）	分解
	氧化剂（如碘酊、高锰酸钾、过氧化氢等）	失效
	重金属盐类	沉淀
	高浓度甘油、乙醇	失效
	磺胺类药物	降低药效
链霉素	碱类药物、氧化剂、还原剂	失效
土霉素	中性药液或碱性药液	失效
金霉素	复方碘溶液	沉淀
四环素	生物碱试剂	沉淀
	离子化合物（如铝、镁、钙、铁等）	形成络合物，阻碍吸收

第二节 水产生物方面的因素

水产生物是水产药物作用的主要对象，药物防治效应的产生除了受水产药物方面的因素影响之外，不同水产生物对药物的敏感程度不同，也会影响药物作用的发挥。即使是同一种生物，由于生理差异、种属差异、遗传差异和病理状态等方面的不同，其对药物的敏感性或反应往往具有一定的差异，换言之，由于水产生物生理、遗传、病理等状态的不同，药物在其体内的吸收、分布、代谢和排泄等过程也不尽相同。

一、生理差异

生理差异对药物作用的影响主要表现在：第一，由于幼龄和老龄水产生物的代谢水平较低，大部分药物都可能表现出较强且持久的作用，因此，幼龄和老龄水产生物对药物的敏感性较高，一般在生产用药时应考虑适当减少药物剂量。第二，不同年龄的水产生物对药物的吸收和排泄速度具有一定的差异。比如，用相同剂量的氯霉素对一龄和二龄罗非鱼以口灌方式给药，与二龄鱼相比，一龄鱼的吸收速度显著加快，而消除速度则显著减慢。第三，一般而言，雌性水产动物对药物的敏感性和反应性要高于雄性水产动物。第四，由于脂溶性药物易于贮存于脂肪组织中，因此，肥满度较好的水产动物对药物的耐受性相对较强。

二、种属差异

不同种类的水产动物，其解剖构造、生理机能、生态习性等均有所不同，因此，对同一药物的敏感性与耐受性也存在较大差异（表4-5），进而导致同一种药物在不同种类水产动物体内的吸收、分布、代谢及排泄等规律也存在一定的差异。

表 4-5 部分水产动物对某些常见药物的敏感性

受影响水产动物	药物名称	敏感程度
虾、蟹	菊酯类、氨基甲酸酯类、有机磷类（敌百虫、敌敌畏）	敏感
草鱼	有机磷类（敌百虫、敌敌畏）	较敏感
鲢、鳙、鲤、鳖及部分甲壳类	有机磷类（敌百虫、敌敌畏）	具有一定的耐受性
鳜	有机磷类（敌百虫、敌敌畏）	极为敏感，微量即可致死
鲈、鲇科鱼类	有机磷类（敌百虫、敌敌畏）	敏感
淡水鲳等	有机磷类（敌百虫、敌敌畏）	极为敏感，应禁止使用
淡水鲳等	硫酸铜	耐受性较大，耐受浓度>5mg/L
青鱼、草鱼、鲢、鳙、鲤、鲫、鳊等	硫酸铜	较敏感，浓度>0.7mg/L，行为异常；浓度>1.0mg/L 时死亡

三、遗传差异

药物代谢酶、药物转运蛋白和药物受体活性及功能表达是以相应的核酸序列（基因）为基础的，如果核酸的碱基序列发生改变，则有可能会引起其编码的药物代谢酶、药物转运蛋白和药物受体的空间结构和功能的改变。因此，遗传也是影响药物作用的关键因素。目前，关于遗传差异对药物作用影响的研究主要集中于遗传多态性差异对药物作用的影响和不同地理群体对药物作用的影响两大方面。

（一）遗传多态性差异

遗传多态性（genetic polymorphism）是指多个等位基因同时位于同一基因座的现象，遗传多态性可导致多种表型的出现。表型（phenotype）是在环境影响和基因型共同作用下所产生的机体的物理表现和可见性状。编码药物代谢酶、转运蛋白和受体的碱基序列不同，其对药物作用的影响也就不同。基因编码的不同是决定遗传表型多样性的主要因素，是引起表型变化的根本动力，而表型则是反映个体或群体间药物代谢和反应差异的具体表现。例如，细胞色素 P450（cytochrome P450，CYP）代谢酶家族具有较高的分子遗传多态性，其具体的表现形式就是催化药物代谢的活性大小不同。已有研究证明，基因多态性是导致药物代谢酶出现多态性的根本原因。

个体差异（individual difference）一般是指同种水产生物群体中不同个体对药物作用的反应和敏感性的差异。在同种生物群体中，一般将对药物特别敏感的少数个体称为高敏性个体（hypersensitivity individual），而将那些对药物特别不敏感的少数个体称为耐受性个体（tolerance individual）。此外，个别动物在用药后还会产生变态反应，这种现象一般很少发生，仅见于极少的个体中，又称特异质（idiosyncrasy）反应。

（二）地理群体差异

地理群体（geographic population）是指生活于不同区域的同种生物。由于不同的地理环境中，具有不同的水体特征和食物来源，而这两种因素又可对药物代谢酶的活性和作用靶点的敏感性产生显著影响，导致一些药物的代谢和反应存在地理群体差异（geographic population difference）。一般而言，药物代谢和反应的地理群体差异的生产治疗意义在于制定药物治疗窗（therapeutic window）。

四、病理状态

当水产动物机体的状态不同时，其对药物的反应性也会不同，主要表现为：第一，改变药物受体的类型、数目和活性，影响药物与靶细胞受体的结合。第二，通过影响机体组织的正常功能，进而影响药物的生物转化和排泄。第三，改变生物膜的通透性，影响药物的转运过程。第四，减少血浆结合蛋白含量，提高血浆中游离药物浓度，增强药物作用，加速药物的生物转化和排泄，缩短药物在机体内的半衰期。

第三节　水环境方面的因素

药物作用的效果除了受药物的理化性质、剂型、给药方式、给药时间，以及生物体本身的生理因素和病理状态等影响外，还受到环境因素的影响。水是水产动植物赖以生存的重要介质，与陆生恒温动物相对稳定的内环境不同，水产动物一般为变温动物，其内在环境受外界因素影响较大，因此，水体理化性质的改变不仅影响水产生物的生殖、发育、生长等，还会对药物的作用效果产生一定的影响。

一、水温

水温是影响药物药效的重要环境因素之一。一般情况下，药物的药效与水温成正比关系，即药物的效应会随着温度的升高而增强，药物的作用速度也会随着水温的升高而不断加快。研究表明，水温每升高10℃，药效可提升1倍左右，同时，药物的代谢速度也会增加。因此，在夏季用药时，一般要酌情减少渔药用量，而在冬季用药时则要酌情增加药物的用药量，以达到防病治病的目的。目前，水产药物的基础用量一般是指水温20℃时药物的使用剂量。当然，也有少数水产药物的药效与水温呈负相关，即药效会随着水温的升高而逐渐降低，如氯氰菊酯药物等。此外，有些水产药物（如硫酸铜、漂白粉等）的毒性会随着水温的升高而明显增强，在制订用药方案时，应给予充分考虑。

二、盐度

盐度（salinity）表示每千克水中所含的溶解盐类物质的量，是分析海洋、咸水湖等水域环境的常用指标，也是影响水产动物生存和生长的重要环境因子之一。一般来说，影响水域或水体盐度的主要因素有降水、蒸发、河流注入径流、洋流等，即降水越大，盐度越低；蒸发越大，盐度越高；注入海洋中的河水越多，海洋盐度越低；暖流的盐度大于同纬的寒流盐度。由于溶解于水中的离子具有降低水分子活度的作用，因此，在渔业生产中制订渔药使用方案时，应注意了解药物使用水域或水体的盐度情况，一般认为，药物的药效会随着盐度的升高而降低。

三、酸碱度

酸碱度（pH）是检测水域环境的常见指标之一，是重要的水域环境限制因子。由于大多数药物本身就具有一定的酸性或碱性，因此，在水产养殖用药时，水体pH的不同将直接影响药物的溶解度、离解度和分子结构，进而增强或者降低药物的作用效果。比如，硫酸铜在酸性水体中可保持较多的自由态铜离子，具有较好的消毒效果，而在pH<6.5的酸性环境中，每立方米水体仅用1g漂白粉便能达到较好的杀菌效果，而当水域环境的pH>8.0时，每立方米水体要使用4g漂白粉才能达到较好的杀菌效果。一般情况下，在水产养殖过程中施用渔药的原则是，酸性药物宜在上午9~10点施用，碱性药物宜在下午3~4点施用。

四、微生物

养殖水体中的微生物群落也是影响水产药物作用的重要因素之一。养殖水体中微生物群落的结构，尤其是病原微生物种群的规模和数量可对水产药物的作用产生不同程度的影响。首先，病原微生物种群规模和数量可影响水产生物的病理状态，进而影响药物的作用。其次，病原微生物的规模大、数量多，可显著减弱杀菌类药物的杀菌效果。最后，病原微生物所处的生长期、生长状态和对药物的耐受性也会不同程度影响药物的作用。值得注意的是，由于抗菌类药物的大范围频繁使用，水产病原微生物的药物耐受性不断提高，产生具有耐药性的耐药菌株，甚至是耐受多种药物的多耐药菌株，从而导致一些抗菌类药物（如土霉素、金霉素等）失去药效。

第四节　水产药物的合理使用

水产药理学研究的主要目标是为指导生产治疗合理用药提供理论基础，然而，要做到科学、合理地使用水产药物，还应注意理论与实际的结合，在掌握药物的药效学和药动学的同时，要充分考虑影响药物作用的各方面因素，正确选择用药，制订科学、合理的给药方案。本节主要讨论合理使用水产药物应遵循的一般原则。

一、严格遵守相关法律法规

不同的国家和组织机构对于水产药物的使用都有明确的规定和要求。目前，世界各国遵循的食品安全标准都是由国际食品法典委员会（Codex Alimentarius Commission，CAC）制定和公布的。国际食品法典委员会是由联合国粮食及农业组织（Food Agriculture Organization of the United Nations，FAO）和世界卫生组织（World Health Organization，WHO）共同组成的联合机构。通常情况下，水产药物的最高残留限量（maximum residue limit，MRL）数据由FAO/WHO食品添加剂联合专家委员会（Joint FAO/WHO Expert Committee on Food Additives，JECFA）分析评估，最后提交CAC食品兽药残留法典委员会（Codex Committee on Residues of Veterinary Drugs in Food，CCRVDF）做进一步评价。目前，CAC公布的MRL数据可通过其官方网站（http://www.fao.org/fao-who-codexalimentarius/codex-home/zh/）进行查询。

二、疾病的正确诊断

对水产疾病的正确诊断是科学、合理用药的基础和前提。一般情况下，对于水产动物疾病的诊断，主要包括现场调查、疾病检查、致病源的鉴定、免疫及分子生物学诊断等。

现场调查主要包括：①养殖对象行为及生理异常现象观察，如养殖对象体表、体色、内脏、摄食、呼吸、活动情况等。②对养殖水环境状况的分析，主要包括水周围环境调查和养殖水体调查。水周围环境调查主要是调查水体周围厂矿的排污情况、农田用药情况、海域污染情况，以及是否发生赤潮或溢油事故等；养殖水体调查主要包括清塘方式、清塘药物种类及剂量、消毒类药物使用情况等。此外，养殖水体的温度、pH、溶解氧（dissolved oxygen，DO）、氨氮含量、亚硝酸盐含量等也是需要重点调查的指标。③对养殖对象疾病史的调查，如养殖对象以往发病的种类、发病规模、治疗措施和效果评价等。④对养殖管理情况的评估，主要包括施肥情况、饵料投放情况、养殖种类、养殖方式、养殖规格和密度等。

目前，水产动物疾病的检查方法主要有目测和镜检两种。目测是指用肉眼直接观察患病养殖对象各部位反应。目测的检查顺序一般是从前向后，先体表再体内。目测诊断一般适用于有明显病征或由大型寄生虫类引起的疾病的诊断。镜检是借助解剖镜或显微镜等仪器对患病养殖对象进行更为精细检查的诊断方式。镜检一般是根据目测诊断所确定的病灶部位进行更为细致的观察，如观察寄生虫的形态学特征和寄生部位等。需要注意的是，镜检需要以活的或是刚死亡不久的养殖动物为检查对象，检查时，动物应保持体表湿润和脏器完整，解剖或检查器械应经过严格的清洗和消毒。

致病源的鉴定主要包括病毒的分离和鉴定、致病菌的分离和鉴定、寄生虫的鉴定。病毒的分离和鉴定过程包括病毒的分离、病毒的培养、细胞病变观察与病毒的收获和鉴定。致病菌的分离和鉴定过程主要包括细菌的分离、细菌的培养、细菌的鉴定以及细菌毒力检测。寄生虫的鉴定过程包括寄生虫形态结构观察、寄生虫计数。

免疫及分子生物学诊断技术是目前进行水产动物疾病快速诊断的有效方式。免疫学诊断技术主要包括凝集反应、酶联免疫吸附测定（enzyme linked immunosorbent assay，ELISA）和荧光抗体技术等。分子诊断技术主要包括聚合酶链反应（polymerase chain reaction，PCR）、分子杂交技术和生物芯片等。

随着水产养殖业的迅猛发展，高密度养殖、过度投喂、滥用药物等问题使我国水产养殖病害呈现以下突出特点：①病害种类较多，新增病害不断涌现，流行面广，流行频率日渐升高；②暴发规模较大，无症状死亡现象比较普遍，多疾病并发症情况居多；③病原菌的耐药性增强，多耐药菌株不断滋生；④区域性疾病呈全国蔓延之势。这些无疑都给水产疾病的准确诊断带来了巨大挑战。

三、建立用药处方制度

首先，要进行处方药与非处方药物的分类管理。19世纪中期，美国在全球率先实施了处方制度，欧盟、日本等国家和地区也随后接受和采用了处方制度。虽然，我国在人用药物方面已经同国际接轨实施了处方制度，然而，在兽药方面，尤其是水产用药的处方药和非处方药物分类管理仍然处于探索阶段，相关制度仍在试行期，加之我国水产药物种类繁多，市场管理规范性较差，缺乏具有一定水产医学相关从业资质的水产医师，因此，水产用药处方制度的建立尚需时日。

其次，在生产治疗实践中开写或调剂处方需要遵循一定的处方原则：一是要遵循一定的组方原则，二是要遵循一定的用药原则。

1. 组方原则

根据药物种类的多少，可以将处方分为单方和复方两大类。单方是指仅由一种药物组成的处方。复方是指由两种或两种以上药物组成的处方。在使用复方进行治疗时，一定要注意突出主治药物，同时兼顾辅治药物的搭配。比如，在治疗或防治由微生物或寄生虫引起的水产疾病时，处方中首先要突出可抑制或杀灭引起疾病的微生物或寄生虫的药物，同时，可以选配其他药物有针对性地对该疾病引起的水产动物病征进行治疗，即在对因治疗的同时兼顾对症治疗，二者相辅而成，没有偏废。

一般情况下，在西药组方时，应注意处方中的组成药物种类不宜过多，同时重视联合用药时药物之间的累加作用、协同作用、增强作用和拮抗作用。比如，为增强杀虫作用，水产实践中使用硫酸铜和硫酸亚铁的最佳配伍比例为5∶2。近年来，中草药以其低毒、低害、易获得等优势，在水产养殖中得以迅速普及和应用。需要强调的是，在水产养殖中使用复方中药时需注意药味的相须与相使。相须是指两种功效类似的药物配合应用，可以增强原有药物的功效。相使是指以一种药物为主，另一种药物为辅，两药合用，辅药可以提高主药的功效。

2. 用药原则

1）对症下药，防止滥用药物，尤其是抗生素类药物，避免出现达不到治疗效果却造成人力、物力损失的现象。当养殖池塘出现多种疾病并发现象时，应根据实际发病的具体情况，首先治疗比较严重的一种疾病，待该种疾病得到有效控制后，再针对其他的疾病选择适当的药物。

2）根据病情和诊断结果，结合药物的性质进行选药，选药遵循的一般原则是有效性、安全性（对养殖对象本身的毒性、对养殖生态环境的污染、对人体健康的影响）、方便性和经济性。当然，在选药时还应注意选择合适的剂型及给药途径，同时考虑环境因素对药物作用的影响及药物对环境的影响等。

3）保证足够的剂量和疗程。药物的剂量决定药物对水产养殖动物和病原体作用的强弱。一般情况下，给药剂量是根据养殖动物的体重而确定的：①水产动物口服给药剂量是根据它们的摄食率，计算饵料中应该含有的药物浓度；②全池泼洒法必须尽量准确地计算出养殖水体的体积及用药量（见下列公式）。

$$用药量 = 用药剂量 \times 池水体积$$

足够的疗程，是确保治疗彻底的前提。比如，当一种药物未能一次或在一个疗程内把病原体杀灭，长此下去，病原体就容易对该药物产生抗药性。对于一个疗程而言，一般要考虑给药的时间间隔，还应明确用药的次数和天数。用药时间的选择，应根据具体药物的种类、养殖对象种类及疾病的类型等进行综合考虑。用药次数应根据病情需要，以及药物的消除速率进行确定。半衰期短的药物应适当增加给药次数，避免长期用药产生的蓄积中毒。

知识拓展

药物清塘

药物清塘是利用药物杀灭养殖池塘中危害养殖对象的病原体、寄生虫及各种敌害生物的一种清塘技术，主要用于预防池塘养殖水产生物病害的发生。在清塘药物中，最为常见的有生石灰、漂白粉、氨水、海因类消毒剂、茶饼等。其中，生石灰不仅具有杀灭病原体、寄生虫和敌害生物的作用，还具有增氧、调节水体酸碱度等作用，是目前生产中较为理想的清塘药物。

根据操作方法的不同，药物清塘可分为干法清塘和带水清塘两种。干法清塘一般选择天气晴朗时进行。首先，将池水排干，然后在池底挖出若干小潭，潭中可蓄水 10cm 左右，小潭的数量和间隔应以保证泼洒能覆盖全池为宜；然后，将药物放入小潭中，以小潭为中心向四周均匀泼洒，翌日，利用长柄泥耙均匀翻搅池中淤泥，使药物能够与塘泥充分接触，以提高清塘效率。带水清塘无须将池水排干，只需将固体药物匀浆液或固体药物均匀撒入水中，翌日，以小船拖动长柄泥耙推动塘底淤泥，进而提高清塘效率。与干法清塘相比，带水清塘具有省时、省力、高效等优势。

值得注意的是，随着养殖品种的多样化和池塘混养模式的不断更新，在实际生产中，单一药物清塘往往不能满足多样化、多层次的清塘需求，因此，为了提高清塘的综合效率，通常采用多种药物联合清塘的方式。当然，无论是单一药物清塘还是多联药物清塘，都应根据养殖品种及养殖模式，养殖池塘的水温、底质、酸碱度、离子浓度及要杀灭的对象等，同时，结合各类清塘药物的作用范围和配伍禁忌，制订科学合理的药物清塘计划。此外，为了确保生产安全和经济效益，一般在药物清塘两周后才能开始放养，最初以少量放养为主，确认药物毒性已经完全消失后，再进行大规模放养。

思考题

1. 填空题

1）药物的_____是决定药物剂型的首要因素，也是影响药物能否被有效_____的关键。

2）药物的_____、_____和_____是影响药物溶解度的三个主要因素。

3）按照给药途径的不同，水产药物的剂型可分为_____、_____和_____。

4）两种或两种以上药物的相互作用，在药效学上主要表现为_____、_____和_____。

2. 名词解释

1）药物的溶解度　　　2）药物的相互作用　　　3）配伍禁忌
4）协同作用　　　　　5）累加作用　　　　　　6）拮抗作用

3. 判断题

1）水产药物的剂型不会对药物的治疗效果产生影响。

2）使用水产药物不需要考虑季节因素。

3）水产药物的作用效果受水产生物生理、遗传、病理等状态的影响。

4）水温每升高10℃，药效可提升1倍左右，同时，药物的代谢速度也会增加。

4. 简答题

1）简述液体剂型的主要优点。

2）简述我国水产养殖病害特点，并结合所学知识谈一谈我国水产药物研发面临的机遇与挑战。

参考文献

范秀娟. 2008. 水产动物药物学. 哈尔滨：东北林业大学出版社

顾德平. 2012. 水产动物用药技术问答. 北京：金盾出版社

江育林. 2012. 水生动物疾病诊断图鉴. 北京：中国农业出版社

李清. 2014. 水生动物疾病与安全用药手册. 北京：海洋出版社

林祥日. 2015. 水产动物疾病防治技术. 2版. 厦门：厦门大学出版社

陆彬. 2008. 有关药物溶解度的研究现状与进展（上）. 中国药师，11（5）：523-525

农业农村部渔业渔政管理局. 2022. 关于发布《水产养殖用药明白纸2022年1、2号》宣传材料的通知. [2023-3-24]. http://www.yyj.moa.gov.cn/gzdt/202211/t20221115_6415528.htm

汪建国，王玉堂，战文斌，等. 2012. 鱼病防治用药指南. 北京：中国农业出版社

杨宝锋. 2013. 药理学. 8版. 北京：人民卫生出版社

杨先乐. 2011. 鱼类药理学. 北京：中国农业出版社

中国兽药典委员会. 2020. 中华人民共和国兽药典. 北京：中国农业出版社

第五章　抗水产微生物药

本章概览

1. 抗水产微生物药是指能抑制或杀伤致病微生物，使其生长、繁殖受阻碍的药物，主要用于预防或治疗由病原微生物感染引起的水产动物疾病。
2. 抗水产微生物药主要包括抗菌药物、抗真菌药物和抗病毒药物。抗菌药物包括天然的抗菌药（抗生素）和人工合成的抗菌药。
3. 抗菌药物的作用机制主要为抑制细菌的细胞壁、蛋白质的合成，核酸或叶酸的代谢。微生物产生耐药的机制主要是改变自身外膜的通透性、激活外排系统、改变受体的亲和力或减少受体的数量、产生灭活酶、被药物阻断的代谢途径改变等。
4. 抗生素主要包括β-内酰胺类、氨基糖苷类、大环内酯类、酰胺醇类、四环素类、多肽类等抗生素。
5. 人工合成抗菌药物主要包括磺胺类、喹诺酮类和其他类人工合成抗菌药。
6. 抗真菌药主要包括多烯类、非多烯类、唑类抗真菌药和两性霉素B等。

Overview of this Chapter

1. Anti-aquatic microbial drugs refer to drugs that can inhibit or kill pathogenic microorganisms and hinder their growth and reproduction. They are mainly used to prevent or treat aquatic animal diseases caused by pathogenic microorganisms.
2. Anti-aquatic microbial drugs mainly include antibacterial drugs, antifungal drugs and antiviral drugs. Antibacterial drugs include natural antibacterial drugs (antibiotics) and synthetic antibacterial drugs.
3. The active mechanism of antibacterial drugs is mainly to inhibit bacterial cell wall, protein synthesis, nucleic acid or folic acid metabolism. The main mechanisms of microorganisms producing drug resistance are changing the permeability of their own outer membranes, activating the efflux system, changing the affinity of receptors or reducing the number of receptors, producing inactivated enzymes, and changing metabolic pathways blocked by drugs.
4. Antibiotics mainly include β-lactams, aminoglycosides, macrolides, amide alcohols, tetracyclines, polypeptides and other antibiotics.
5. Synthetic antibacterial drugs mainly include sulfonamides, quinolones and other synthetic antibacterial drugs.
6. Antifungal drugs mainly include polyenes, non-polyenes, azole antifungals and amphotericin B.

学习目标

1. 掌握抗微生物药物的基本概念；掌握抗生素、人工合成抗菌药及抗真菌类药物的药理作用及适应证；掌握抗菌药物的主要作用机制及其代表药物。
2. 熟悉各类抗微生物药物的作用机制、不良反应、抗微生物药物合理使用的原则和配伍禁忌。
3. 了解抗菌药的常用术语和分类、抗微生物药物耐药性的种类、各类抗微生物药物的注意事项及用法用量。
4. 通过对水产类抗微生物药物的学习，能够学会在水产养殖过程中正确合理使用抗微生物药物解决生产实践过程中问题。

Learning Objectives

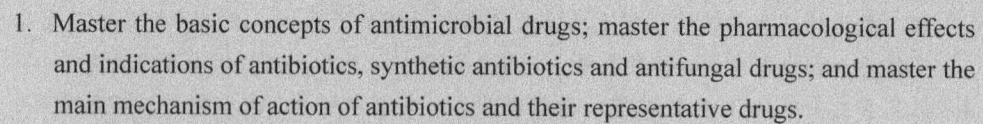

1. Master the basic concepts of antimicrobial drugs; master the pharmacological effects and indications of antibiotics, synthetic antibiotics and antifungal drugs; and master the main mechanism of action of antibiotics and their representative drugs.
2. Acquaint the active mechanism of various antimicrobial drugs, adverse reactions, principles of rational use of antimicrobial drugs and incompatibility.
3. Understand the common terms and classifications of antimicrobial drugs; types of antimicrobial resistance; precautions, usage and dosage of various antimicrobial drugs.
4. Learn to use antimicrobial drugs correctly and rationally in the process of aquaculture through the study of aquatic antimicrobial drugs in order to solve the problems in the production practice process.

第五章 抗水产微生物药

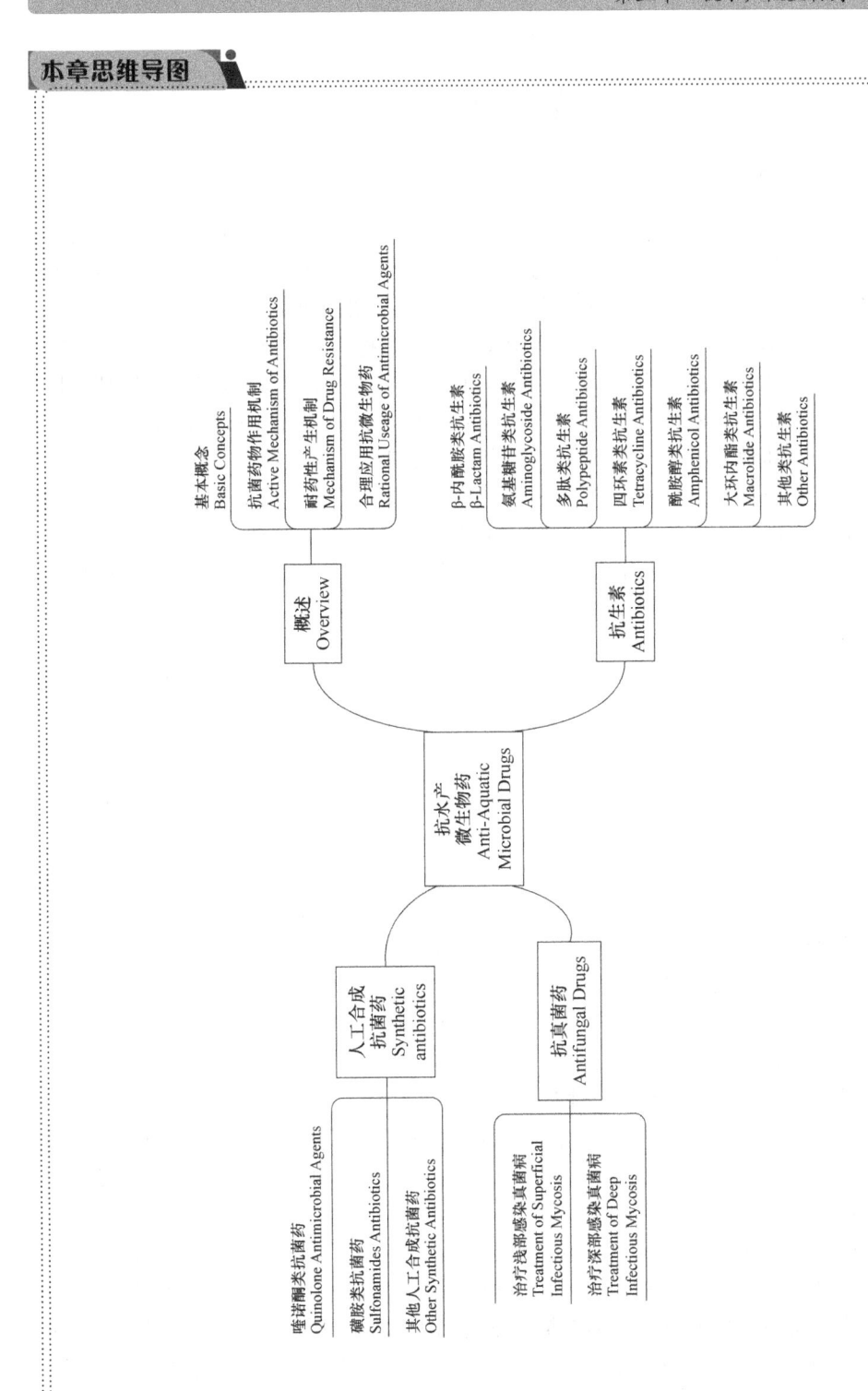

本章思维导图

抗水产微生物药 Anti-Aquatic Microbial Drugs
- 概述 Overview
  - 基本概念 Basic Concepts
  - 抗菌药物作用机制 Active Mechanism of Antibiotics
  - 耐药性产生机制 Mechanism of Drug Resistance
  - 合理应用抗微生物药 Rational Useage of Antimicrobial Agents
- 抗生素 Antibiotics
  - β-内酰胺类抗生素 β-Lactam Antibiotics
  - 氨基糖苷类抗生素 Aminoglycoside Antibiotics
  - 多肽类抗生素 Polypeptide Antibiotics
  - 四环素类抗生素 Tetracycline Antibiotics
  - 酰胺醇类抗生素 Amphenicol Antibiotics
  - 大环内酯类抗生素 Macrolide Antibiotics
  - 其他类抗生素 Other Antibiotics
- 人工合成抗菌药 Synthetic antibiotics
  - 喹诺酮类抗菌药 Quinolone Antimicrobial Agents
  - 磺胺类抗菌药 Sulfonamides Antibiotics
  - 其他人工合成抗菌药 Other Synthetic Antibiotics
- 抗真菌药 Antifungal Drugs
  - 治疗浅部感染真菌病 Treatment of Superficial Infectious Mycosis
  - 治疗深部感染真菌病 Treatment of Deep Infectious Mycosis

第一节 概　　述

一、抗微生物药的基本概念

抗微生物药是能抑制或杀伤致病微生物，从而使其生长、繁殖受阻碍的药物。抗微生物渔药是用于预防和治疗由病原微生物感染引起的水产动物疾病的药物，该类药物对科学防治水产动物病害、发展新型环保型渔业起着至关重要的作用。

微生物是个体难以用肉眼观察的一切微小生物的统称。其存在于自然界中，个体微小、结构简单。微生物包括细菌、病毒、真菌和少数藻类等（但有些微生物是肉眼可以看见的，如属于真菌的蘑菇、灵芝等）。根据存在的环境不同，其可分为空间微生物、海洋微生物等。按照细胞结构，其可分为三大类：①非细胞型微生物，主要是病毒，由核酸和蛋白质等少数几种成分组成，个体极小、能通过细菌滤器，无典型细胞结构，只能在宿主细胞的活细胞内生长繁殖。②原核细胞型微生物，包括细菌、放线菌、支原体、立克次体、衣原体、螺旋体、蓝细菌。其细胞形态和结构明显，但细胞核无核膜或核仁，细胞器不很完善。③真核细胞型微生物，包括真菌、原生动物等。

微生物的主要特征如下。

1）体小面大：一个体积固定的物体，被切割得越小，其相对表面积越大。微生物体积很小，如一个典型的球菌，其体积约 $1mm^3$，可是其表面积却很大。这个特征也是赋予微生物其他如代谢快等特性的基础。

2）吸多转快：微生物通常具有极其高效的生物化学转化能力。据研究，乳糖菌在 1h 之内能够吸收并分解其自身质量 1000～10 000 倍的乳糖。

3）生长繁殖快：相比于大型动物，微生物具有极高的生长繁殖速度。肠杆菌能够在 12.5～20min 繁殖 1 次。可以计算一下，1 个肠杆菌假设 20min 分裂 1 次，1h 3 次，1 昼夜 24h 分裂 24×3＝72 次，大概可产生 4 722 366 483 万亿个（2 的 72 次方），这是巨大的数字。但事实上，由于各种条件的限制，如营养缺失、竞争加剧、生存环境恶化等原因，微生物无法完全达到这种指数级增长。已知大多数微生物生长的最佳 pH 为 7.0 左右，部分则低于 4.0。

微生物学的发展经历了以下几个时期。

1）形态学时期：微生物的形态观察是从安东尼·列文虎克发明显微镜开始的，他利用能放大 50～300 倍的显微镜，清楚地看见了细菌和原生动物，他的发现和描述首次揭示了一个崭新的生物世界——微生物世界。在微生物学的发展史上具有划时代的意义。

2）生理学时期：继列文虎克发现微生物世界以后的 200 年间，微生物学的研究基本上停留在形态描述和分门别类阶段。直到 19 世纪中期，以法国的巴斯德和德国的柯赫为代表的科学家才将微生物的研究从形态描述推进到生理学研究阶段，揭露了微生物是造成腐败发酵和动物疾病的原因，并建立了分离、培养、接种和灭菌等一系列独特的微生物技术，从而奠定了微生物学的基础，同时开辟了医学和工业微生物等分支学科。巴斯德和柯赫是微生物学的奠基人。巴斯德和柯赫的杰出工作，使微生物学作为一门独立的学科开始形成，并出现以他们为代表而建立的各分支学科，如细菌学、消毒外科学、免疫学、土壤微生物学、病毒学、植物病理学和真菌学、酿造学及化学治疗学。微生物学的研究内容日趋丰富，使微生物学发展更加迅速。

3）现代微生物学：19世纪末和20世纪初，微生物学被牢固地建立起来。它的发展主要有两个方面：一是研究传染病和免疫学，研究疾病的防治和化学治疗剂的功效；二是与遗传学的结合。

历史上，微生物学的发展经历了两个辉煌的黄金时代，也经历了发展的低谷时期。近20年来，随着基因组学、结构生物学、生物信息学、PCR技术、高分辨率荧光显微镜及其他物理化学理论和技术等的应用，微生物学的研究取得了一系列突破性进展，微生物学已走出低谷，开始进入它的第三个黄金时代。

生物界的微生物达几万种，大多数对机体有益，只有一少部分能致病。有些微生物通常不致病，在特定环境下能引起感染，称为条件致病菌。引起人和动物致病的微生物称为病原微生物，有八大类：细菌、真菌、放线菌、螺旋体、立克次体、衣原体、病毒和支原体。

抗菌药物是指对病原菌具有抑制或杀灭作用，用于治疗细菌或真菌感染性疾病的一类药物。细菌和其他病原微生物、寄生虫所致疾病的药物治疗统称为化学治疗，简称为化疗。抗菌药物属于化疗药物。

在应用化疗药物治疗感染性疾病的过程中，应注意机体、病原体与药物三者的相互关系，包括：①药物对病原体的抗菌作用、机制及毒副作用；②耐药性的产生及其机制；③宿主对药物的药动学过程（图5-1）。

理想的化疗药物：对病原体有高度的选择性；毒副作用小；病原体不易产生耐药性；有良好的药动学条件，如吸收迅速，性状稳定；使用方便，价格合理。

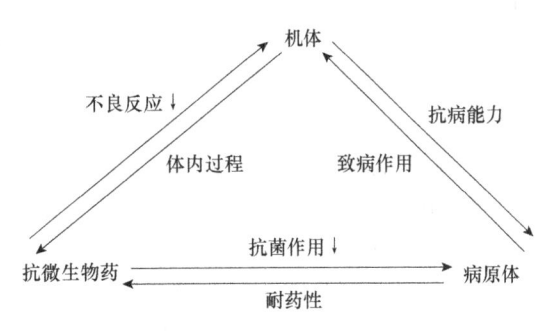

图5-1 抗微生物药、病原体与机体之间的相互关系

在使用化疗药物防治水产动物疾病的过程中，渔药、水产动物、病原体和环境四者之间存在复杂的相互关系：①渔药对病原体的作用、作用强度、作用机制，病原体对渔药产生耐药的过程、耐药机制，预防和克服耐药的措施。②渔药对环境的影响可能导致生态失衡，而环境因素对渔药的使用同样产生影响，达到一种新的生态平衡。③渔药对水产动物机体可能产生的毒副作用，水产动物机体对渔药的处理过程（体内过程）。

（一）常用术语

抗菌谱（antibacterial spectrum）：每种抗菌药物抑制或杀灭病原微生物的范围，称为抗菌谱。

窄谱抗菌药：仅对单一菌种或单一菌属有抗菌作用，如青霉素G、异烟肼等。

广谱抗菌药：不仅对细菌有作用，对衣原体、立克次体及某些原虫也有抑制作用，如氟喹诺酮类、四环素类、氯霉素等。

抗菌活性（antibacterial activity）：是指抗菌药抑制或杀灭细菌的能力。其评价指标包括：①最低抑菌浓度（MIC），能够抑制培养基中细菌生长的最低药物浓度；②最低杀菌浓度（MBC），能够杀灭培养基中细菌的最低药物浓度。

抑菌药：仅抑制细菌的生长繁殖而无杀灭作用的药物，如四环素等。

杀菌药：既能抑菌，又能灭菌的药物，如青霉素类、氨基糖苷类等。

抗生素后效应（postantibiotic effect，PAE）：抗生素在撤药后，其浓度低于最低抑菌浓度时，细菌仍受到持久抑制的效应，通常以抑制作用的持续时间（h）表示。

化疗指数（chemotherapeutic index，CI）：化疗药物的价值一般以动物半数致死量（LD_{50}）和治疗感染动物的半数有效量（ED_{50}）之比来表示。这一比例关系称为化疗指数，是评价化疗药安全性的指标，化疗指数越大，表明疗效越高，毒性越低，临床应用的价值也可能越高。

（二）常见抗微生物药的分类

1. 抗细菌药

抗细菌药分为天然抗菌药和人工合成抗菌药，天然抗菌药是细菌、真菌、放线菌等微生物的代谢产物，具有杀灭或抑制病原微生物的作用，包括β-内酰胺类、大环内酯类、林可霉素类、氨基糖苷类、四环素类、多肽类、多烯类和含磷脂多糖类等八大类。人工合成抗菌药主要包括喹诺酮类、磺胺类和呋喃类。由于大量或者长期使用呋喃类抗生素会引起较严重的水产动物毒性反应，因此我国和世界上主要的贸易国都禁止在水产中使用呋喃类药物，以免造成食源性污染，但是该类药物可以用于水族观赏类动物的病害防治。以下为常用抗菌药的简介。

（1）β-内酰胺类抗生素　是指化学结构中具有β-内酰胺环的一大类抗生素。临床最为常用的药物是青霉素类和头孢菌素类，此外还包括非典型β-内酰胺类和β-内酰胺酶抑制剂。目前在水生动物中常用的是青霉素类。

1）β-内酰胺类抗生素的共性如下。

A. 化学结构相似：青霉素类的基本结构为6-氨基青霉烷酸，头孢菌素的基本结构为7-氨基头孢烷酸。

B. 抗菌机理相同：均是通过竞争细菌的黏肽合成酶，即青霉素结合蛋白（penicillin binding protein，PBP），抑制胞壁黏肽合成，造成菌胞壁缺损，大量水分涌进菌体，使菌肿胀、破裂、死亡。并且促发自溶酶活性，使细菌溶解。

C. 有6种药物作用类型：根据药物通过第一道穿透屏障的难易度、对β-内酰胺酶的稳定性和与靶位的亲和力不同，将β-内酰胺类药物的抗菌作用分为以下6种类型。

Ⅰ类：窄谱抗生素，如青霉素G及青霉素V，容易透过G^+菌黏肽层，但不能透过G^-菌的外膜屏障，属于仅对G^+菌有效而对G^-菌无效的窄谱抗生素。

Ⅱ类：广谱β-内酰胺类，如氨苄西林、羧苄西林、阿洛西林、哌拉西林、亚胺培南及某些头孢菌素，既能适度透过G^+菌的黏肽层，又能很好地透过G^-菌的外膜，因而抗菌谱广，但对G^+菌的作用不如青霉素G。

Ⅲ类：不耐酶的青霉素，如青霉素G，能被G^+球菌细胞外的β-内酰胺酶灭活，不能到达PBP部位，因此，产酶菌株对其产生明显的耐药性。

Ⅳ类：耐革兰氏阳性菌产生的酶，如苯唑西林、氯唑西林及第一、二代头孢菌素和亚胺培南等，对G^+球菌的产酶菌株有效，但对染色体突变而改变PBP结构者无效。

Ⅴ类：耐革兰氏阴性球菌产生的少量酶，如羧苄西林、阿洛西林、美洛西林及第一、二代头孢菌素在胞膜外间隙存在少量β-内酰胺酶时有效，存在大量酶时则被水解失活。

Ⅵ类：耐革兰氏阴性球菌产生的大量的酶，如第三代和四代头孢菌素、氨曲南、亚胺培南等，对酶十分稳定，即使胞膜外间隙存在大量的β-内酰胺酶仍有抗菌作用，但对因染色体突变改变了PBP结构的细菌则失去抗菌作用。

D．细菌产生耐药性的机制相同：通过产生水解酶、酶与药物牢固结合、靶位结构改变、胞壁外膜通透性改变、自溶酶缺少等机制，细菌对β-内酰胺类抗生素产生耐药性。

2）青霉素类抗生素是目前应用最重要的一类抗生素，在青霉素主核上改造得到的各种衍生物不断被开发生产，在细菌感染性疾病的临床治疗中发挥重要作用。国外曾用青霉素G对嗜纤维素菌和链球菌引起的鱼病进行实验性治疗，效果较好。我国有人将其与链霉素合用，防止继发性感染。

A．天然青霉素：从青霉菌的培养液中提取，即生物合成，有F、G、K、X及双氢F等成分，其中以青霉素G性质最稳定，抗菌作用最强，产量最高。

B．半合成青霉素：用人工合成的不同基团取代天然青霉素母核上的侧链而获得的青霉素，如甲氧西林和阿莫西林。

常见的应用：用于防止鱼类长途运输时的水质恶化，中华鳖的细菌性败血症、肺炎、疖疮和皮肤创伤感染等。

3）头孢菌素类抗生素是一类广谱半合成抗生素，其母核为7-氨基头孢烷酸（7-ACA），与青霉素类抗生素化学结构相同之处是均有一个β-内酰胺环，与青霉素相比，它有抗菌谱广、作用强、对β-内酰胺酶稳定的特点。

第一代和第二代对G^+菌作用较强，对G^-菌如铜绿假单胞菌及厌氧菌作用弱或者无效；第三代和第四代对G^-菌作用较强，对G^+菌作用弱（表5-1）。

表5-1　头孢菌素类药物的特性

药物	抗菌谱	β-内酰胺酶稳定性	肾毒性	临床用途
第一代 头孢噻吩、头孢唑啉、头孢氨苄、头孢拉啶	G^+菌	部分稳定	较大	耐药金黄色葡萄球菌感染
第二代 头孢呋辛、头孢孟多、头孢克洛	G^+菌、G^-菌、厌氧菌	稳定	低	G^-菌感染
第三代 头孢他啶、头孢曲松、头孢哌酮	G^+菌、G^-菌、厌氧菌、绿脓杆菌	较稳定	无	尿路严重感染
第四代 头孢匹罗	G^-杆菌	较稳定	无	替代第三代用于G^-菌感染

（2）大环内酯类抗生素　是一类具有14～16元大环内酯基本化学结构的抗生素。目前临床应用的大环内酯类抗生素根据其化学结构可分为：14元环（红霉素、克拉霉素、罗红霉素等）、15元环（阿奇霉素）、16元环（乙酰螺旋霉素、麦迪霉素、吉他霉素、交沙霉素、罗他霉素等）。常用的大环内酯类抗生素包括红霉素和阿奇霉素。红霉素可用于防止观赏鱼患细菌性烂鳃病、链球菌病、肠道细菌病等。

（3）氨基糖苷类抗生素　基本结构是由苷元和氨基糖通过氧桥连接而成的。

1）链霉素：目前已少用。兽医、水产临床上常用的是硫酸链霉素。可用于鱼类的打印病、竖鳞病、结疖症、疖疮病、弧菌病等，鳖的疖疮病、红斑病等细菌性疾病。

2）庆大霉素：最常用的氨基糖苷类抗生素。对 G^- 杆菌包括绿脓杆菌作用强，对金黄色葡萄球菌有效，对结核杆菌疗效差或无效。用于一般 G^- 杆菌、绿脓杆菌感染，局部用于皮肤和黏膜的感染。鱼类口服硫酸庆大霉素的吸收效果较好，且在体内的作用时间长。庆大霉素对鱼鳍的气单胞菌、迟钝爱德华菌、荧光假单胞杆菌、链球菌和鳗弧菌，鱼类的柱状曲桡杆菌、气单胞菌均有较强的作用。

3）阿米卡星（丁胺卡那霉素）：应用广泛，是抗菌谱最广的氨基糖苷类抗生素，可用于治疗水生动物的气单胞菌病、假单胞菌病、爱德华菌病、弧菌病和柱状曲桡杆菌病等细菌性疾病。

（4）四环素类抗生素　广谱抗生素，主要包括四环素和米诺环素，其抗菌谱广，对革兰氏阳性菌和阴性菌、立克次体、衣原体、支原体、螺旋体等均有抑制作用。可用于防治养殖鱼类的肠炎、赤皮和烂鳃等细菌性疾病，还可用于防治鳗鲡的爱德华菌病、赤鳍病和红点病等。

（5）多肽类抗生素　万古霉素的药力较强，在其他抗生素对病菌无效时被使用。用于耐药金黄色葡萄球菌和 G^+ 菌所致严重感染。多黏菌素 E 可用于防止由敏感的革兰氏阴性菌（如巴斯德菌、嗜水气单胞菌、假单胞菌和弧菌等）引起的水生动物细菌性疾病，尤其对细菌性肠炎的疗效显著。

（6）氯霉素类抗生素　包括氯霉素和甲砜霉素，是从委内瑞拉链丝菌培养液分离出来的。在弱酸性和中性溶液中稳定，遇碱易分解失效。

（7）喹诺酮类抗生素　是一类含有 4-喹酮母核的合成抗菌药，属于静止期杀菌剂，具有抗菌谱广、抗菌力强的特点。喹诺酮类药物对鱼的致病菌如鳗弧菌、杀鲑气单胞菌、鳗败血假单胞菌、嗜水气单胞菌和爱德华菌等也有较强的抗菌活性。

按合成的年代及抗菌特点分为 4 代：第一代（20 世纪 60 年代）是萘啶酸，已被淘汰。第二代（70 年代）是吡哌酸等，吡哌酸对 G^- 菌有效。第三代（80 年代）是氟喹诺酮类，包括诺氟沙星、氧氟沙星、环丙沙星、左氧氟沙星等，易吸收、广谱、抗菌活性增强，用于肠道感染。第四代（90 年代）包括莫西沙星、吉米沙星、加替沙星等，为最新的氟喹诺酮品种。

1）环丙沙星：抗菌谱广，为生产治疗常用的喹诺酮类药物中体外抗菌最强者，对 G^- 菌的作用强于 G^+ 菌。对氨基糖苷类、第三代头孢菌素耐药的 G^+ 菌、G^- 菌对本药仍敏感。对厌氧菌多数无效。

2）诺氟沙星：第三代中第一个氟喹诺酮类药物，在肠道浓度高，对 G^+ 菌、G^- 菌引起的无并发症肠道感染有效。

3）氧氟沙星：抗菌谱较诺氟沙星强。主要用于敏感菌所致的皮肤软组织及眼部的感染。

4）左氧氟沙星：左氧氟沙星生产治疗用量为氧氟沙星的 1/2，其水溶性大。对葡萄球菌、链球菌、厌氧菌、肠杆菌科、支原体、衣原体及军团菌有较强的杀灭作用。

（8）磺胺类抗生素　是叶酸合成抑制剂，抗菌谱较广，对立克次体不仅不能抑制，反而刺激其生长。

磺胺类药物有其独特的优势：抗菌谱广、用途广泛、疗效肯定、使用方便、性质稳定、易于生产、价格低廉，特别是新型磺胺增效剂的发现，使磺胺类药物与甲氧苄啶和二甲氧苄啶联用后，抗菌谱扩大，抗菌活性大大增强，可从抑菌作用成为杀菌作用，因此磺胺类药物至今仍作为畜禽、水产动物感染治疗中重要药物之一。

1）磺胺甲噁唑（sulfamethoxazole，SMZ）：又称新诺明，为全身应用的磺胺类药。其严重不良反应少见，但万一发生可致命，过敏反应较为常见，还可引起血液系统反应。也可用于防治水生动物的弧菌病、竖鳞病、鳗鲡的赤鳍病、鲤科鱼类的疖疮病、细菌性烂鳃病，以及牛蛙的爱德华菌病等细菌性疾病。

2）复方新诺明（cotrimoxazole）：是磺胺甲噁唑和甲氧苄啶（trimethoprim，TMP）的复方制剂，其抗菌作用比两个药单独等量应用时强数十倍。

（9）其他人工合成抗菌药　硝基咪唑类是一类具有抗原虫和抗菌活性的药物，主要包括甲硝唑（甲硝咪唑、灭滴灵）、替硝唑、尼莫唑。对多种革兰氏阴性和革兰氏阳性厌氧菌均具有良好的抗菌活性，广泛用于治疗原虫如滴虫、阿米巴及贾地鞭毛虫感染等，更为治疗厌氧菌感染的首选药物。常见抗生素的分类与实例见表 5-2。

表 5-2　常见抗生素的分类与实例

分类	实例
β-内酰胺类	青霉素类、头孢菌素类、β-内酰胺酶抑制剂
大环内酯类	红霉素、泰乐菌素、吉他霉素、螺旋霉素、竹桃霉素
林可胺类	林可霉素、克林霉素
氨基糖苷类	链霉素、卡那霉素、庆大霉素、阿米卡星（丁胺卡那）
四环素类	土霉素、四环素、金霉素、多西环素（强力霉素）
多肽类	多黏菌素 B、黏菌素、维吉霉素（维吉尼亚霉素）
氯霉素类	氯霉素、甲砜霉素、氟苯尼考
聚醚类	莫能菌素、盐霉素、甲基盐霉素
磷酸多糖类	黄霉素、魁北霉素
喹诺酮类	诺氟沙星（氟哌酸）、培氟沙星、氧氟沙星
磺胺类	磺胺-6-甲氧嘧啶（SMM）、新诺明
抗菌增效剂	甲氧苄啶、二甲氧苄啶（DVD）
喹噁啉类	卡巴多司（卡巴氧）、乙酰甲喹（痢菌净）、喹乙醇
其他	泰妙菌素（支原净）、新生霉素、卑霉素、灰黄霉素

2. 抗真菌药

相对于细菌而言，真菌对鱼、虾、贝壳类水产动物的危害更严重并且比较难治愈。真菌的种类繁多，水产上常见的致病真菌为水霉和鳃霉。水生的真菌可以依赖于水体与水产生物共存，真菌的孢子可以凭借水的流动广泛传播。目前对于真菌类感染的措施是水体消毒和杀灭真菌孢子及附着在机体上的成体真菌。常用于水体和鱼体表面消毒的试剂有生石灰、漂白粉、二氧化氯、二氯异氰尿酸钠、溴氯海因、高锰酸钾、氯化钠、碘复合试剂等。鳃霉、链壶菌、海壶菌、镰刀菌等这些真菌可以侵入机体深部引起感染，因此单是水体和体表消毒是不够的，必须服用相应的抗真菌药，如两性霉素、灰黄霉素、制霉菌素、球红霉素、克霉唑等，从体内抑制病原真菌的生长、繁殖和传播。两种方法相互配合，共同作用才能达到根治效果。以下为常见抗真菌药的简介。

1）两性霉素 B：为多烯类抗生素，几乎对所有真菌都有抗菌作用。

2）唑类抗真菌药：抗菌谱广，对大多数表浅部和深部真菌感染有效；口服生物利用度高；毒性较低；应用广泛，为目前真菌感染治疗的主要药物。

3）制霉菌素：用于防治水生动物的肤霉病、鳃霉病、虹鳟内脏真菌病、鱼醉菌病、镰刀菌病和链壶菌病。

4）灰黄霉素：对淡水鱼、鱼卵、中华鳖的水霉病、鳃霉病均有防治作用，对水霉、绵霉、鳃霉、鱼醉菌、丝囊霉菌、镰刀菌和链壶菌等有较好的抑制作用。

5）克霉唑：对水霉、绵霉、鳃霉、鱼醉菌、丝囊霉菌和链壶菌等有较好的抑制作用。用于防治水生动物全身性和深部真菌性感染。常见抗真菌药的分类及代表药见表 5-3。

表 5-3　常见抗真菌药的分类及代表药

分类	代表药
抗表浅部真菌感染药	（局部）咪康唑、克霉唑、酮康唑、制霉菌素；（全身）特比萘芬、灰黄霉素、伊曲康唑
抗深部真菌感染药	两性霉素、伊曲康唑、氟康唑、伏立康唑、氟胞嘧啶

3. 抗病毒药

抗病毒药主要用于水产动物病毒性疾病，目前越来越多的人投身于抗病毒渔药的开发研究之中。在水产养殖中，病毒感染的种类繁多，危害性大，如草鱼出血病、病毒性出血性败血症、斑点叉尾鮰病毒病、具有传染性的造血组织坏血症、对虾白斑综合征、对虾黄头病、斑节对虾杆状病毒病、对虾肝胰腺类细小病毒病、痘疮病等。据统计，我国发生的病毒性渔病约占渔病的 1/5，给渔业带来了巨大的经济损失。

由于病毒的结构及生活史简单，不易与宿主细胞相区分，一旦抗病毒药物的特异性不强，就会在不同程度上杀伤宿主细胞，从而难以广泛应用。之前，病毒唑和病毒灵广泛应用于水产常见病毒感染，但是现在这两种药物已经被国家列为禁用药物。因为至今没有可以广泛使用的针对性较强的抗病毒药物，所以一旦水产动物病毒性疾病发作，只能通过提高水产动物自身的抵抗力、对鱼塘进行消毒及尽力清除水体中的病原体来控制。因此，加强抗病毒渔药的研制是一项非常具有意义并且十分艰巨的任务。

二、抗微生物药的作用机制

抗菌药的作用机制主要通过干扰病原微生物的生化代谢过程，或因此而破坏其结构的完整性而产生抑菌或杀菌作用。将几种主要方式（图 5-2）介绍如下。

（一）抑制细菌细胞壁的合成

所有的细菌都具有环绕着细胞膜的细胞壁。细胞壁能保持细胞形态，以及保护细胞免受由环境渗透压变化造成的细胞溶解。传统上把细菌分为革兰氏阳性菌、革兰氏阴性菌和耐酸菌三种。这三种细菌的细胞壁中都有由 N-乙酰胞壁（N-acetylmuramic acid，NAM）和 N-葡糖胺（N-acetylglucosamine，NAG）组成的肽聚糖。NAM 和 NAG 紧密连接

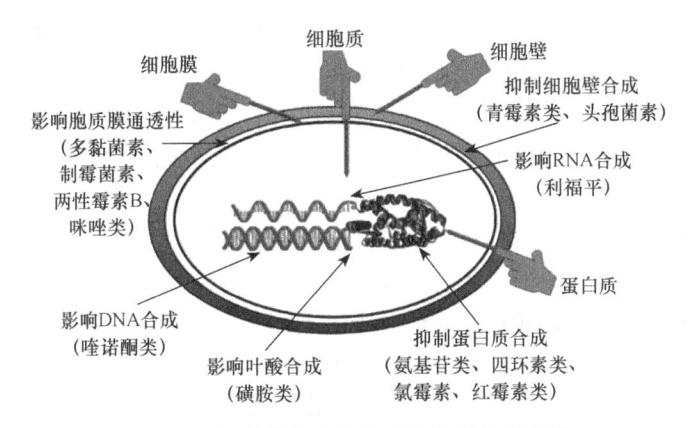

图 5-2 细菌结构与抗菌药作用部位示意图

成线状，线与线之间通过连接在 NAM 和 NAG 内肽桥上成片状，片与片的堆积成为细胞壁的肽聚糖。胞壁肽聚糖的生物合成可分为胞质内、胞质膜和细胞外三个阶段（图 5-3）。

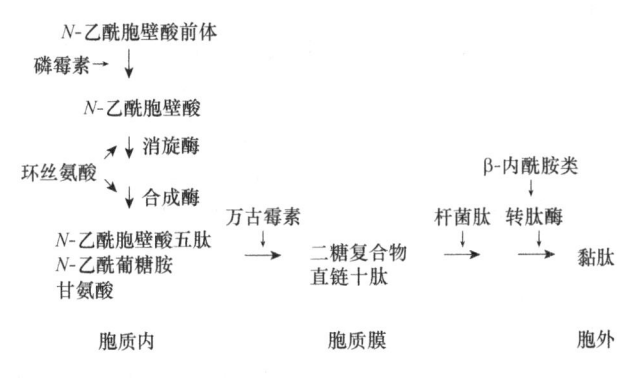

图 5-3 细菌细胞壁合成及药物的作用部位

β-内酰胺类抗生素主要抑制肽聚糖合成所需的转肽酶反应，阻止肽聚糖链的交叉连接，使细菌无法形成坚韧的细胞壁。β-内酰胺类抗生素可与细胞膜上的青霉素结合蛋白（penicillin-binding protein，PBP）共价结合。该蛋白质是青霉素作用的主要靶位，当 PBP 与青霉素结合后，可以抑制转肽酶活性，使肽聚糖合成受阻，进而使细菌的细胞壁形成受阻。细菌一旦失去细胞壁的保护作用，在相对低渗环境中会变形，在自溶酶影响下，细菌破裂溶解而死亡。同时鱼类、甲壳类等水产养殖动物的细胞没有细胞壁，所以青霉素类对水产养殖动物的毒性很低。

胞质内肽聚糖前体的形成可被磷霉素和环丝氨酸所阻碍，胞质膜阶段的肽聚糖合成可被万古霉素和杆菌肽破坏。

（二）影响细胞膜的通透性

细菌胞膜主要是由类脂类和蛋白质分子构成的一种半透膜，具有渗透屏障和运输物质的功能。药物可损伤细胞膜的功能，增加细胞膜的通透性，通过以下两种机制发挥作用：①某些抗生素分子（如多黏菌素类）呈两极性，亲水端与细胞膜蛋白质部分结合，亲脂端与细胞膜内磷脂结合，导致细菌胞膜裂开，胞内成分外漏，细菌死亡。②两性霉素 B 和制霉菌素能与真菌胞膜上固醇类结合，酮康唑抑制真菌胞膜中固醇类的生物合成，均致细胞膜的通透性增加。细菌胞膜缺乏固醇类，故作用于真菌的药物对细菌无效。它们都能使细胞膜的通透性增加，导致菌体内的蛋白质、核苷酸、氨基酸、糖和盐类等外漏，而使细菌死亡。例如，苯扎溴铵改变细菌胞质膜的通透性而起作用，用于防治鲤白云病等。

（三）抑制蛋白质合成

细菌为原核细胞，其核蛋白体为 70S，由 30S 和 50S 亚基组成，哺乳动物是真核细胞，其核蛋白体为 80S，由 40S 和 60S 亚基构成，所以它们的生理、生化与功能不同。抗菌药对细菌的核蛋白体有高度的特异性，所以对哺乳动物的核蛋白体和蛋白质的合成没有影响。抗生素可影响细菌蛋白质的合成，作用部位及作用时段各不相同：①有些抗生素如四环素能与核蛋白体 30S 亚基结合而阻止氨酰 tRNA 向 30S 亚基的 A 位结合，从而抑制蛋白质合成。②有些抗生素如氯霉素、林可霉素和大环内酯类抗生素等能与细菌核蛋白体 50S 亚基结合，使蛋白质被可逆性抑制。③氨基糖苷类抗生素还能通过影响蛋白质合成的多个环节而杀灭细菌。

（四）抑制核酸代谢

核酸分为脱氧核糖核酸（deoxyribonucleic acid，DNA）和核糖核酸（ribonucleic acid，RNA）。利福霉素类如利福平，能特异性地与依赖于 DNA 的 RNA 聚合酶结合，抑制其活性，使转录过程受阻，从而抑制了 mRNA 的转录；而喹诺酮类抗菌药主要是抑制 DNA 复制过程中的拓扑异构酶，引起 DNA 降解致使细菌死亡。抗真菌药氟胞嘧啶在体内代谢为氟尿嘧啶，抑制胸苷酸合成酶活性，干扰了真菌 DNA 的合成。磺胺类药物与对氨基苯甲酸（PABA）的化学结构相似，与其竞争二氢叶酸合成酶，使二氢叶酸合成减少，影响核酸的合成，抑制细菌繁殖。

（五）影响叶酸代谢

某些细菌不能直接利用外界环境的叶酸，必须由细菌利用结构简单的对氨基苯甲酸为原料自身合成，磺胺类与甲氧苄啶可分别抑制二氢喋酸合成酶与二氢叶酸还原酶，妨碍叶酸代谢，从而影响核酸合成，最终抑制细菌的生长和繁殖过程。

（六）改变生理递质的释放或激素的分泌

药物通过改变机体内活性物质的释放而产生作用，如碘能氧化病原体原浆蛋白的活动基因起杀菌作用，并有抑制甲状腺分泌的作用。

（七）改变细胞环境的理化条件

例如，碳酸氢钠、氢氧化铝等通过中和作用，使消化液的酸度降低，减轻消化道的刺激，在高浓度盐水中，细胞很快脱水。

三、抗微生物药的耐药性

耐药性是指病原体（细菌、真菌、病毒等）对化疗药物反应性降低的一种状态。其主要是由长期使用某种（或某类）单一化疗药物或者机制相似的药物，药物有效剂量不足或用药不当造成的。

微生物的抗药性主要经过了 4 个变化趋势。

1）20 世纪 40~60 年代的青霉素时代，解决了链球菌和葡萄球菌的感染问题，但是逐渐出现了葡萄球菌耐药，抗菌药的用量逐渐增大。

2）20世纪70年代的头孢菌素时代，革兰氏阴性菌包括铜绿假单胞菌的耐药。

3）20世纪90年代的万古霉素时代，革兰氏阳性菌的耐药问题再次出现，耐甲氧西林金黄色葡萄球菌、肠内球菌感染增加，静脉凝固酶阴性葡萄球菌的感染增加。

4）21世纪，越来越多的抗菌药出现了耐药性，出现了多重耐药性。

耐药的速度越来越快，耐药的程度越来越重，耐药的微生物越来越多，耐药的概率越来越高。耐药问题已经变成了全球问题，必须得到人类的足够重视。

（一）耐药性的产生

微生物的代谢可以分为初级代谢和次级代谢。初级代谢是指合成生物体生命活动必需化合物的过程，初级代谢产物有糖类、蛋白质、脂肪酸、核酸类及这些必需化合物的基本单位。次级代谢是指合成生物碱、黄酮、萜类等化合物的过程。

现代研究发现，微生物的次级代谢产物具有传递信息和抵御外敌的能力，随着物种的生物进化，这种能力也越来越完善。微生物耐药性的产生也是由于自身生成的某种次级代谢产物，可以抑制自身蛋白质的合成或生物酶的活性，可以降低自身的代谢，减少能量的消耗。同时这种次级代谢产物也有杀灭其他微生物确保自己生存的能力，这就是微生物的抗生现象。

（二）耐药性的种类

微生物的抗生现象也是它们对药物产生耐药性的原因。微生物的耐药性可分为4类：固有耐药性（又称天然耐药性）、获得耐药性、假性耐药性和交叉耐药性。

固有耐药性是由微生物体内遗传物质决定的，大部分存在种属特异性，可世代相传，并不受长期服药或者用药剂量的影响，如革兰氏阴性菌对青霉素的固有耐药性，链球菌对庆大霉素的固有耐药性等。

获得耐药性是指微生物长期使用或者大量使用某种药物、自发性的突变或者耐药基因的转移等因素，使得其遗传物质发生变化，改变自身代谢途径，生成抗生物质，使其对药物的敏感性降低以至于不被杀死的现象。获得性耐药性通常可以通过体内遗传物质传递给下一代，通过复杂的生物进化作用使得微生物的耐药性越来越复杂。

假性耐药性是指通过体外实验确定没有生物活性的抗菌药进入生物体内却有生物活性，如克雷伯杆菌对舒巴坦的假性耐药，铜绿假单胞菌对氨曲南的假性耐药。

交叉耐药性是指由于药物的相同或相似的结构而产生的耐药性。例如，对青霉素耐药的细菌，对β-内酰胺类的所有药物均可以产生交叉耐药性。

（三）微生物的耐药机制

微生物的耐药机制有以下几种。

1. 改变自身外膜的通透性，减少或者阻止抗生素进入

细菌是一种单细胞生物，通过细胞的外膜将外界环境与细胞质分隔开。细菌可以改变自己外膜的通透性从而防止胞体外异物的进入，从而达到抵抗外来侵犯的目的。因为细菌外膜结构上的特点，想要改变膜的通透性比较困难，所以可以考虑增加膜的厚度即再增加一层膜（如革兰氏阴性杆菌）或者增加一层细胞壁的结构（如革兰氏阳性球菌）来保护自身不被异物入侵。细菌细胞外膜的主要成分为脂多糖，脂多糖中的脂肪链基本上是饱和的，脂肪链的饱和使得细胞膜的流动性降低。细胞膜的通透性降低与细胞膜的

流动性降低有着不可分割的关系。除此之外,细胞膜的通透性与外膜表面的蛋白质有着密切的关系,蛋白质可以分成通道蛋白和载体蛋白,可以通过改变通道蛋白的结构或者减少载体蛋白的种类与数量,使进入细胞内抗生素的量降低,从而产生耐药性。

2. 激活外排系统如抗药泵,将抗菌药物泵出菌体外

研究表明,细菌除了能改变自己外膜的通透性外,还存在一种能把胞内的某种物质排出的一种外排系统,这种外排都是由能量所介导的。除此之外,这种外排系统不是单单只针对某种特定的药物,而是可以同时把多种药物都排出胞外,因此又称多药外排系统。细菌可以通过增强这种多药外排系统对多种药物产生耐药。

外排系统通常被简称为外排泵或药物转运体。

近代研究发现的与药物耐药性相关的外排系统可以分为5类:ATP结合盒转运蛋白类(ATP-binding cassette transporter, ABC)、药物与代谢转运体家族(drug/metabolite transporter, DMT)、主要易化子超家族(major facilitator superfamily, MFS)、多重药物与毒物外排家族(multidrug and toxic compound extrusion family, MATE)、耐受细胞结节分化家族(resistance nodulation cell division, RAD)。以上转运体中只有ATP结合盒转运蛋白类为ATP水解释放能量,其他转运体由质子驱动提供能量,形成质子与药物的反转运体。

3. 改变受体亲和力或减少受体数量,降低抗菌药物的识别

细菌可以改变自身靶蛋白与抗生素的亲和力,使得靶蛋白与抗生素的结合变少或者不结合;或者减少与抗生素结合的靶蛋白的数量;甚至还可以产生一种新的蛋白对抗生素产生耐药性。

4. 产生灭活酶,使进入菌体的抗生素被灭活

灭活酶分为4种,一是β-内酰胺水解酶,水解抗生素的活性基团使其失活。例如,青霉素酶、头孢菌素酶、超广谱的β-内酰胺酶等,可使含有β-内酰胺结构的抗生素(青霉素、头孢菌素)的β-内酰胺环发生水解,使其失去活性。二是氨基糖苷类灭活酶。例如,氨基糖苷磷酸转移酶(APH)、氨基糖苷乙酰转移酶(AAC)和氨基糖苷核苷转移酶(ANT)可以催化某些特定的结构加在抗生素的活性基团羟基(—OH)或者氨基(—NH$_2$)上,使抗生素失活。三是红霉素类钝化酶,如红霉素磷酸转移酶、红霉素酯酶、维吉霉素酰基转移酶等作用方式与氨基糖苷类灭活酶机制相同。四是氯霉素酰基转移酶。多数革兰氏阴性杆菌通过质粒介导产生抗生素的钝化酶,如乙酰转移酶作用于氨基,磷酸转移酶及核苷转移酶作用于羟基,使抗生素的结构发生改变从而影响与靶蛋白的结合能力,因此产生耐药性。

5. 被药物阻断的代谢途径发生遗传物质改变

细菌不能直接利用环境中的叶酸,通过二氢喋酸合成酶催化对氨基苯甲酸和喋啶合成二氢喋酸,二氢喋酸与谷氨酸生成二氢叶酸,再经过二氢叶酸还原酶的作用生成四氢叶酸。有活性的四氢叶酸是一碳单位,可以参与嘧啶和嘌呤核苷酸的合成,从而参与细菌的生命活动。磺胺类的药物与对氨基苯甲酸(PABA)的结构类似,可以竞争性与二氢喋酸合成酶的活性位点结合,阻止二氢叶酸的合成,有活性的四氢叶酸一碳单位合成障碍,最终影响细菌的核酸合成,抑制细菌的生长繁殖。因为坏死的组织或者脓液中会含有大量的对氨基苯甲酸,所以磺胺类抗菌作用会有所减弱。水产生物可以从食物中摄取

叶酸，因此磺胺类药物对水产生物体内的叶酸代谢影响较小。

6. 其他

近期有研究表明，不同种类的抗生素各自的作用机制不同，但是它们本质的作用机制都是通过诱导微生物体内的活性氧成分如羟自由基、过氧化氢、臭氧等对微生物产生氧化损伤，由此引发对耐药机制新的理解。

（四）微生物耐药性与抗生素作用机制的相互关系

研究表明，抗生素的作用机制与微生物的耐药机制都可以同时发生在某个分子水平，主要表现在三个方面：①抗生素要进入菌体必须得通过外膜，微生物就可以改变外膜的通透性。②抗生素发生作用必须与靶位结合，微生物就可以改变靶蛋白的亲和力。③抗生素即使对酶稳定，微生物也可以产生新的灭活酶。微生物通过抗生素的不同作用方式，产生相关的应对机制形成耐药。

这三个方面的作用机制既互相促进又互相制约。例如，前两个方面结合考虑，如果抗生素不能及时穿透微生物的外膜与靶位结合，那些先进入菌体的少量抗生素在抵达靶位之前就可能已经被酶灭活，使得有活性的抗生素含量大幅度降低，虽然结合作用强大，但并不代表抗菌作用强大。反之，如果抗生素能快速穿透外膜又能和靶蛋白有力地结合，因为能快速穿过外膜达到靶点，哪怕抗生素对酶不稳定但是也只有小部分能被破坏，还有大多数幸免的抗生素可以与靶蛋白结合。

由此可以得出，有的抗生素虽然对酶不稳定但是也有可能具有强大的抗菌作用。例如，耐药铜绿假单胞菌对酰脲类青霉素具有极强的敏感性。另外，如果抗生素的进入受到了主动外排系统的作用，即使进入菌体的抗生素量不少，但是由于同时受到外排泵的作用，排出的量也不少。这样就体现不出穿透力强的优势，因此就会产生耐药性。例如，铜绿假单胞菌既具有外膜的屏障作用，又具有多重的耐药的外排系统，因此它对多种抗生素都具有固有耐药性。

相对于固有耐药性而言，获得耐药机制往往也不受单一因素作用，如即使是新研究的对酶稳定的广谱第三代头孢菌素也会有细菌产生耐药性，因为有些细菌可以同时降低外膜的通透性，又产生新的广谱酶，两种机制的同时作用就会使其自身对第三代头孢菌素耐药。

（五）微生物耐药的遗传决定因子和耐药基因转移方式

1. 微生物耐药的遗传决定因子

1）染色体基因决定耐药性：染色体基因作为遗传物质决定着微生物的固有耐药性。实验室可采用诱导的方法，筛选出对抗生素特异性耐药的变异菌株。这种变异是由主要遗传物质（染色体基因）决定的。在自然界中，这种变异株不多，因为这种变异的菌株对周围环境的适应能力比较差，不容易存活。染色体基因除了能决定变异菌株的耐药性外，还可以产生基因介导的灭活酶。最常见的为革兰氏阴性杆菌染色体介导的β-内酰胺酶，具有水解青霉素及头孢菌素的作用。

2）质粒决定耐药性：质粒是具有自我复制和表达能力的环状DNA。质粒决定的耐药性要比染色体基因决定的耐药性多得多。研究发现，质粒上存在着多种耐药基因，耐药基因通常结合在质粒上，组合成耐药质粒DNA可转移成分中的一部分。耐药基因通常以质粒为媒介相互转移。对于多种耐药质粒来说，也可以在不同微生物的属间或种间转移，许多研究都已被证实。例如，在不同的链球菌菌种间，耐药基因可以彼此相互转移。在表皮葡萄球菌与金黄色葡萄球菌之间，可以发生质粒基因相互交换与耐药基因相互转移，并且还可以在不同的革兰氏阳性球菌属间进行基因交换。因此，革兰氏阳性球菌或革兰氏阴性杆菌的质粒决定耐药性比较常见，并且耐药质粒可以携带基因在不同的菌株、菌种或菌属直接转移扩散。所以质粒是微生物获得性耐药最主要的遗传因子。

3）移位子产生的耐药作用：移位子属于DNA的一部分，具有从一个DNA分子转移到另一个DNA分子自由移动的能力。移位子虽然不具有独立复制的能力，但是移位子能够结合那些具有复制功能的质粒或染色体，能变成质粒或者染色体的一部分，从而得到复制。移位子可以组装携带抗生素的耐药基因，通过与质粒或染色体DNA的结合，从而使移位子上的耐药基因复制表达。移位子不仅具有耐药决定作用，又有耐药性转移的作用。因为耐药移位子的存在，多重耐药的机会也在不断增加，越来越多的微生物产生了多重耐药性。

2. 耐药基因的转移方式

1）突变：是耐药基因转移最基本的方式，抗微生物作用诱导发生突变形成碱基置换、移码和缺失，从而产生耐药性，使微生物对原来药物的敏感性降低，这是因为遗传物质发生的改变在生成下一代的过程中自然而然地遗传到下一代。

2）接合：所谓的接合就是两个菌体接触，耐药质粒DNA从供体菌转移到了受体菌体内。接合性质粒是实现细菌结合转移耐药性的主要方式，其次还可以通过移位子结合质粒来完成。细菌表面的纤毛可以形成管状性毛孔通道，从而使得两个菌体细胞相互连通接合，形成了耐药质粒DNA从供体菌转移到受体菌的通路。大多数革兰氏阳性球菌和革兰氏阴性杆菌都可以进行耐药性接合转移。根据能否接受接合转移可以将质粒分为接合性质粒和非接合性质粒。非接合性质粒凭借移位子和运动蛋白这两种结构，将耐药基因转移，促使耐药质粒移动到接合性质粒旁，然后和接合性质粒一起进入受体菌细胞内。受体菌凭借非结合性质粒的这两种成分，不仅可以接受接合性质粒所带的耐药基因，还可以接受非结合性质粒所带的耐药基因。

3）转化：转化代表的是一个过程，指微生物可以将暴露在外的DNA摄取到体内并结合到自身染色体组中的过程。这种过程在自然界中不常见，但是通过人工处理这种现象很容易达到。转化的机制为染色体或质粒DNA跨越出细胞外膜，被另一菌体当作有用的基因摄入自身基因中。因为微生物不能区别外来的DNA，从而错误识别不属于自身的基因，传递给下一代。

4）转导：由噬菌体携带的目的基因转移到宿主细胞中的过程，只有在同种的相关菌株之间才能完成这种转移。噬菌体可以在宿主菌细胞内复制繁殖，随着噬菌体数量增多，毒力也不断增大，进而可以杀灭宿主菌使其溶解，破菌而出的噬菌体带有相关的耐药基因，还可以入侵另一宿主细菌。重复上述过程，最后耐药基因可与受体菌的染色体或质粒相结合，使得原来敏感性的受体菌产生了耐药性。由于这种转移方法具有局限性，因此这种方法并不是耐药性转移的主要方式。

（六）抗微生物药的多重耐药机制研究

微生物的多重耐药性（MDR）就是病原微生物对多种化疗药物敏感性降低的现象。病原体的类型主要是细菌、真菌和病毒。通过对微生物耐药性的研究，发现了一类可以移动的基因元件，它可以捕获一些核苷酸序列再通过整合形成微生物的耐药性基因并具有生物活性。

四、抗微生物药在水产养殖中的合理使用

（一）合理使用抗微生物药的必要性

微生物与抗微生物药之间进行着无休止的相互抗争，适者生存。在生物的不断进化中，生物必须变得越来越"高级"才能生存下来，微生物也是如此。微生物不仅要抵御自然界其他微生物的侵袭，还得对抗外界其他因素的威胁，如人类所用的抗微生物药。因为微生物不断地接触抗微生物药，并在其压力下，微生物可以进行染色体介导或质粒介导的基因突变，形成越来越"高级"的耐药微生物，同时还可以对抗不断更新的抗微生物药。

最早人类针对细菌的感染研制出了青霉素；接着由于细菌青霉素酶对其产生耐药，研制出了耐药青霉素。对于β-内酰胺酶耐药，人类开发出了一代又一代的头孢菌素、头霉素及喹诺酮类抗菌药；对于耐超广谱酶或染色体介导的头孢菌素耐药，研制出了碳青霉烯类抗生素；随着碳青霉烯类抗生素的使用，耐药性也逐渐出现，人类不得不研究抗耐碳青霉烯类耐药菌和对糖肽类敏感度下降的耐药菌新的抗菌药。综上可知，人类针对抗生素的研发一直都处于耐药性的压力之下，比较被动，新药研发的速度赶不上出现耐药性的速度，因此人类必须对抗生素耐药投以足够的重视。

另外，抗生素在水产品中可以产生药物残留。抗生素使用后进入水生动物的血液循环，大多数会被排出体外，极少数则会残留在体内组织中，并且随着多次使用在体内蓄积起来。抗生素的残留在影响人类身体健康的同时，也会影响水产养殖业的发展。

抗生素的不合理使用还破坏微生态平衡。水是水生动物赖以生存的环境，其中有许多有益微生物，如光合细菌、硝化细菌等；水生动物肠道里也有大量的有益微生物，如乳酸杆菌、部分弧菌等。它们在维持水环境的稳定、水生动物代谢平衡中起着关键性的作用，以维持水产动物体内外微生态平衡。抗生素的使用在抑制或杀灭病原微生物的同时也会抑制这些有益微生物，使水生动物体内外微生态平衡被破坏，导致微生物恶化或消化吸收障碍而引起新的疾病。

抗生素在水产养殖疾病防治中虽然有较好的应用效果，但是随着人们生活水平的提高，对水产品的质量安全意识不断增强，合理使用抗生素已经引起了人们的普遍关注。

（二）抗生素不适当或不合理使用的原因

1）水产防疫工作者缺乏理论知识或实践经验，未能及时准确地做出正确的诊断。
2）有些水产防疫工作者只根据自己的"经验"诊断，而未做相应具体的化验、检测。
3）缺少已知道的治疗微生物耐药的最新研究资料可供参考。
4）某些错误信号的误导。
5）受其他非技术因素的影响。
6）水产防疫工作者缺乏专业知识更新教育，也缺乏相关主管职能部门的监督。

（三）合理使用抗微生物药

采用抗生素药物治疗细菌性水产养殖动物疾病时，通常情况下，还需要注意区别患病动物是局部感染还是全身性感染，由此来选择给药方式。例如，鳗鱼的爱德华菌病因

病菌可以通过血液在全身流动，所以采用投喂药饵法可以获得较好的治疗效果。而对于细菌性鳃病和柱状菌病，其患病部位主要是鱼鳃和体表，药物能直接作用于病原体，可采用浸泡药浴法治疗。而将抗生素作为防病用药物是一种错误的做法，因为抗生素类药物是治病用药物，而且在用抗生素治疗疾病时必须每次用足剂量、用足疗程，否则就有可能使致病菌产生耐药性，所以所谓的"用抗生素防病时剂量减半"更是错上加错。因注射操作等问题，在水产养殖动物体上注射抗生素极少，现实中多采用投喂药饵的做法。

从患病水产养殖动物体内分离出病原体，进行革兰氏染色和鉴定其种类后，根据不同药物的抗菌谱，就可以大体上明确何种抗菌药能治疗该种疾病，方法是从药物的抗菌谱中选择出对该种病原体比较敏感的几种抗菌药物。

如果所选用的抗生素对某种致病菌没有抑制作用，使用后也就不会有好的治疗效果。但是，即使某种抗生素能抑制某一类致病菌，同类致病菌的不同细菌间也会有较大的感受性差异。因此，为达到理想的治疗效果，筛选病原体敏感的抗生素作为水产养殖动物的治疗药物非常必要。目前已发现有些从养殖现场分离出的水产养殖动物的致病菌对某些抗生素的敏感性下降，说明病原菌已对这些抗生素产生了抗药性。

在水生动物养殖过程中，由于多次或者长期使用某种同一药物，病原菌的耐药性增强，使得用药剂量不断增加，用药效果越来越差。如果通过敏感性试验，在疾病治疗初期就选用病原菌最敏感的药物，就有可能随着病原菌的耐药性增强而无法再获得有效的治疗效果。因此，在选用药物时，就要根据不同药物的特性，决定不同药物的使用顺序。一般将磺胺类和抗生素类药物等较容易引进病原菌产生R耐药性因子的药物作为第一次选用药物，而将对已经产生R耐药性因子且有杀灭作用的合成抗菌药物如喹酸等作为第二次选用药物，只有在第一次选用药物失去疗效时使用。在决定用药顺序时，最好是将磺胺类药物作为第一次选用药物使用，抗生素类药物作为第二次选用药物使用，将各种化学合成的药剂作为第三次选用药物。

虽然病原菌对喹酸等第二次选用药物不会产生R耐药性因子，但却能很快获得对这些药物的短期耐药性。因此，在实际防治水产养殖动物疾病时，要严格控制这些药物的用药次数。当第二次选用药物失去效果时，还必须从第一次选用药物中筛选出有效的药物，因为病原菌对药物的耐药性会随着时间的推移和环境的变化而变化。

1. 合理使用抗微生物药的原则

根据抗菌谱和药物应用选择相应的药物，首先，应该知道病原微生物的种类，根据相应病原微生物的特性选择抗菌谱比较窄的、针对性较强的抗菌药。其次，根据药代动力学特点选择药物。按照正确的给药剂量、次数和时间间隔给药，避免长期大剂量的单一种类给药。通常情况下应对急性感染或者严重感染时，首次剂量加倍也没问题。最后，正确联合使用抗微生物药，一般情况下我们不轻易联合使用抗菌药，如果联合使用，多数为两种药物联合，这是因为联合使用药物的时候，可能会出现毒性的协同作用或者相加作用，因此切忌盲目地联合给药。

按药物联合使用发生变化的性质，可分为物理性、化学性和疗效性的联合配伍变化。物理性配伍变化是指药物联合使用时发生如沉淀、潮解、分离、引湿、液化和吸附等物理性变化。例如，油类与水混合，即使用力振荡混合，一旦静止也会分成两层；吸附性较强的固体粉末（活性炭、白陶土、碳酸钙）与小剂量的抗生素或者生物碱混合时，药物会被其吸附从而不能在体内完全释放，影响药物的有效浓度。化学性配伍变化是指药物联合配伍使用后产生了新的物质。常见的化学现象有混浊、沉淀、变色、产气、燃烧和爆炸等。变质的药物或者产生的新物质都可以使其与原配方有差距，从而引起疗效减退甚至失效，还可能产生有毒物质危害机体。例如，红霉素的乳糖酸盐的水溶液与氯化钠溶液混合可以析出沉淀，与碳酸氢钠溶液混合可以析出游离的碱沉淀；敌百虫与碱类合用，敌百虫可以转变为毒性增加十倍的敌敌畏，继而分解失效。疗效性配伍变化是指药效的变化，属于药理性的配伍变化。

2. 抗微生物药联合用药

两种或两种以上的药物相互配伍使用后，产生药效的相互协同或相互拮抗从而影响治疗效果。

Ⅰ类和Ⅱ类合用可以获得协同作用；Ⅰ类和Ⅲ类合用会出现拮抗作用，如青霉素加氯霉素或四环素类，在四环素作用下细菌蛋白质合成迅速被抑制，细菌停止生长繁殖使青霉素作用减弱；Ⅰ类和Ⅳ类一般不能合用。Ⅱ类和Ⅲ类、Ⅳ类合用常有协同和累加作用；Ⅲ类和Ⅳ类合用一般为累加作用。作用机理不同的同一类抗菌药物合用，一般表现协同作用。作用机制相同的如氯霉素、大环内酯类、林可霉素类，可能出现拮抗作用。抗菌药物作用的分类见表5-4。

表5-4 抗菌药物的作用分类

类别	作用机制	实例
Ⅰ类	繁殖期或速效杀菌剂	青霉素类、头孢菌素类和喹诺酮类
Ⅱ类	静止期或慢效杀菌剂	氨基糖苷类、多黏菌素类和杆菌肽
Ⅲ类	速效抑菌剂	四环素类、氯霉素类、大环内酯类、林可霉素类
Ⅳ类	慢效抑菌剂	磺胺类

现实生活中比较常用的联合用药有：青霉素与链霉素；青霉素与多黏菌素；林可霉素与大观霉素（商品名为利高霉素）（二者比例为1∶1）；泰妙菌素与金霉素；阿莫西林与克拉维酸钾（二者比例为3∶1）；阿莫西林与庆大霉素；磺胺药与TMP或DVD；盐酸土霉素与硫酸新霉素（二者比例为1∶1）；盐酸土霉素与黏杆菌素等。

3. 抗微生物药配伍禁忌

配伍禁忌是指两种或两种以上的药物联合使用时，使药效降低甚至失效或者产生毒性产物的现象。不同种类抗微生物药的配伍禁忌见表5-5。

表5-5 不同种类抗微生物药的配伍禁忌

常用药物	配伍禁忌
青霉素	磺胺类、氨基糖苷类、多黏菌素、氨茶碱为碱性药物，青霉素在碱性环境易受破坏，所以青霉素与磺胺类抗生素不易同时使用，青霉素与氨基糖苷类配伍用药时，应该分开使用，以免产生反应。氨苄西林与庆大霉素；氨苄西林与5%葡萄糖；羧苄西林与氨基糖苷类同时使用都能使彼此结构发生破坏从而降低效果
磺胺类	磺胺与维生素C或磺胺与维生素B_2，维生素C为酸性药物，维生素B_2为强还原性药物，这些都会破坏磺胺类药物的化学结构；磺胺与普鲁卡因青霉素，普鲁卡因青霉素会游离出普鲁卡因，其分解产物为PABA，会影响磺胺的作用；盐酸四环素（pH1.8～2.8）与磺胺嘧啶钠（pH8.5～10.5）；磺胺与硫酸卡那霉素同时使用会发生酸碱中和反应

续表

常用药物	配伍禁忌
维生素C	维生素C与青霉素、氨苄西林、卡那霉素、庆大霉素、磷霉素、头孢拉啶等同时使用可以产生毒素；维生素C与ATP、维生素K_1、维生素B_6同时使用可以降低维生素C的疗效
其他	喹诺酮类与氯霉素，氨基糖苷类与氯霉素，氯霉素与多黏菌素、磺胺类、维生素B_{12}不能同时使用。林可霉素与卡那霉素、氢化可的松与10%葡萄糖酸钙、维生素B_6与地塞米松都存在配伍禁忌，不易同时使用。鱼腥草与丁胺卡那、青霉素、氨苄西林、庆大霉素、林可霉素、克林霉素、卡那霉素不易同时使用。水产进入繁殖期时禁用地塞米松、病毒唑、磺胺类抗菌药、氟苯尼考。增强水产免疫期间应该禁用的药物有氯霉素、庆大霉素、敌菌净、痢特灵、喹乙醇、皮质激素类（氢化可的松等）

4. 目前我国允许使用的抗菌药

目前我国允许使用的抗菌药见表5-6。

表5-6　目前我国允许使用的抗菌药

抗生素	合成抗菌药
氨基糖苷类硫酸新霉素粉	磺胺类复方磺胺嘧啶粉
四环素类盐酸多西环素粉	复方磺胺甲噁唑粉
酰胺醇类甲砜霉素粉	复方磺胺二甲嘧啶粉
氟苯尼考粉	复方磺胺嘧啶混悬液
氟苯尼考预混剂（50%）	喹诺酮类药恩诺沙星粉
氟苯尼考注射液	乳酸诺氟沙星可溶性粉
	诺氟沙星粉
	烟酸诺氟沙星预混剂
	诺氟沙星盐酸小檗碱预混剂
	噁喹酸、噁喹酸溶液
	噁喹酸散、噁喹酸混悬溶液
	盐酸环丙沙星、盐酸小檗碱预混剂
	维生素C磷酸酯镁、盐酸环丙沙星预混剂
	氟甲喹粉

为了生产无公害水产品，提升水产品质量，应该科学、合理地认识抗生素使用的利与弊，要谨慎使用抗生素，严禁使用国家违禁的氯霉素、红霉素、杆菌肽锌、泰乐菌素、环丙沙星等抗生素药物，以确保养殖水产品安全卫生。

五、抗微生物药的展望

随着国内经济的发展，抗微生物药发展面临巨大挑战。人类与病原微生物的斗争从未停止，同理，病原微生物与抗微生物药的斗争也未停止。为了战胜不断增多的耐药微生物，抗微生物药的研发和合理用药变得尤为重要，这是满足生命体日益增长的健康需求的重要途径。研发新抗微生物药、推广抗微生物药产业，充分运用多种现代学科理论和技术手段，兼容并蓄，丰富创新，理论与方法相结合，走出一条抗微生物药科学发展和现代化的新道路。

第二节 抗 生 素

一、β-内酰胺类抗生素

β-内酰胺类（β-lactams）抗生素是指化学结构中具有β-内酰胺环的一大类抗生素，包括临床上最常用的青霉素类与头孢菌素，以及新发展的头霉素类、硫霉素类、单环β-内酰胺类等非典型β-内酰胺类抗生素。此类抗生素具有杀菌活性强、毒性低、药物应用广及疗效好的优点。目前，在水生动物中常用的是青霉素类。

青霉素G是最早应用于临床的抗生素，由于它具有杀菌活性强、毒性低、价格便宜和使用方便等特点，是处理敏感菌所致各种感染的首选药物。但是青霉素有耐酸、不耐青霉素酶、抗菌谱窄和容易引起过敏反应等缺点，在临床上的应用受到一定的限制。1959年以来，利用青霉素的母核6-氨基青霉烷酸（6-amino-penicillanic acid，6-APA）（图5-4）进行化学结构改造，接上不同侧链，合成了几百种"半合成青霉素"，因此，青霉素类抗生素可分为天然和半合成青霉素。

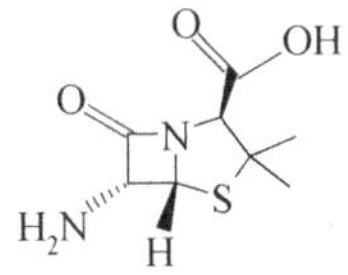

图5-4 6-氨基青霉烷酸的结构图

天然青霉素是从青霉菌的培养液中提取获得的，主要含有青霉素F、G、X、K和双氢F 5种，其中青霉素G的产量最高、性质稳定、作用强而毒性低。它们的基本化学结构由母核6-氨基青霉烷酸（图5-4）和侧链（P-CO）组成。半合成的青霉素包括耐酸青霉素、耐酶青霉素、广谱青霉素和抗绿脓杆菌广谱青霉素等：①耐酸青霉素，其特点是耐酸、口服吸收好，但不耐酶，抗菌活性不及青霉素G，不适用于严重感染。例如，苯氧青霉素包括青霉素V和苯氧乙基青霉素。②耐酶青霉素，其化学结构特点是通过酰基侧链的空间位障作用保护了β-内酰胺环，使其不易被酶水解，主要用于耐青霉素的金黄色葡萄球菌感染。常用的有异噁唑类青霉素如苯唑西林、氯唑西林、双氯西林与氟氯西林。③广谱青霉素，其对革兰氏阳性及阴性菌都有杀菌作用，还可耐酸和口服，但不耐酶。常用的有氨苄西林、阿莫西林和匹氨西林。④抗绿脓杆菌广谱青霉素，常用的如羧苄西林、磺苄西林、替苄西林、呋苄西林、阿洛西林和哌拉西林。其中在水产上使用的广谱青霉素药物如氨苄西林和阿莫西林，该类药物由于广谱青霉素R_1侧链苄基上的氢被氨基取代，药物容易透过细菌细胞壁的脂多糖和磷脂层进入细胞膜破坏黏肽的合成，从而发挥对革兰氏阴性菌的杀菌效果。

除金黄色葡萄球菌外，一般细菌不易产生耐药性。但目前水产上发现的一些新菌对青霉素类抗生素具有天然耐药性，如嗜麦芽寡单胞菌等。近年，对金黄色葡萄球菌和嗜麦芽寡单胞菌耐药的菌株逐年增加。其耐药的机制在于这两种耐药菌株都能产生大量的

β-内酰胺酶，使青霉素的 β-内酰胺环水解成为青霉噻唑酸，失去抗菌活性。目前，对耐药金黄色葡萄球菌可采用半合成的青霉素类、头孢菌素类等加以治疗，对嗜麦芽寡单胞菌引起的疾病可用酰醇类抗生素替代。

头孢菌素类又称先锋霉素类，其天然产品头孢菌素 C 是从头孢菌的培养液中提取获得的，抗菌活性低，且毒性大，未应用于临床。以头孢菌素 C 为原料，经催化后获得母核 7-氨基头孢烷酸（7-aminocephalosporanie acid，7-ACA）（图 5-5），并在其侧链 R_1 及 R_2 外引入不同的基团，形成一系列的广谱半合成抗生素，为头孢菌素抗生素。

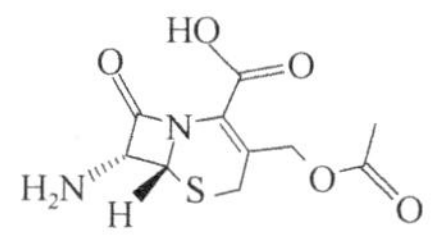

图 5-5　7-氨基头孢烷酸的结构图

根据头孢菌素的抗菌谱、抗菌强度、对 β-内酰胺酶的稳定性及对肾脏毒性，可将其分为第一至四代头孢菌素。第一代头孢菌素包括头孢噻吩、头孢唑啉、头孢拉定、头孢氨苄等。其主要特点是对金黄色葡萄球菌产生的对 β-内酰胺酶稳定，对革兰氏阳性菌作用较强，而对革兰氏阴性菌作用较弱。对肾脏有一定的毒性。头孢拉定、头孢氨苄等可口服。第二代头孢菌素的代表药物有头孢孟多、头孢西丁、头孢克洛等。其主要特点是对 β-内酰胺酶较稳定，对革兰氏阳性菌作用比第一代头孢相似或稍弱，对革兰氏阴性菌的作用比第一代强，比第三代弱。抗菌谱较广，对部分厌氧菌也有效，对铜绿假单胞菌无效。对肾脏毒性较第一代小，体内分布较好。第三代头孢菌素的代表药物有头孢噻肟、头孢唑肟、头孢曲松等。其主要特点是对各种 β-内酰胺酶稳定。对革兰氏阳性菌作用不如第一、二代头孢菌素，对铜绿假单胞菌有较好的杀灭作用，对厌氧菌也有效，以拉氧头孢最佳。对肾脏基本无毒性。体内分布广，一般从肾脏排泄，但头孢哌酮从胆汁排泄，头孢曲松和头孢他啶有部分从胆汁排泄。第四代头孢菌素的代表药物有头孢吡肟。其主要特点是对多种 β-内酰胺酶稳定，血浆半衰期较长。对革兰氏阳性菌的作用较强，抗菌谱更广，对革兰氏阴性菌的作用强于第三代头孢菌素。体内分布更广，对肾脏几乎无毒性。

随着头孢菌素药物的广泛应用，细菌对该类抗生素的耐药性也迅速增长。其耐药机制可能为：产生 β-内酰胺酶；膜通透性改变；青霉素结合蛋白 5（BPB）靶位的改变。国内有研究表明，革兰氏阴性杆菌对第三代头孢菌素头孢噻肟、头孢哌酮和头孢他啶的耐药率分别为 41%、42% 和 27%。由于该类药物价格昂贵而限制了其在水产业上的应用，主要应用于治疗龟鳖、名贵鱼类的细菌性疾病。

1. 青霉素 G

青霉素 G（penicillin G）又称青霉素（benzylpenicillin）、苄青霉素（benzyl penicillin），产品主要为青霉素 G 钾、青霉素钾和青霉素钠。本品的主要成分为 6-苯乙基酰氨基青霉烷酸的钾盐或钠盐，或称为（2S,5R,6R）-3,3-二甲基-6-(2-苯乙酰氨基)-7-氧代-4-硫杂-1-氮杂双环［3.2.0］庚烷-2-甲酸（图 5-6）。

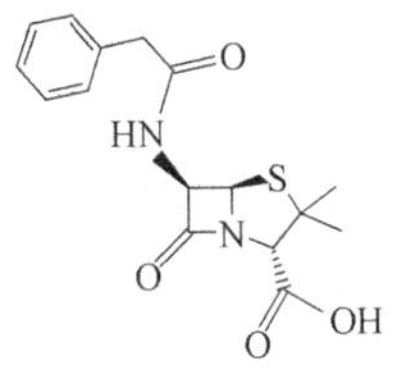

图 5-6 青霉素 G 的结构图

其分子式为 $C_{16}H_{17}KN_2O_4S$ 或 $C_{16}H_{17}NaN_2O_4S$，相对分子质量为 372.5 或 356.4。本品为白色结晶性粉末，无臭或微有特异性臭，有吸湿性。青霉素 G 为一种有机弱酸，常用其钠盐或钾盐，易溶于水、生理盐水及葡萄糖溶液，在乙醇中溶解，在脂肪油或液体石蜡中不溶。水溶液在室温放置易失效，遇酸、碱、氧化剂等迅速失效，原因在于其内酰胺键也易被水、酸、碱、重金属离子及青霉素酶分解失效，在室温中放置 24h 即大部分失效，故必须现配现用。其干粉在室温下稳定，可保存 2~3 年。

【药理作用及机制】青霉素 G 的作用是干扰细菌细胞壁的合成。细胞壁是由复杂的多聚物-肽聚糖构成的，其肽链的末端是 D-丙氨酰-D-丙氨酸。青霉素 G 的作用靶位是胞质膜上的青霉素结合蛋白（PBP），PBP 具有转肽酶的活性，催化转肽反应，使末端的 D-丙氨酸脱落并与邻近的多肽形成交叉网状结构，从而使细胞壁结构坚韧。青霉素 G 的结构与细胞壁成分中的 D-丙氨酰-D-丙氨酸相似，可与后者竞争和 PBP 结合，抑制后者的转肽酶活性，从而阻止了肽聚糖的交叉网状结构的合成，造成细胞壁缺损。由于菌体内的高渗透压，在等渗环境中水分不断渗入，致使细菌膨胀、变形死亡。青霉素还可使细胞壁的自溶酶的活性增强，产生自溶或细胞壁水解，细菌死亡。由于细胞壁的合成发生于细菌的繁殖期，故青霉素 G 只对繁殖期的细菌起作用，对处于静止期的细菌几乎无作用，同时鱼类、甲壳类等水产养殖动物的细胞没有细胞壁，所以青霉素类对水产养殖动物的毒性很低。

青霉素 G 口服吸收少而不规则，易被胃酸及消化酶破坏，不宜口服，常作肌内注射。该药主要分布在细胞外液，能广泛分布于全身各部位，肝、胆、肾、肠道、淋巴液中均有大量的分布。血浆蛋白结合率为 46%~55%。几乎全部以原型形式经肾排泄，半衰期为 0.5~1.0h。

【药物应用】青霉素 G 的抗菌谱窄，但抗菌作用很强。对大多数革兰氏阳性菌和少数阴性球菌如链球菌、葡萄球菌、猪丹毒杆菌、棒状杆菌、炭疽杆菌及放线菌、螺旋体等有很强的作用；对革兰氏阴性杆菌如巴氏杆菌、布氏杆菌、大肠杆菌和沙门菌作用很弱；对结核杆菌、病毒和立克次体等则完全没有作用。常用于鲤、草鱼、鲢、鳙、团头鲂等的疖疮病，鳗赤鳍病，对虾肠道细菌病的防治，与链霉素合用，防治亲鱼产后细菌性感染、打印病等，乌龟白眼病、肺炎病，三角帆蚌细菌病。也可用于防止鱼类长途运输时的水质恶化，防治中华鳖的细菌性败血病、肺炎、疖疮和皮肤感染等。

【用法与用量】①全池泼洒：以水体终浓度 $1g/m^3$ 青霉素和 $1.5g/m^3$ 链霉素全池泼洒，可治疗对虾肠道细菌病。②亲鱼肌内注射剂量为 5 万~20 万 IU/kg 体重，一般与链霉素合用。用于鱼类长途运输防止水质恶化时的使用剂量为 8 万~20 万 IU/L，与链霉素合用。③治疗中华鳖的细菌性败血症、肺炎、疖疮和皮肤创伤感染等，一次量 4 万~8 万 IU/kg 体重，拌饲抽喂，1 次/d，连用 3~5d。

【不良反应及注意事项】青霉素G对人、畜的毒性很低，但易发生变态反应，发生率为5%～10%。口服易被胃酸破坏，不宜使用，忌与氯丙嗪盐和四环素类、磺胺类药物合用。注射液应新鲜配制，宜现配现用，贮存于阴凉处，当日用完。

我国规定在所用食品动物体内各组织的残留限量，青霉素≤50μg/kg。停药期为14d。

2. 氨苄青霉素

氨苄青霉素（ampicillin）又称氨苄西林、氨苄青、安比西林、沙维西林、赛米西林、氨苄西和潘别丁。本品的主要成分为（2S，5R，6R）-3, 3-二甲基-6-［（R）-2-氨基-2-苯乙酰氨基］-7-氧代-4-硫杂-1-氮杂双环（3.2.0）庚烷-2-甲酸。

氨苄青霉素的分子式为$C_{16}H_{19}N_3O_4S$，相对分子质量为349.4。本品为白色结晶性粉末，味微苦。在水中微溶，在三氯甲烷（氯仿）、乙醚或不挥发油中不溶，在稀酸溶液或稀碱溶液中溶解。对酸稳定，在氢氧化钠溶液中失效。

【药理作用及机制】氨苄青霉素是第一个临床应用的口服广谱的半合成青霉素。毒性低，作用于细菌活性繁殖阶段。其作用机制与青霉素G相同，即通过对细胞壁肽聚糖合成的抑制，造成细胞壁缺损，细菌细胞内高渗吸水，细菌膨胀、变形并通过细胞壁的自溶酶作用而起杀菌作用。抗菌谱与青霉素相似，对青霉素敏感的细菌效力较低，对草绿色链球菌的抗菌作用与青霉素相仿或略强。本品的突出之处是对革兰氏阴性杆菌有效，但铜绿假单胞菌易对其产生耐药性。配合使用维生素C可增效，和氨基糖苷类抗生素合用对肠球菌有协同作用。对白喉杆菌、破伤风杆菌和放线菌的效能基本和青霉素相同。对肠球菌及李斯特菌的作用则优于青霉素。对耐药葡萄球菌及其他能产生青霉素酶的细菌均无抗菌作用。对革兰氏阴性菌有效，但易产生耐药性。在酸性胃液中较稳定，口服吸收良好，同等剂量的血药浓度青霉素G高。本品内服后血、尿及胆汁中很快达到抑菌或杀菌浓度，并维持近10h。

【药物应用】目前该药在水产养殖动物病害防治中应用较少，日本曾用该药治疗由杀鱼巴斯德菌引起的鰤的类结节症，疗效较好。对亲鱼产后感染、甲鱼的细菌性疾病也有较好的疗效。

【用法与用量】①海、淡水鱼类的用量为每天使用12～50mg/kg体重，拌饵投喂，连续投喂3～5d。②甲鱼口服剂量为5～10g/kg饲料，拌饵投喂，连续投喂3～5d，肌内注射的剂量为25～50mg/kg体重。③注射：每尾亲鱼注射5万～10万IU（体重10kg以下注射5万IU，体重10kg以上注射10万IU）。

【不良反应及注意事项】对动物的毒性较小。在选择药物时，原则上不用本品代替青霉素G，因为本品对敏感细菌的抗菌作用比青霉素G小得多，对它敏感的球菌或杆菌感染，可与青霉素、链霉素合并给药效果更佳，和氨基糖苷抗生素合用对肠球菌的抗菌活性表现协同增效作用，和异噁唑青霉素合用可控制严重感染。宜现配现用，贮存于阴凉处，当日用完。忌与四环素类、磺胺类药物合用；与头孢菌素类、氨基苷类抗生素（如庆大霉素）有协同作用。

我国对所有动物性食品各组织中氨苄青霉素的最高残留限量为≤50μg/kg，而在出口鳗鱼养殖生产中禁止使用本品作为饲料添加剂。停药期为5d。

3. 阿莫西林

阿莫西林（amoxicillin）又称羟氨苄青霉素。本品的主要成分为（2S，5R，6R）-3, 3-

二甲基-6-[（R）-(-)-2-氨基-2-(4-羟基苯基）乙酰氨基]-7-氧代-4-硫杂-1-氮杂双环［3.2.0］庚烷-2-甲酸。

阿莫西林的分子式为 $C_{16}H_{19}O_5N_3S$，相对分子质量为 365.4。本品为白色或类白色结晶性粉末。味微苦，在水中微溶，在乙醇中几乎不溶。对酸稳定，在碱性溶液中易被破坏。pK_a 为 2.4、7.4 和 9.6。0.5% 水溶液的 pH 为 3.5～5.5。水溶液在 pH 6 时比较稳定。本品的耐酸性较氨苄青霉素强。

【药理作用及机制】抗菌谱与氨苄青霉素相似，但杀菌作用快而强。对肠球菌属和沙门菌的作用较氨苄青霉素强 2 倍。细菌对本品和氨苄青霉素有完全的交叉耐药性。对大多数革兰氏阳性菌的抗菌活性稍弱于青霉素，对青霉素酶敏感，故对耐青霉素的金黄色葡萄球菌无效。对革兰氏阴性菌如大肠杆菌、变形杆菌、沙门菌、嗜血杆菌、布鲁氏菌和巴氏杆菌等有较强的作用，但这些细菌易产生耐药性。对铜绿假单胞菌不敏感。由于其在单胃动物的吸收比氨苄西林好，血药浓度较高，故对全身性感染的疗效较好。适用于敏感菌所致的呼吸系统、泌尿系统、皮肤及软组织等全身感染。阿莫西林对胃酸相当稳定，单胃动物内服后 74%～92% 被吸收。胃肠道内容物影响其吸收速率，但不影响吸收程度，故可混饲给药。本品口服吸收良好，服用 1h，血药浓度即达高峰；穿透细菌细胞壁的能力较强，主要作用于细菌的糖肽酶，细菌迅速地成为球形体而破裂溶解。同等剂量内服后，阿莫西林的血清浓度比氨苄西林高 1.5～3 倍。本品与氨基糖苷类合用，可提高后者在菌体内的浓度，呈现协同作用。

阿莫西林与 β-内酰胺酶抑制剂克拉维酸（clavulanic acid）按（2:1）～（4:1）合用组成的复方制剂称为奥格门汀（augmentin），可使阿莫西林的抗菌效果增加 130 倍，克服细菌的耐药性，已用于皮肤、呼吸道感染的治疗。

【药物应用】本品主要用于对阿莫西林敏感的革兰氏阳性球菌和革兰氏阴性菌感染，如金黄色葡萄球菌病、大肠杆菌病、鸡白痢和传染性鼻炎等。当病原菌对氯霉素等产生耐药菌株时，本品是最佳的代替药物。在水产养殖中对肠炎、烂鳃、肝脏坏死等症都有防治作用。对甲鱼、龟、牛蛙的细菌性疾病有较好的疗效，目前，该药在水产养殖动物病害防治中的应用较少。

【用法与用量】①海、淡水鱼类的用量为每天使用 5～8mg/kg 体重，拌饵投喂，连续投喂 5d。②甲鱼、龟、牛蛙的口服剂量为 4～8g/kg 饲料，拌饵投喂，连续投喂 3～5d；肌内注射的剂量为 10～25mg/kg 体重。

【不良反应及注意事项】毒性较小。对青霉素敏感的动物不宜使用阿莫西林。

二、氨基糖苷类抗生素

氨基糖苷类（aminoglycosides）抗生素是由氨基糖分子和非糖部分的苷元结合而成的，包括链霉素、庆大霉素、卡那霉素、西索米星（sisomicin），以及人工半合成的妥布霉素（tobramycin）、阿米卡星（丁胺卡那霉素，amikacin）和奈替米星（netilmicin）等。

氨基糖苷类抗生素均为有机碱，能与酸形成盐。常用制剂为硫酸盐，水溶性好，性质稳定。在碱性环境中抗菌活性增强。氨基糖苷类抗生素为静止期杀菌药，其杀菌速率和杀菌时程呈浓度依赖性，并具有初次接触效应，即指细菌首次接触氨基糖苷类抗生素时，能迅速被杀死，当未被杀死的细菌再次或多次接触同种抗生素时，其杀菌作用明显降低。氨基糖苷类抗生素的抗菌谱较广,对各种需氧革兰氏阴性杆菌如大肠杆菌、克雷白菌属、变形杆菌等肠杆菌属具有高度的抗菌活性。此外,对沙雷菌属、产碱杆菌属、布氏杆菌、沙门菌、痢疾杆菌、嗜血杆菌及分枝杆菌也具有抗菌作用;但对革兰氏阴性球菌如淋球菌、脑膜炎球菌的作用较差。对链球菌、肺炎链球菌的作用弱,肠球菌对之属于耐药,但金黄色葡萄球菌包括耐青霉素菌株对之甚为敏感。

绿脓杆菌只对庆大霉素、阿米卡星、妥布霉素敏感,其中以妥布霉素最为敏感。结核杆菌对链霉素、卡那霉素、阿米卡星、庆大霉素均敏感,但后者在治疗剂量时不能达到有效抑菌浓度。按相同剂量比较,庆大霉素和西索米星的抗菌活性较卡那霉素、妥布霉素、奈替米星和阿米卡星稍强,但常规用量中它们的抗菌作用并无明显差别。

细菌对本类抗生素极易产生耐药性,其产生的方式是跃进式的,速度快。而且本类抗生素之间可产生完全的或部分的交叉耐药性。不同的氨基糖苷类药物之间,其耐药机制有所不同,主要有以下几种机制:①产生使药物失活的酶,如乙酰转移酶、磷酸转移酶和核苷转移酶等钝化酶。乙酰转移酶作用于氨基糖苷类的氨基,使其乙酰化而失效;磷酸转移酶和核苷转移酶作用于羟基,使磷酰化或腺苷酰化而失去抗菌活性。②一些革兰氏阴性菌对氨基糖苷类药物产生耐药性,是由于耐药菌在所带质粒诱导下产生三种新的蛋白质,阻塞外膜亲水性通道,使得药物无法进入而产生耐药性。③链霉素的耐药机制主要是:细菌核蛋白 30S 亚基上的链霉素受体(P10 蛋白)发生构型的变化,使得药物无法与该亚基结合发挥抗菌作用,从而失效。

氨基糖苷类抗生素口服不易吸收,口服时最高吸收量不超过给药量的 3%,大部分从粪便排出,故可作为肠道感染用药。吸收部分主要以原型从肾排泄,但在肾功能损害时,半衰期延长。

氨基糖苷类抗生素对人的毒副作用较大,主要表现为对第八对脑神经,包括前庭和听神经的毒性,另外还有肾毒性和神经肌肉毒性。

1. 链霉素

链霉素(streptomycin)是从放线菌属的灰色链霉菌(*Streptomyces griseus*)的培养液中提取的碱性苷,常与酸类结合成盐,水产养殖中常用的是硫酸链霉素。本品的主要成分是 *O*-2-甲氨基-2-脱氧-α-L-葡吡喃糖基-(1→2)-*O*-5-脱氧-3-*C*-甲酰基-α-L-来苏呋喃糖基-(1→4)-N_1,N_3-二脒基-D-链霉胺硫酸盐(图 5-7)。

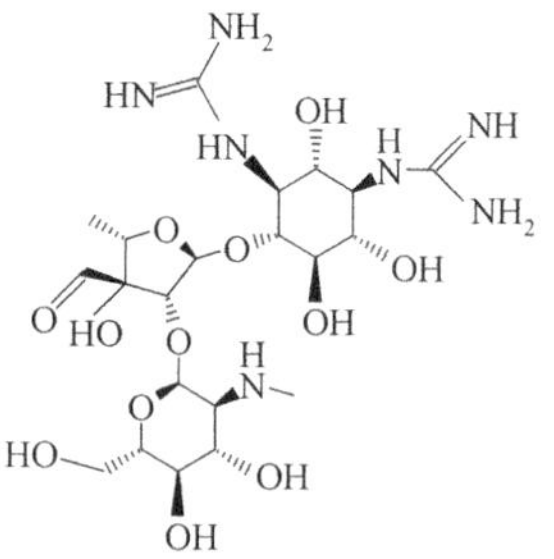

图 5-7 链霉素的结构图

链霉素的分子式为 $(C_{21}H_{39}N_7O_{12})_2 \cdot 3(H_2SO_4)$,相对分子质量为 581.6。本品为白色或类白色粉末,无臭或几乎无臭,味微苦,有吸湿性,易溶于水,极微溶于乙醇,不溶于氯仿。水溶液较稳定，在常温下可保存1周以上。在pH3～7较稳定，在碱性环境（pH7.8）下抗菌活性增强，在pH<3或pH>8时易降解失效。遇强酸、强碱、脲或其羰基化合物、半胱氨酸或其他巯基化合物、氧化剂或还原剂，其抗菌活性降低得很快。常用的是硫酸盐链霉素。

【药理作用及机制】本品是一种高效抗生素，其抗菌谱较青霉素广，是有效的抗结核药。对多种革兰氏阴性杆菌有较强的抗菌作用，如对结核杆菌属、布氏杆菌属、红皮杆菌属、嗜血杆菌属敏感，对革兰氏阳性菌的作用不如青霉素。对其敏感性低的细菌，杆菌中有绿脓杆菌、痢疾杆菌、破伤风杆菌；球菌中有链球菌、葡萄球菌。对放线菌、原虫、立克次体和病毒无效。本品对很多细菌的抑菌浓度变化很大，最低抑菌浓度为0.3～128mg/L。抑菌作用还易受到pH等多种因素的影响。易产生抗药性，且与氨基糖苷类其他抗生素有交叉耐药性。

链霉素的作用机制是作用于细菌体内的核糖体，抑制细菌蛋白质合成，并破坏细菌细胞膜的完整性。链霉素首先经被动扩散通过细胞外膜孔蛋白，然后经此转运系统通过细胞膜进入细胞内，并不可逆地结合到分离的核糖体30S亚基上，导致A位的破坏，进而阻止氨酰tRNA在A位的正确定位，干扰功能性核糖体的组装，抑制70S始动复合体的形成；诱导tRNA与mRNA密码三联体错误匹配，引起完整核糖体的30S亚基错读遗传密码，导致异常的、无功能的蛋白质合成；阻碍终止因子与A位结合，使已合成的肽链不能释放，并阻止70S完整核糖体解离；链霉素通过阻碍多核糖体的解聚和组装过程，造成细菌体内的核糖体耗竭，发挥其抗菌作用。

链霉素口服难吸收，肌内注射30～50min后达血药浓度的峰浓度，血浆蛋白结合率低，在35%左右。药物进入机体后主要分布于细胞外液，易进入胸腔、腹腔和脓灶，发生炎症时渗入增多，但不能透过血脑屏障，只有在发生脑膜炎时才进入脑脊液。90%的链霉素以原型形式从尿中排出，半衰期为2～3h，一次注射有效血药浓度可维持6～8h，肾功能不全时，半衰期可延长至50～90h。

【药物应用】链霉素可防治水产动物的类结疖症、疖疮病、弧菌病及中华鳖的赤斑病等；鱼类受伤后感染、烂身病、打印病、竖鳞病、疖疮病、弧菌病、亲鱼产后感染，罗非鱼运动性气单胞菌病及水霉病；海水鱼类结节症；牛蛙细菌性疾病；鳖红脖子病、赤斑病和疖疮病；对虾丝状细菌病和肠道细菌病。

【用法与用量】①口服：拌饵投喂，每天用药量为50～70mg/kg体重，视病情连用3～5d。②注射：腹腔注射，一般鱼类用药量为10万～20万IU/kg体重，牛蛙用药量为4万～6万IU/kg体重，鳖红脖子病、赤斑病和疖疮病用药量为20万IU/kg体重，8万～12万IU/kg体重的青霉素和链霉素混合剂，可防治亲鱼产后感染。③药浴：以浓度100g/m³的药液浸洗8～14min，治疗水霉病和牛蛙细菌性疾病。④全池泼洒：以4g/m³的水体终浓度全池泼洒，防止对虾丝状细菌病。也可与青霉素合用，青霉素和链霉素的水体终浓度分别为1g/m³和1.5g/m³，防治对虾肠道细菌病。防止鱼类长途运输时水质恶化，使用剂量一般为5万～10万IU/L。

【不良反应及注意事项】本品易引起过敏反应，对耳和肾也有毒性。

本品需密封干燥保存。畜禽产品中双氢链霉素的最高残留限量为≤500μg/kg。

链霉素如反复使用，细菌极容易产生耐药性，且远比青霉素快，一旦产生，停药后不易恢复。因此，临床上常采用联合用药，以减少或延缓耐药性的产生。与青霉素合用，治疗各种细菌性感染。链霉素耐药菌株对其他氨基糖苷类抗生素仍敏感。

2. 庆大霉素

庆大霉素（gentamycin）是由放线菌科小单胞菌产生的多成分的氨基糖苷类抗生素。含有C1、C2、C3等三种组分。C1 为 $C_{21}H_{43}N_5O_7$，占 25%～50%；C2 为 $C_{20}H_{41}N_5O_7$，占 25%～55%；C3 为 $C_{19}H_{39}N_5O_7$，占 10%～35%。

庆大霉素的分子式是 $C_{60}H_{123}N_{15}O_{21}$，相对分子质量为 1390.71。C1、C2、C3 三种组分的抗菌活性和毒性相似，临床上常用其硫酸盐。本品为白色粉末或类白色结晶性粉末，无臭，有吸湿性。易溶于水，难溶于一般有机溶剂如乙醇、乙醚、丙酮或氯仿中。本品对光、温度和酸、碱都稳定。其4%水溶液的pH为4～6。本品1mg相当于1000IU。

【药理作用及机制】庆大霉素为广谱抗生素，对革兰氏阴性菌的作用效果强于革兰氏阳性菌，抗菌谱与链霉素、卡那霉素基本相同，但庆大霉素对绿脓杆菌、金黄色葡萄球菌和大肠杆菌的抗菌作用明显较强，对链球菌有中等抗菌作用。肠球菌属对本品大多耐药。不易产生耐药性。本品和羧苄西林、氨苄西林、青霉素G、黏菌素等均有协同作用。口服不易吸收，吸收后分布广泛。在鲤体内口服吸收良好，且在体内作用时间长。

本品的作用机制是与细菌核糖蛋白亚单位上的特异性蛋白牢固结合，干扰核糖蛋白体的功能，阻止蛋白质合成，并引起信使核糖核酸（mRNA）上密码的错误而合成无功能蛋白质。鱼类口服硫酸庆大霉素的吸收较好，且在体内作用时间较长。庆大霉素对鱼鳍水气单胞菌、迟钝爱德华菌、荧光假单胞杆菌、链球菌和鳗弧菌的MIC为4～64μg/ml。对鱼类的柱状曲桡杆菌、气单胞菌均有较强的作用。

【药物应用】对鱼类的柱状曲桡杆菌、气单胞菌、爱德华菌引起的疾病如烂鳃病，鳖红脖子、烂脖子、穿孔、白点、烂甲病与细菌性白底板病等有较好的防治作用。也可用于防治牛蛙红腿病、烂皮病等细菌性疾病。

【用法与用量】①一般肌内注射，鳖、鳗爱德华菌病，以及鳖红脖子、穿孔、白点、烂甲等与细菌性白底板病的用药量为4万～6万IU/kg体重，病重的用药量为15万～32万IU/kg体重。②内服：拌饵投喂，每天用药量为20～60mg/kg体重，视病情连用3～5d。对鱼类柱状曲桡杆菌引起的疾病，可按每千克鱼用5万～10万IU。③药浴：防治牛蛙细菌性疾病药浴浓度为50～1000IU/ml，浸泡30～60min。

【不良反应及注意事项】本品口服吸收差，但不被破坏，故口服可治疗肠道感染，与青霉素、四环素、氯霉素或磺胺等合用，常有协同作用。急性毒性实验表明，硫酸庆大霉素对红剑鱼、孔雀鱼和食蚊鱼的毒性较强，其24h LC_{50} 分别为 295.97μg/L、273.74μg/L、309.03μg/L，毒性较强，应用时应注意用药安全。本品在碱性环境中抗菌活性成倍增加，在pH8.5时的抗菌效力比pH5.0时约强100倍，与碳酸氢钠合用可显著提高药效。不可与两性霉素B、肝素钠、邻氯青霉素等配伍使用，因易引起本品溶液沉淀，影响药效。应密封干燥保存。与羧苄青霉素钠不能同时使用，应分别注射。

我国对所有水产动物性食品组织中的最高残留限量为100μg/kg。庆大霉素肌内注射后，停药期为40d。

3. 卡那霉素

卡那霉素（kanamycin）是由链丝菌（*Streptomyces kanamyceticus*）产生的一种抗生

素，有 A、B、C 三种成分，常用其硫酸盐。硫酸卡那霉素由单硫酸卡那霉素或卡那霉素加一定量的硫酸制得。卡那霉素和其硫酸盐的分子数比约为 1∶1.7。效价为每毫克不少于 670IU 卡那霉素。分子式为 $C_{18}H_{36}N_4O_{11}$，相对分子质量为 484.50。本品的主要成分为 O-3-氨基-3-脱氧-α-D-葡吡喃糖基-(1→6)-O-[6-氨基-6-脱氧-α-D-葡吡喃糖基 -(1→4)]-2-脱氧-D-链霉胺硫酸盐（图 5-8）。

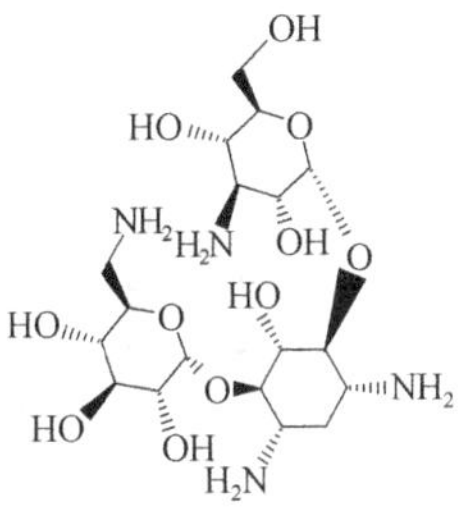

图 5-8 卡那霉素的结构图

本品为白色结晶性粉末，无臭。有引湿性，在水中易溶，水溶液性能稳定。在氯仿或乙醚中不溶。

【药理作用及机制】卡那霉素是一种氨基糖苷类抗生素。本品对多数肠杆菌科细菌如大肠埃希菌、克雷伯菌属、肠杆菌属、变形杆菌属、志贺菌属、沙门菌属、枸橼酸杆菌属、普罗菲登菌属、耶尔森菌属等均有良好的抗菌作用；流感嗜血杆菌、布鲁菌属、脑膜炎奈瑟菌、淋病奈瑟菌等对本品也大多敏感。对葡萄球菌属（甲氧西林敏感株）和结核分枝杆菌也有一定作用，对铜绿假单胞菌无效。其他革兰氏阳性细菌如溶血性链球菌、肺炎链球菌、肠球菌属和厌氧菌等对本品多数耐药。近年来，耐药菌株显著增多，某些细菌产生氨基糖苷类钝化酶，使之失去抗菌活性。卡那霉素与链霉素、新霉素有完全交叉耐药，与其他氨基糖苷类可有部分交叉耐药。

卡那霉素肌内注射吸收迅速且完全，0.5～1h 达到血药浓度峰值。在体内主要分布于各组织和体液中，以胸、腹腔中的药物浓度较高，胆汁、唾液、支气管分泌及脑脊液中含量很低。主要通过肾脏排泄，40%～80% 以原型形式从尿中排出。尿中浓度很高，可用于治疗尿道感染。

卡那霉素的作用机制为与细菌核糖体 30S 亚单位结合，抑制细菌蛋白质合成。

【药物应用】用于治疗水生动物的气单胞菌病、假单胞菌病、爱德华菌病、弧菌柱状屈桡杆菌病等细菌性疾病，如鳖爱德华菌病、红脖子、穿孔、白点、烂甲、蛙红腿病，牛蛙腐皮病，蟹和文蛤的弧菌病，三角帆蚌气单胞菌病等疾病。

【用法与用量】①一般多用于肌内注射，注射量为 15 万～20 万 IU /kg 体重，视病情连续 2～3d，治疗鳖腐皮病、红脖子病、穿孔病。②内服：拌饵投喂，每天用药量为 50mg/kg 体重，视病情连续投喂 3～4d，治疗牛蛙结核病。③药浴：以 $2g/m^3$ 浓度的药液浸洗，治疗牛蛙烂皮病。

【不良反应及注意事项】本品为耳毒性药物，对肾有损害，卡那霉素主要经肾排泄并在肾蓄积，损害近曲小管上皮细胞。同时，也会引起过敏反应。

本品需遮光、密封保存于干燥处。本品毒性较大，故不应轻易使用，不宜用于一般感染。忌与碱性药物配伍，以免毒性增强。不宜与羧苄西林合用。与磺胺类、四环素有协同作用。

内服的停药期为 7d，肌内注射的停药期为 14d。

卡那霉素在畜产品中的残留限量为 100μg/kg。

4. 新霉素

新霉素（neomycin）（图 5-9）是从弗氏链霉菌代谢产物中分离得到的，由新霉素 B 和新霉素 C 两种立体异构体组成，后者含 10%~15%。分子式为 $C_{23}H_{46}O_{13}N_6$，相对分子质量为 617.8。

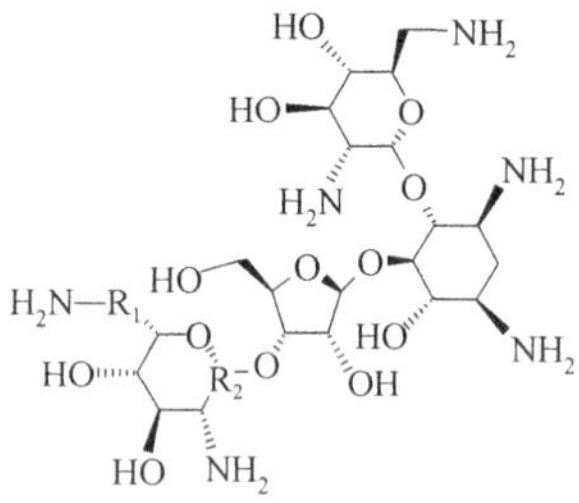

图 5-9 新霉素的结构图

本品常用其硫酸盐粉末。本品在水中极易溶解，在乙醇、乙醚、丙酮或氯仿中几乎不溶。

【药理作用及机制】新霉素通过抑制细菌蛋白合成产生杀菌作用，对静止期细菌杀灭作用较强，为静止期杀菌药。新霉素抗菌谱主要为革兰氏阴性菌，对厌氧菌无效。新霉素口服不吸收，主要用于肠道敏感菌所致感染。

【药物应用】用于治疗水生动物的气单胞菌病、爱德华菌病、弧菌柱状屈桡杆菌病等肠道疾病。

【用法与用量】①按 100g:5g（500 万单位）规格用药：拌饵投喂鱼、河蟹、青虾，每千克体重 5mg（以新霉素计），即相当于每千克体重用本品 0.1g（按 5% 投饵量计，每千克饲料用本品 2.0g）。一日 1 次，连用 4~6d。②按 100g:50g（5000 万单位）规格用药：拌饵投喂鱼、河蟹、青虾，每千克体重 5mg（以新霉素计），即相当于每千克体重用本品 0.01g（按 5% 投饵量计，每千克饲料用本品 0.2g）。一日 1 次，连用 4~6d。休药期为 500 度日。

三、多肽类抗生素

多肽类（polypeptides）抗生素是具有多肽结构特征的一类抗生素，包括多黏菌素类（多黏菌素 B、多黏菌素 E）、杆菌肽类（杆菌肽、短杆菌肽）和万古霉素。

黏杆菌素（polymyxin E）又称多黏菌素 E、抗敌素。它是从多黏芽孢杆菌变种（*Bacillus polymyxa* var. *colistimus*）的培养液中提取获得的，是由氨基酸等联结而成的碱性多肽类抗生素。分子式为 $C_{52}H_{98}N_{16}O_{13}$，相对分子质量为 1155.43。

常用其硫酸盐，为白色或淡黄色粉末，有引湿性，无臭，味苦。易溶于水，微溶于乙醇或甲醇，不溶于丙酮或乙醚。干燥品稳定且耐热，水溶液在 pH 为 2~6 时稳定，但在碱性条件下易失效。本品 1mg 为 30 000IU。

所有革兰氏阳性菌均对多黏菌素 E 耐药，但革兰氏阴性菌对多黏菌素 B 和多黏菌素 E 不易产生耐药性。多黏菌素类药物与其他抗生素类无交叉耐药现象，但多黏菌素 E 与多黏菌素 B 之间有完全的交叉耐药性。

【药理作用及机制】黏杆菌素为窄谱杀菌剂，大多数革兰氏阴性杆菌如绿脓杆菌、大肠杆菌、克莱布斯菌属、肠杆菌属对其非常敏感，对嗜血流感杆菌、百日咳杆菌、沙门菌属、志贺菌属有较好的抗菌作用，对变形杆菌属、黏质塞拉蒂（原译沙雷）杆菌则相对耐药，奈瑟尔菌属、布鲁斯杆菌属对其不敏感。对革兰氏阳性菌无效。厌氧菌中除脆弱拟杆菌外，其他拟杆菌和梭形杆菌等均对其敏感。细菌对此类抗生素的耐药性产生较慢，偶可见到耐药的绿脓杆菌菌株。

其杀菌机制在于损害敏感细菌的细胞膜。药物的环形多肽部分的氨基与细菌细胞膜脂多糖的 2 价阳离子结合点产生静电相互作用，使细胞膜的完整性被破坏，药物的脂肪酸部分得以穿透细胞膜，进而使细胞质膜的渗透性增加，导致细胞质内的磷酸、核苷等小分子外逸，引起细胞功能障碍直至死亡。由于革兰氏阳性菌外面有一层厚的细胞壁，阻止药物进入细菌体内，故此类抗生素对其无作用。细菌对本品不易产生耐药性，与其他抗生素间无交叉耐药现象，但多黏菌素 E 与多黏菌素 B 之间有完全的交叉耐药性。本品与杆菌肽锌有协同作用，常联合使用。内服在动物肠道内吸收甚少，60%～80% 从粪便中排出。

本品为高效、安全、残留量少的抗生素，日本批准作饲料添加剂，美国和欧盟批准作治疗药物，用于肠道感染。

【药物应用】本品用于防治由敏感的革兰氏阴性菌（如巴斯德菌、嗜水气单胞菌、假单胞菌和弧菌等）引起的水生动物细菌性疾病，尤其对细菌性肠炎的疗效显著。

【用法与用量】①内服：鱼类每天 30～60mg/kg 体重，分 2 次投喂，连用 3～5d。②药浴：使水体中黏菌素浓度达 2～4g/m³，皱纹盘鲍脓疱病为 3g/m³，每次 3～6h，每天 1 次，连用 2～3 次。③肌内注射：鳗鲡每次 10mg/kg 体重，鲤、草鱼等为 10～20mg/kg 体重，可治疗疖病、竖鳞病和打印病等细菌性疾病，每天 1 次，连用 2～3 次。

【不良反应及注意事项】本品吸收后，对肾和神经系统有明显毒性，在剂量过大或疗程过长及注射给药和肾功能不全时均有中毒的危险。内服很少吸收，不用于全身感染。

四、四环素类抗生素

四环素类（tetracyclines）抗生素是一类结构上带有共轭双键 4 元稠合环结构的抗生素，按其化学结构主要可分为：①来源于放线菌属的四环素类有土霉素（oxytetracycline）、四环素（tetracycline）及金霉素（chlortetracycline）和去甲金霉素等；②半合成衍生物有多西环素（强力霉素）、米诺环素（二甲胺四环素，minocycline）和美他环素（甲烯土霉素，metacycline）等。天然的四环素类抗生素中金霉素因毒性大，只作外用。土霉素和四环素现在在临床上也已用得较少，主要用作兽药和饲料添加剂。

四环素类抗生素的共同特征如下。

1）具有共同的基本母核（氢化骈四苯），仅取代基有所不同。它们是两性物质，可与碱或酸结合成盐，在碱性水溶液中易降解，在酸性水溶液中则较稳定，故临床上一般用其盐酸盐。

2）抗菌谱极广，包括革兰氏阳性和阴性菌、立克次体、衣原体、支原体和螺旋体，称为广谱抗生素。抗菌作用从强到弱依次为米诺环素、多西环素、美他环素、金霉素、四环素、土霉素。

3）细菌对本类药物的耐药现象严重，从而限制了天然四环素的治疗应用。细菌产生耐药性的主要原因是耐药菌株对药物的通透性显著下降。天然的四环素类药物之间存在密切的交叉耐药性，但与半合成四环素类药物之间的交叉耐药性不明显。

该类药物耐药形成的机制主要有以下两种：①耐药菌所带的质粒、转座子质粒或转座子编码的核糖体保护蛋白（如 Tet M 或 Tet O）具有保护核糖体免受四环素的作用，使细菌产生对四环素的耐药性。因为核糖体保护蛋白与核糖体结合可引起核糖体构型改变，使四环素不能与其结合，但并不改变或阻止蛋白质的合成。②产生四环素类药物的泵出基因（如 *tet A*），在自身胞质膜上表达"四环素泵"的膜蛋白，把菌体内的药物泵出细胞外。

4）许多金属离子如钙、镁、铁、铝等及包括含此类离子的中药，能与本药络合而成为不易吸收的物质，所以要避免配合使用。

5）不良反应主要有胃肠道反应（内服后直接刺激而引起恶心、呕吐、上腹不适、腹胀、腹泻等症状），肝脏损害（长期大剂量使用），加剧原有的肾功能不全（血清尿素氮和肌酐升高），对骨、牙生长的影响，过敏反应及二重感染。

1. 四环素

四环素（tetracycline）是由放线菌金色链丛菌（*Streptomyces aureofa-ciens*）的培养液等中分离出来的抗菌物质，由金霉素经还原脱去氯原子制得。本品的化学名称为6-甲基-4-（二甲氨基）-3，6，10，12，12α-五羟基-1，11-二氧代-1，4，4α，5，5α，6，11，12α-八氢-2-并四苯甲酰胺（图5-10）。

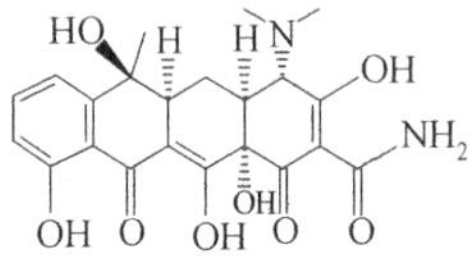

图5-10 四环素的结构图

四环素的分子式为 $C_{22}H_{24}N_2O_8$，相对分子质量为444.44。本品为黄色结晶性粉末；无臭，味苦；有引湿性；遇光色渐变深，在碱性溶液中易破坏失效。熔点为172~174℃。在空气中较稳定，暴露在阳光下色变深，在生理pH溶液中比金霉素稳定，在pH<2的溶液中效价降低，在氢氧化钠溶液中很快被破坏，微溶于水，易溶于稀硫酸及氢氧化钠溶液，在水中溶解，在乙醇中略溶，在氯仿或乙醚中不溶。其1%水溶液的pH为1.8~2.8。水溶液放置后不断降解，效价降低，并变混浊。

【药理作用及机制】本品为广谱、快速抑菌剂，高浓度时具杀菌作用。除了常见的革兰氏阳性菌、革兰氏阴性菌及厌氧菌外，多数立克次体、支原体、衣原体、非典型分枝杆菌、螺旋体及某些原虫也对该品敏感。本品对革兰氏阳性菌的作用优于革兰氏阴性菌，但肠球菌属对其耐药。其他如放线菌属、炭疽杆菌、单核细胞增多性李斯特菌、梭状芽孢杆菌、奴卡菌属等对该品敏感。本品对弧菌、鼠疫杆菌、布鲁菌属、弯曲杆菌、耶尔森菌等革兰氏阴性菌的抗菌作用良好，对铜绿假单胞菌无抗菌活性，对部分厌氧属细菌具一定抗菌作用，但远不如甲硝唑、克林霉素和氯霉素，因此临床上并不选用。对病毒、真菌及绿脓杆菌无效。四环素对革兰氏阳性菌的作用强，和青霉素类接近，对革兰氏阴性菌的作用和氯霉素相近。

四环素的抗菌机制主要是干扰细菌蛋白质的合成，四环素特异性地与细菌核糖体30S亚基的A位置结合，阻止氨酰tRNA进入mRNA-核糖体复合物，从而抑制肽链的增长和细菌蛋白质的合成；四环素还可以增加细菌细胞膜的通透性，使细菌细胞内核苷酸和其他重要物质外漏，抑制其复制。

四环素可用于防治养殖鱼类的肠炎、赤皮和烂鳃等细菌性疾病，还可用于防治鳗鲡的爱德华菌病、赤鳍病和红点病等。对鱼类致病菌的最低抑菌浓度：点状气单胞菌为0.8μg/ml，鳗弧菌为1.25μg/ml。与增效磺胺合用有协同作用。

【药物应用】主要用于淡、海水鱼类的烂鳃病、肠炎、赤皮病、烂鳍病等，鳗鱼赤鳍病、红点病、烂尾病和爱德华菌病等，虹鳟疖疮病，海水鱼类结节症，鳖红脖子病，牛蛙细菌性疾病，对虾弧菌病。

【用法与用量】①内服：拌饵投喂，每天用药75~100mg/kg体重，视病情连用3~5d，预防用量减半，每半月1次。②肌内注射：每对亲鱼用25万~50万IU盐酸四环素与催产药物混合注射，可预防亲鱼产后感染；30~50mg/kg体重，每日1次，连用2~3次。③浸浴：以50~100mg/L水体，每次1~2h，每日1次，连用2~3次。

【不良反应及注意事项】本品长期用药可诱发耐药金黄色葡萄球菌、革兰氏阴性杆菌和真菌所致的消化道、呼吸道和尿路的二重感染，有肝、肾毒性，可致过敏反应和消化道症状。长期用药还可出现中枢神经系统症状和周围血象的改变。

本品需遮光保存，避免与碱性物质合用。铝离子、镁离子和四环素形成螯合物而影响本品吸收，卤素、碳酸氢钠、凝胶可影响本品吸收。与青霉素合用，会抑制青霉素的杀菌作用，对肝有毒性的药物尽量不与本品合用。

水产品中四环素的最高残留限量为100μg/kg。出口鳗鲡的最高残留限量为20μg/kg。以50~100mg/kg拌饵投喂后，停药期在30d以上。

注意，商品鱼上市前3d停止用药，如水温低于常温，停药时间应延长1~2d。

2. 土霉素

土霉素（oxytetracycline）又称地霉素、脱氧四环素，属于四环素类抗生素。本品的化学名称为4-（二甲基氨基）-1，4，4A，5，5A，6，11，12A-八氢-3，5，6，10，12，12A-六羟基-6-甲基-1，11-二羰基-[4S-（4α，4Aα，5α，5Aα，6β，12Aα）]-2-萘甲酰胺。

土霉素的分子式为$C_{22}H_{24}O_9N_2 \cdot 2H_2O$，相对分子质量为496.5。本品为淡黄色至黄色结晶性粉末，无臭，味微苦。在空气中稳定，在强阳光下色变浓，在pH<2的溶液中变质，在氢氧化钠溶液中很快被破坏。微有引湿性，其饱和水溶液接近中性（pH6.5），难溶于水，微溶于乙醇，易溶于稀盐酸溶液。其酸性盐为黄色结晶粉末，味微苦，微有引湿性，易溶于水，水溶液不稳定，宜现用现配。其10%水溶液的pH为2.9。溶于甲醇，不溶于氯仿和乙醚。

【药理作用及机制】本品为广谱、快速抑菌剂，高浓度时具杀菌作用。其抗菌谱包括许多革兰氏阳性菌、革兰氏阴性菌、立克次体、支原体、衣原体和放线菌。对病毒、真菌和绿脓杆菌无效。其抗菌机制是干扰细菌蛋白质的合成,它能特异性地与细菌核糖体30S亚基的A位置结合,阻止氨酰tRNA在该位置上的联结,从而抑制肽链的增长和细菌蛋白质的合成。目前,常见的致病菌对本品耐药现象严重,金霉素、土霉素间有交叉耐药性。本品能抑制与寄主竞争营养物质的微生物,提高肠道的吸收能力,促进动物生长,提高成活率和饲料转化率,可用作饲料添加剂。

土霉素在鱼体内的吸收比较缓慢,在某些水产动物体内有再吸收现象。例如,以200mg/kg的土霉素对鳗鲡灌服5d,停药后第1天,鳗鲡肌肉和肝中的土霉素达到峰浓度,此后开始缓慢下降,但停药后第3天,肝脏中土霉素的浓度又回升至较高的水平,这是由土霉素在排泄前经肾再吸收后所导致的。给药方式不同,土霉素在鱼体内的药动学规律也不同,土霉素在体内有重吸收现象,且鲫对土霉素的吸收肌内注射给药比口灌给药更好,达到最大血药浓度时间更短。水温会影响土霉素的代谢,在9℃和12℃条件下,土霉素在大鳞大麻哈鱼肌肉中的消除半衰期分别为13.59h和10.34h。

土霉素可用于防治淡水养殖鱼类的烂鳃病、肠炎和赤皮病等细菌性疾病,还用于防治鳗鲡的爱德华菌病、弧菌病、烂尾病和对虾的弧菌病及鱼类链球菌病等。

【药物应用】土霉素广泛地应用于饲料添加剂中以促进生长,提高饲料利用率及防治疾病,是目前使用量较大的抗生素饲料添加剂。可治疗气单胞菌、柱状曲桡杆菌、爱德华菌等引起的细菌性疾病,对弧菌也有较强的作用。可用于防治鱼类细菌性疾病如鱼类暴发性败血症、烂鳃病、肠炎、赤皮病、白皮病、疖疮病、爱德华菌病、胡子鲶黑体病、链球菌病等,鳗爱德华菌病、弧菌病、烂尾病、赤鳍病等,牛蛙胃肠炎、红腿病,鲑鳟疖疮病、海水鱼柱状屈桡杆菌病、腹胀满病、海马、龟胃肠炎、鳖腐皮病、赤斑病,对虾烂眼病、红腿病、烂鳃病、褐斑病、肠炎病,河蟹水肿病、烂肢病,稚蟹暴发性流行病,蚌细菌性疾病。

【用法与用量】①土霉素作为海、淡水鱼类饲料添加剂的用量为5~50g/t饲料。②内服:鱼每日50~80mg/kg体重,虾、蟹、鳖每日80~120mg/kg体重;连用5~7d。③浸洗:50~100mg/L水体,每次1~2h,每日1次,连用2~3次。

【不良反应及注意事项】本品在碱性环境中即分解失效。土霉素与铝、镁、钙、铁等金属离子可形成螯合物使肠道难以吸收,从而降低了疗效,同时也影响了钙、镁、铁等金属离子的吸收,因此,其不宜与含多价金属离子的药品或饲料、乳品共服。长期应用损害肝,并引起二重感染,使肠道菌群失调。

我国规定土霉素的最高残留限量为100μg/kg。日本要求我国出口到日本的河鳗(肌肉)中土霉素的残留限量为≤100μg/kg,FAO/WHO对畜产品内的残留限量为≤250μg/kg。土霉素不仅在动物体内产生残留,同时排泄物也会影响到生态,G. Hamscher报道,在用动物排泄物施肥的土壤1~40cm的表层,检测到了土霉素和金霉素的残留,其最大浓度竟分别高达32.3mg/kg和26.4mg/kg。

土霉素的停药期随用药剂量的增加而延长,随用药时水温的不同而不同。作为饲料添加剂,河鳗口服投喂50mg/kg,鳗的停药期为30d;作为防治用药,土霉素口服投喂5~75mg/kg,浸浴25mg/L,在25℃水温条件下,鱼类停药期为3d,鳗鲡为7d,幼白虾为3~10d,成虾为21d以上,而冷水鱼类虹鳟的停药期为60~90d。

土霉素在鱼类肌肉、肝和肾中的最高残留限量分别为0.1mg/kg、0.3mg/kg和0.6mg/kg。以土霉素50mg/kg体重拌饲投喂,休药期为:真鲷、银大麻哈鱼、鳗鲡、虹鳟30d,牙鲆20d,鲇21d以上,罗非鱼20d,幼虾3～10d,成虾25d以上。

3. 金霉素

金霉素(chlorotetracycline)又称氯四环素。本品的化学名称为6-甲基-4-(二甲氨基)-3,6,10,12,12α-五羟基-1,11-二氧代-7-氯-1,4,4a,5,5a,6,11,12a-八氢-2-并四苯甲酰胺。

金霉素的分子式为$C_{21}H_{21}ClN_2O_8$,相对分子质量为464.9。本品为金黄色结晶性粉末,无臭,味苦。熔点为168～169℃(分解)。极微溶于水,它在水中的溶解度不大(在25℃时为0.55mg/ml),浓度超过1%即析出。但在pH8.5以上的条件下易溶解;微溶于甲醇、水、乙醇和丁醇;不溶于丙酮、乙醚、氯仿及石油醚;溶于盐溶液。在37℃条件下放置5h,效价降低50%。在空气中稳定,遇光颜色渐暗。

金霉素钙盐为白色粉末,溶于水。盐酸金霉素(盐酸氯四环素)为黄色结晶体。熔点为210℃,同时分解。溶于水(1:110)、乙醇(1:250),几乎不溶于乙醚和氯仿,溶于强碱和碳酸溶液。

【药理作用及机制】本品为广谱、快速抑菌剂,高浓度时具杀菌作用。金霉素的抗菌谱与四环素、土霉素相似,抗菌作用较四环素、土霉素强。对革兰氏阳性菌、革兰氏阴性菌、耐酸性细菌、放线菌和螺旋体等具有抑菌作用,立克次体、大型病毒和原虫等对金霉素也敏感。多数鱼类的病原菌,如点状气单胞菌、鳗弧菌、柱状粒球黏菌、灭鲑气单胞菌、鳗致死副大肠杆菌等对金霉素高度敏感,其敏感浓度为0.2～3.2mg/L。在水温18～22℃、pH7～7.5的条件下,鳗鲡在$10g/m^3$水体金霉素溶液中药浴3h后,放回不含金霉素的水中,血浆、肌肉、肝、脾和肾等组织中药物浓度都在0.1mg/L左右,24h后除肝外,其余组织残留微量金霉素或完全无残留;药浴浓度从$10g/m^3$水体提高到$50g/m^3$水体时,组织中浓度只稍微高一些。人体口服金霉素后在胃肠道易被吸收,但是吸收不完全,只有30%左右,未吸收部分随粪便排出。

金霉素在鲫体内很快被转化为无活性的异金霉素而排出,在饲料中添加100mg/kg以下剂量的金霉素并不会引起鲫的组织产生病理性改变,投药时及停药后在组织中的残留量不超过0.05mg/kg。

金霉素可用于防治鲢、鳙等淡水养殖鱼类白皮病、白头白嘴病和打印病,鳗鲡赤鳍病,虹鳟弧菌感染及疖疮病,香鱼弧菌病等细菌性疾病。

【药物应用】主要用于防治鱼类白皮病、白头白嘴病、打印病、肠炎、弧菌病、烂鳃病和赤鳍病等,鳖红脖子病,对虾红体病,珍珠蚌的水肿病、烂鳃病,河蚌育珠时的小片制备消毒及饲料添加剂,虹鳟弧菌病和疖疮病,鳗赤鳍病,泥鳅腐皮红鳃病等。

【用法与用量】①作为饲料添加剂时,多用盐酸金霉素,添加量为10～50g/t饲料。②内服:鱼类每日25～50mg/kg体重,连用3～5d。③浸浴:30～60mg/L水体,每次1～2h,每日1次,连用2～3次。④肌内注射:鳖红脖子病25～50mg/kg体重,每日1次,连用2～3次。

【不良反应及注意事项】本品忌碱性物质,不宜接触金属器具。内服时避免与含钙、镁、铝、铁、铋等的药物及含钙量高的饲料配伍使用。水中游离氯含量为 1~4g/m³ 时，它会在 1h 内失效。需遮光、密封保存于干燥阴凉处，最好冷藏。

金霉素的不良反应少见，偶见过敏反应、轻微刺激感等。金霉素对鱼的毒性因鱼的种类及条件不同而异，对鱼的界限一般定为 50g/m³ 水体（药浴）；鲤注射 600mg/kg 鱼体重时出现诸如体色改变、身体侧翻等中毒反应；对于规格较大的鳗鲡，肌内注射 200mg/kg 体重时未见异常。

我国规定金霉素的最高残留限量为 100μg/kg。金霉素为动物出口到日本、欧盟市场禁用的药物。

口服 10~20mg，连用 3~5d 时，停药期为 7d；浸浴 10~20mg/L 水体，每次 0.5~1h，鱼类停药期为 3d，幼白虾停药期为 3~10d，虹鳟停药期为 60~90d。

4. 多西环素

多西环素（doxycycline）又称强力霉素、脱氧土霉素等，是由土霉素 6a-位上脱氧而制成的四环素类抗生素。它的化学名称为 6-甲基-4-(二甲氨基)-3,5,10,12,12a-五羟基-1,11-二氧代-1,4,4a,5,5a,6,11,12a-八氢-2-并四苯甲酰胺。

多西环素的分子式为 $C_{22}H_{24}N_2O_8$，相对分子质量为 444.4。本品性状：多西环素常用其盐酸盐，为淡黄色或黄色结晶性粉末；臭，味苦。在水中或甲醇中易溶，在乙醇或丙酮中微溶，在氯仿中不溶。遇光不稳定。1% 水溶液的 pH 为 2~3。有一些含多西环素的合成药物在水中易与水中的金属离子发生络合反应，形成红色溶液，降低疗效。

【药理作用及机制】本品是一种长效、高效、广谱的半合成四环素类抗生素，通过可逆性地与细菌核糖体 30S 千克亚基上的受体结合，干扰 tRNA 千克与 mRNA 千克形成核糖体复合物，阻止肽链延长而抑制蛋白质合成，从而使细菌的生长繁殖迅速被抑制。多西环素对革兰氏阳性菌和阴性菌有抑制作用。细菌对多西环素和土霉素存在交叉耐药性。

【药物应用】用于治疗鱼类由弧菌、嗜水气单胞菌、爱德华菌等引起的细菌性疾病。

【用法与用量】①按 100g：2g（200 千克万单位）规格内服：一次量，每千克鱼体重 20mg（以多西环素计），即相当于每千克鱼体重用本品 1g（按 5% 投饵量计，每千克饲料用本品 20.0g）。每日 1 次，连用 3~5d。②按 100g：5g（500 千克万单位）规格内服：一次量，每千克鱼体重 20mg（以多西环素计），即相当于每千克鱼体重用本品 0.4g（按 5% 投饵量计，每千克饲料用本品 8.0g）。每日 1 次，连用 3~5d。③按 100g：10g（1000 千克万单位）规格内服：一次量，每千克鱼体重 20mg（以多西环素计），即相当于每千克鱼体重用本品 0.2g（按 5% 投饵量计，每千克饲料用本品 4.0g）。每日 1 次，连用 3~5d。休药期为 750 度日。

【不良反应及注意事项】按推荐剂量使用，未见不良反应。①均匀拌饵投喂；②长期应用可引起二重感染和肝损害；③包装物用后集中销毁。

5. 米诺环素

米诺环素（minocycline）又称二甲胺四环素、美满霉素。本品的化学名称为 4,7-双（二甲氨基）-1,4,4a,5,5a,6,11,12a-八氢-3,10,12,12a-四羟基-1,11-二氧-2-并四苯甲酰胺。

米诺环素的分子式为 $C_{23}H_{27}N_3O_7$，相对分子质量为 489.4。本品常用其盐酸盐，为黄色结晶粉末，无臭，味苦，遇光可变质。溶解于水，略溶于乙醇，易溶于碱金属的氢氧化物或碳酸盐溶液中，1% 水溶液的 pH 为 3.5～4.5。

【药理作用及机制】本品是半合成四环素类抗生素，抗菌谱与四环素相似，是一种长效、高效、广谱的抗生素。本品的抗菌作用为四环素抗生素中最强者。本品尽管也会与二价或三价阳离子结合形成配位物，但因其具有良好的脂溶性，容易渗透进入许多组织和体液中。故口服吸收迅速，几乎完全吸收。食物对其吸收无明显影响。

在体内代谢较多，在尿中排泄的原型药物远低于其他四环素类。可用于嗜水气单胞菌、弧菌、柱状粒球黏菌、杀鲑气单胞菌、迟缓爱德华菌、大肠杆菌、链球菌所致的全身或局部感染。此外，对梭状芽孢杆菌、放线菌、梭杆菌所致感染也有疗效。当患病动物不耐青霉素时，可考虑本品（或其他四环素类）。对于链球菌的敏感菌株所致感染，也可考虑本品。金黄色葡萄球菌的大部分菌株对本类药物耐药。

【药物应用】主要用于防治淡水鱼类细菌性败血症、白皮病、赤皮病、白头白嘴病、打印病、肠炎、烂鳃病、竖鳞病和斑点叉尾鮰肠型败血症；罗非鱼、香鱼、虹鳟、大黄鱼等鱼类链球菌病、溃疡病、弧菌病，欧鳗、黄鳝出血性败血症，鳗赤鳍病、红点病，鳗弧菌病、烂尾病，牙鲆链球菌病，鲈形目弧菌病、链球菌病，鲱形目疖疮病、弧菌病，鲽形目链球菌病，对虾红腿病、瞎眼病、褐斑病，珍珠蚌水肿病，蛙细菌性疾病，鳖穿孔病和红脖子病等。

【用法与用量】①口服：鱼类每日 15～30mg/kg 体重，虾、蟹 20～40mg/kg 体重，分 2 次投喂，连用 3～5d。②浸浴：使水体中米诺环素达 30～50mg/L，每次 1～2h，每日 1 次，连用 2～3d。

【不良反应及注意事项】本品长期使用后可出现红细胞减少，血红蛋白值和血细胞比容下降；严重者可造成肝脏受损。停药期为 30d。

五、酰胺醇类抗生素

酰胺醇类（amphenicols）抗生素主要有氯霉素、甲砜霉素、氟甲砜霉素等。氯霉素系从委内瑞拉链球菌培养液中提取获得，是第一次完全人工合成的抗生素，现已禁止使用。氟甲砜霉素为动物专用抗生素。本类药物为白色或类白色结晶性粉末，无臭。在二甲基甲酰胺中易溶解，在甲醇中溶解，在冰醋酸中略溶，在水或氯仿中极微溶解。

酰胺醇类抗生素为广谱抗生素，可以有效地抑制各种细菌。主要作用于细菌 70S 核糖体的 50S 亚基，通过与 rRNA 分子可逆性结合，抑制由 rRNA 直接介导的转肽酶反应而阻断肽链延长，从而抑制细菌蛋白质的合成。因为哺乳动物线粒体的 70S 核糖体与细菌 70S 核糖体相似，高剂量的酰胺醇类抗生素也能抑制哺乳动物线粒体的蛋白质合成，产生骨髓抑制毒性。针对病原体不同，酰胺醇类药物有时是杀菌剂，更多情况下为抑菌剂。

酰胺醇类抗生素在不同鱼类体内的吸收、分布、代谢和排泄存在差异，而且不同的给药途径也可影响其在鱼类体内的吸收、分布、代谢和排泄。

酰胺醇类抗生素间呈交叉耐药。对金黄色葡萄球菌、化脓性链球菌、草绿色链球菌、B 组溶血性链球菌、大肠埃希菌、志贺菌属厌氧菌等具有抑菌作用。近几年有研究报道指出，在大肠杆菌、沙门菌中发现有耐药菌存在。也有报道指出，氟苯尼考与中草药如大黄、黄连、黄芩、黄柏联用对鳗鲡的多种致病菌有明显的抑制作用。

酰胺醇类抗生素可用于防治鱼类由气单胞菌、假单胞菌、弧菌、屈桡杆菌、链球菌、巴斯德菌、诺卡菌、爱德华菌、分枝杆菌等细菌引起的疾病。

甲砜霉素可抑制红细胞、血小板生成，程度比氯霉素轻，服药后可能出现白细胞减少的现象。氟苯尼考具胚胎毒性，其化学结构中无对位硝基，故与氯霉素不同，无潜在性再生障碍性贫血的可能，对中性粒细胞形态的影响也较氯霉素轻。本类药物能够抑制肝药酶，可以抑制华法林、苯妥英钠、甲苯磺丁脲钠、氯丙嗪等代谢，增加它们对机体的作用，甚至引起毒性反应。利福平、苯妥英钠、苯巴比妥等可促进本类药物的代谢，使其血药浓度降低而影响疗效。本类药物与青霉素不宜合用，因为前者为繁殖期杀菌药，后者为快速抑菌剂，二者同时给药时前者可干扰后者的杀菌作用。本类药物与林可霉素、红霉素等药物合用可因相互竞争细菌核糖体50S亚基而产生拮抗作用。

1. 甲砜霉素

甲砜霉素（thiamphenicol）又名硫霉素，本品是一种合成的广谱抗生素，其化学结构与氯霉素相似，唯一的差别是以甲磺酰基取代了氯霉素结构中的硝基。化学名称为［R-（R*, R*）］N-{1-（羟基甲基）-2-羟基-2-［4-（甲基磺酰基）苯基］乙基}-2，2-二氯乙酰胺。

甲砜霉素的分子式为$C_{12}H_{15}O_5N_2SCl_2$，相对分子质量为356.2。本品为白色结晶性粉末，无臭，性微苦，对光、热稳定，有吸湿性。室温条件在水中溶解度为0.5%~1%，溶于甲醇，微溶于丙酮、乙醇，几乎不溶于乙醚、氯仿及苯。其甘氨酸盐（1g 相当甲砜霉素0.792g）为白色无臭结晶粉末，易溶于水。

【药理作用及机制】本品通过抑制细菌蛋白质合成产生抑菌作用，对革兰氏阳性菌如链球菌的抗菌作用很强，对革兰氏阴性菌也有较强的抗菌作用。

【药物应用】用于治疗淡水鱼、鳖等由气单胞菌、假单胞菌、弧菌等引起的出血病、肠炎病、烂鳃病、烂尾病、赤皮病等。

【用法与用量】按100g∶5g规格用药，拌饵投喂，一次量为每千克体重鱼、鳖0.35g（按5%投饵量计，每千克饲料用药7.0g），每日2~3次，连用3~5d。

【不良反应及注意事项】本品可抑制红细胞、血小板的生成，具可逆性，服药后可能出现白细胞减少的现象。不宜高剂量长期使用。休药期为500度日。

2. 氟甲砜霉素

氟甲砜霉素（florfenicol）又名氟罗芬尼、氟苯尼考，本品为甲砜霉素的氟衍生物，化学名称为氟甲砜霉素（图5-11）。

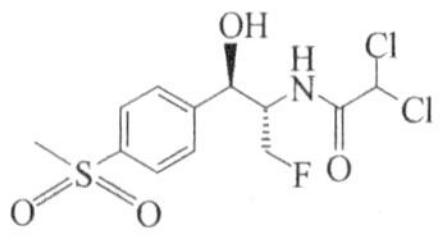

图5-11 氟甲砜霉素的结构图

本品为白色或类白色结晶性粉末，无臭。在二甲基甲酰胺中极易溶解，在甲醇中溶解，在冰醋酸中略溶，在水、氯仿微溶解。分子式为 $C_{12}H_{14}O_4NCl_2SF$，相对分子质量为 358.2。

【药理作用及机制】 本品不可逆地结合细菌核糖体 50S 亚基的受体部位，阻断肽酰基转移，抑制肽链延伸，干扰蛋白质合成，而产生抗菌作用。对气单胞菌、弧菌、爱德华菌等均有较强的抗菌作用。

【药物应用】 常用氟苯尼考粉（10%）、氟苯尼考预混剂（50%）、氟苯尼考注射液。①氟苯尼考粉（10%）用于防治主要淡、海水养殖鱼类由细菌引起的败血症、溃疡、肠道病、烂鳃病，以及虾红体病、蟹腹水病。②氟苯尼考预混剂（50%）用于治疗嗜水气单胞菌、副溶血弧菌、溶藻弧菌、链球菌等引起的感染，如鱼类细菌性败血症、溶血性腹水病、肠炎病、赤皮病等，也可治疗虾、蟹类弧菌病，以及罗非鱼链球菌病等。③氟苯尼考注射液用于治疗鱼类敏感菌所致疾病。

【用法与用量】 ①对于氟苯尼考粉（10%），拌饵投喂，每千克体重鱼、虾、蟹用药 10～15mg，即相当于每千克鱼体重用本品 0.1～0.15g（按 5% 投饵量计，每千克饲料用本品 2.0～3.0g），一日 1 次，连用 3～5d。②对于氟苯尼考预混剂（50%），拌饵投喂，每千克体重鱼用药 20mg，一日 1 次，连用 3～5d。③对于氟苯尼考注射液，肌内注射，一次量，每千克体重鱼用药 0.5～1mg，一日 1 次。

【不良反应及注意事项】 高剂量长期使用对造血系统具有可逆性抑制作用。①对于氟苯尼考粉（10%），混拌后的药饵不宜久置，不宜高剂量长期使用。②对于氟苯尼考预混剂（50%），需先用食用油混合，之后再与饲料混合（为确保安全混匀，须先与少量饲料混匀，再与剩余的饲料混合）；使用后须用肥皂和清水彻底洗净配饲料所用的设备；严禁儿童接触本品。③休药期为 375 度日。

六、大环内酯类抗生素

大环内酯类（macrolides）抗生素是一类具有 12～16 碳内酯环共同化学结构的抗菌药。目前使用的有红霉素、麦迪霉素、麦白霉素、乙基螺旋霉素、交沙霉素、吉他霉素及阿奇霉素等。本类药的共同特点如下。

1）抗菌谱窄，比青霉素略广，主要作用于需氧革兰氏阳性菌和阴性菌、厌氧菌，以及衣原体和支原体等。

2）在碱性环境中抗菌活性较强，治疗尿路感染时常需碱化尿液。

3）细菌对本类各药间有不完全交叉耐药性。其耐药机制主要包括作用靶位的改变、细菌产生灭活酶和细菌的主动外排机制增强三个方面。其中作用靶位的改变是该类药最主要的耐药机制。位于细胞质粒或染色体上的甲基化酶结构基因可编码合成甲基化酶，使细菌核糖体 50S 亚基的 23S rRNA 上的一个腺嘌呤残基甲基化，而使大环内酯类抗生素不与 50S 亚基的作用位点结合而呈现耐药现象。此外，细胞产生质粒转导的红霉素酯酶和大环内酯 2'-磷酸转移酶，水解内酯键，打开内酯环，使大环内抗生素对细菌无效。

4）口服后不耐酸，酯化衍生物可增加口服吸收。

5）血药浓度低，组织中浓度相对较高，皮下组织及胆汁中明显超过血药浓度。

6）不易透过血脑屏障。

7）主要经胆汁排泄，进行肝肠循环。

8）毒性低。口服后的主要副作用为胃肠道反应，静脉注射易引起血栓性静脉炎。

以红霉素为例，其为水产禁用药物，不可在食用水产动物上使用。

红霉素（erythromycin）是红色链丝菌（*Streptomyces erythreus*）培养液中分离出来的一种大环内酯类碱性抗生素，包括红霉素A、红霉素B和红霉素C组分。红霉素A为抗菌主要成分，红霉素C的活性较弱，只为红霉素A的1/5，而毒性则为5倍，红霉素B不仅活性低且毒性大。通常所说的红霉素即指红霉素A，而其他两个组分视为杂质。分子式为$C_{37}H_{67}NO_{13}$，相对分子质量为733.9。化学名称为5-（4-二甲胺四氢-3-羟基-6-甲基-2-吡喃氧基）-6，11，13-四羟基-2，4，6，8，10，12-六甲基-9-氧-3-（四氢-5-羟基-4-甲氧基-4，6-二甲基-2-吡喃氧基）十五烷酸-μ-内酯（图5-12）。

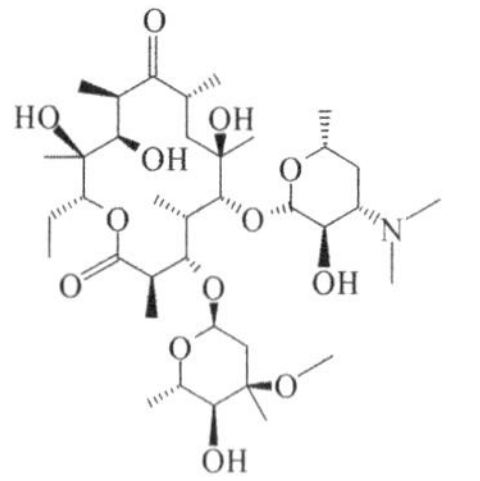

图5-12 红霉素的结构图

本品为白色或类白色结晶性粉末，无臭，味苦，在空气中有吸湿性，难溶于水，易溶于乙醇。在干燥状态时稳定，在水溶液中较易失效。本品遇酸不稳定，在pH4以下效价明显下降，在微碱性时较稳定。其乳酸盐供注射用，为红霉素的乳糖醛酸盐，易溶于水。此外，还有琥珀酸乙酯（琥乙红霉素）、丙酸酯的十二烷基硫酸盐（依托红霉素、无味红霉素）和硫氰酸盐红霉素，后者属动物专用药。

硫氰酸盐红霉素为白色或类白色结晶性粉末。无臭，味苦。在空气中有微吸湿性。在甲醇、乙醇中易溶，在水、氯仿中微溶。

【药理作用及机制】抗菌谱与青霉素极为相似，但其作用机理不同。本品作用于核蛋白体50S亚基，可能与P位结合，抑制移位酶的活性，使肽链不能从A位转移到P位，阻止了肽链延伸，从而影响了蛋白质的合成而产生抑菌作用。红霉素对革兰氏阳性菌的作用比阴性菌强，因为红霉素进入前者的量比后者大100倍。此外，对立克次体等也有抑制作用。

本品口服易被胃酸破坏，忌与酸性物质配伍，口服吸收不佳，同服碳酸氢钠，可促进其片剂吸收，或应用肠溶片或耐酸的依托红霉素。口服1~2h达到体内药物浓度高峰，可维持8h。人口服红霉素后可迅速分布于各组织及各种腺体，大部分浓集于肝，部分在肝内代谢，部分以活动型排于胆汁，胆汁中浓度可为血液中的10倍，部分经肠重吸收，有肝肠循环。机体正常时，脑脊液中药物浓度低，而当脑膜炎存在时，脑脊液中药物浓度可达有效抗菌水平。口服后仅5%经肾排泄，大部分从胆汁排泄。

【药物应用】红霉素可用于防治观赏鱼细菌性烂鳃病、链球菌病、肠道细菌病等。无公害食品的渔用药物使用准则中将红霉素列为水产禁用药物，不可在食用水产动物上使用。

【用法与用量】①内服：50mg/kg鱼体重，每天拌饵投喂，每天1次，连续5~7d。②药浴：$1g/m^3$水体。全池泼洒：$0.05~0.07g/m^3$水体。

【不良反应及注意事项】细菌对红霉素易产生耐药性，故用药时间不宜超过1周，此种耐药不持久，停药数月可恢复敏感性。本品与其他类抗生素之间无交叉耐药性，但大环内酯类抗生素之间有部分或完全的交叉耐药。

本品在酸中不稳定，能被胃酸破坏，故拌饵投喂时需加入制酸剂碳酸氢钠，本品与林可霉素之间有拮抗作用，应避免使用。

七、其他类抗生素

盐酸小檗碱（berberine hydrochloride）又称盐酸黄连素，为黄色结晶性粉末，无臭，味极苦，微溶于水和乙醇，溶于热水，不溶于乙醚，在氯仿中极微溶。分子式为 $C_{20}H_{18}ClNO_4 \cdot 2H_2O$，相对分子质量为 407.85（图 5-13）。

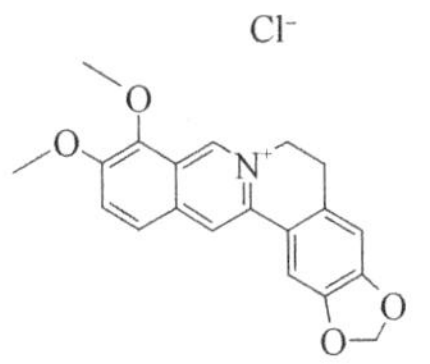

图 5-13　盐酸小檗碱的结构图

【药理作用及机制】本品抗菌谱广，对多种革兰氏阳性菌及革兰氏阴性菌均有抑菌作用。对溶血性链球菌、金黄色葡萄球菌、痢疾杆菌、大肠杆菌和弧菌等均有较强的抑菌作用。对某些病毒、致病性真菌、钩端螺旋体及原虫等也有抑制作用。体外实验证实，本品能增强白细胞及肝网状内皮系统的吞噬能力。本品与青霉素、链霉素等无交叉耐药性。内服吸收差，注射后迅速进入各器官与组织，血药浓度维持不久，肌内注射后的血药浓度低于最低抑菌浓度，药物分布广，以心、肝、骨中为多。

【药物应用】水产上用于防治鱼类细菌性肠炎病、鳗鲡红点病、鳖红脖子病和龟肠胃炎等细菌性疾病。

【用法与用量】口服：水生动物每天 15～30mg/kg 体重，分 2 次投喂，连用 3～5d。

【不良反应及注意事项】遮光，密封保存。

知识拓展　欧盟在水产养殖中全面禁用抗生素

水产养殖者在水体或饲料中添加抗生素是水产品化学药物残留的根源。根据残留物限量标准的要求，欧盟农业委员会早在 2007 年即提出了在水产养殖中全面禁用抗生素的目标。当时，除对 3 种抗生素药物给予 3 年的缓冲期，允许最迟使用到 2010 年外，其余抗生素药物均被禁用。现在，允许延缓的期限已过，欧盟已全面实现了在水产养殖中禁用抗生素的目标。实施全面禁用抗生素后，对水生动物的防病治病只能使用疫苗，而疫苗不能投放在水体中，只能使用注射的方法，这需要耗费大量的人工成本。于是药械部门研制出了水生生物自动注射机，只需要水生生物游过注射机的水槽，就能被注入疫苗。

第三节 人工合成抗菌药

一、喹诺酮类抗菌药

（一）概述

喹诺酮类抗菌药严格意义上应为4-喹诺酮，是一类在化学成分上含有4-喹诺酮母核的合成类抗菌药物。其具备很多优点，如对细菌DNA螺旋酶具有选择性抑制、广谱抗菌、抗菌活性强、无须发酵、价格低廉、与其他抗菌药物无交叉耐药性等，目前被广泛应用于人类、兽类、鱼类及水产领域。

1. 喹诺酮类药物的发展

第一代喹诺酮类药物于1962年研制开发，其代表药物为萘啶酸、噁喹酸。只针对革兰氏阴性菌有作用，如大肠杆菌、克雷伯杆菌、沙门菌、痢疾杆菌等。对革兰氏阳性菌及铜绿假单胞菌无明显作用。

第二代喹诺酮类药物于1973年研制开发，其代表药物为吡哌酸、氟甲喹、奥索利酸。与第一代喹诺酮类药物相比，其抗菌活性、广谱度及对革兰氏阳性菌的作用均明显增强，被广泛应用于水产动物的疾病防治中。

第三代喹诺酮类药物于1979年研制开发，其结构有共同的特点，即在萘啶环的6位处引入氟原子，7位上连接哌嗪环，使其在细菌靶位亲和力、药物电负性等方面得到提升，大大增强了药物的溶解性、抗菌活性和抗菌谱度。同时药物价格低，不良反应小，疗效明确，被大量应用于临床各种细菌感染性疾病的治疗。根据此代药物化学结构的特点，其被统称为氟喹诺酮类药物。代表药为诺氟沙星、氧氟沙星、培氟沙星、依诺沙星、洛美沙星等。

第四代喹诺酮类药物于1987年研制开发至今，其药理特性在保留第三代药物优点的基础上，在药物动力学、抗菌谱及抗菌效力上达到了新的高度，对于大部分致病菌的效果已达到或超过了内酰胺类药物，对厌氧菌、军团菌、衣原体、支原体都有效。尤其对厌氧菌而言，前三代喹诺酮类药物对厌氧菌几乎没有抗菌活性，而此代喹诺酮类药物则明显提高了对厌氧菌的抗菌活性，可应用于厌氧菌感染或混合感染。其代表药有莫西沙星、格帕沙星、妥舒沙星、司帕沙星等。

2. 药理作用及机制

喹诺酮类药物为广谱抗菌药，抗菌作用为杀菌型。其抗菌机制是抑制细菌的DNA旋转酶和拓扑异构酶Ⅳ，这两种酶在细菌内可以对细菌的DNA结构进行加工和修复，使细菌DNA进行复制或对有损伤的细菌DNA进行修复。而喹诺酮类抗菌药物正是抑制、阻断这两种酶的作用，使细菌的DNA复制表达受阻，最终导致细菌死亡。在细菌的细胞中，DNA旋转酶为四叠体，由两个亚基A和两个亚基B构成。细菌在合成DNA的过程中，DNA旋转酶的亚基A能将DNA双链切开，形成前链和后链，亚基B使前链后移，移过切口后，在亚基A的作用下封闭切口，重新形成负超螺旋。根据实验研究，喹诺酮类抗菌药并不是直接与DNA超螺旋结合，而是与DNA旋转酶的亚基A结合，形成药物-DNA-酶复合物，抑制旋转酶活性，使DNA超螺旋结果无法复制，阻断mRNA与蛋白质的合成，最终导致细菌死亡。

3. 耐药性及发生机制

喹诺酮类药物最大的特点就是快速有效的杀菌作用。自研究开发以来就因其优秀的杀菌特点而应用于市场。经过多年的研究和完善，其在抗菌活性和药代特性上有了巨大的进步，衍生出大量附属药物，并且在临床、畜牧业及水产业上广泛应用，据不完全统计，目前喹诺酮类药物已占据抗菌药物市场的两成。细菌对喹诺酮类药物的先天耐药率很低，但随着喹诺酮类药物的大量应用，细菌对其产生的后天获得性耐药性发展得也十分快速。目前已知喹诺酮类药物是通过影响细菌体内的DNA复制进而使细菌死亡来起效的。曾认为细菌的耐药性是由细菌染色体发生突变而引起的，细菌体内质粒并不参与产生细菌耐药性。但已有研究表明，引起细菌耐药性的 *qnr* 基因序列和部分外排泵基因序列是随质粒传播进行的。这表明细菌对喹诺酮类药物的耐药性具有多种耐药机制，表述如下。

（1）基因突变　　喹诺酮类药物是通过抑制细菌DNA旋转酶和拓扑异构酶来杀菌的，细菌通常在拓扑异构酶亚基的某些序列中发生突变，使喹诺酮类药物与细菌拓扑异构酶的结合发生障碍，降低药物影响细菌DNA复制的作用，根据基因突变的频率，其对喹诺酮类药物耐药的程度也不同，一般低水平的耐药性仅仅为单一基因发生突变，其频率为$10^{-10}\sim10^{-6}$。若呈现高水平的耐药性则需要双基因发生突变，其频率为$10^{-16}\sim10^{-14}$。随着喹诺酮类药物的更新换代，细菌对药物耐受也会增加，追溯根源，是低水平的基因突变使耐药性反复积累，为高水平的多重耐药性的出现打下了基础。

（2）细菌膜的渗透交换系统突变　　细菌膜的突变也会影响到喹诺酮类药物的效果。细菌通过细菌内外膜蛋白表达突变，使喹诺酮类药物进入细菌体内的量减少。还通过染色体编码的外排泵表达突变，使体内的喹诺酮类药物加速排出体外，减少药物在体内积累的时间，进而加强对喹诺酮类药物的耐药。

（3）细菌质粒介导的耐药性　　在临床、畜牧及水产业中经常发现，当一种喹诺酮类药物投放使用不久，就会有相应的耐药细菌产生，并迅速传播。经过大量实验研究发现，其由质粒介导的耐药性基因 *qnr* 所致，其本身介导的耐药性水平低，表现不突出，但具备随质粒移动发生转移的特征。当转移至耐药基因处，可与耐药基因协同，增加细菌染色体自发突变的概率，间接增加细菌耐药性。同时 *qnr* 基因表达的Qnr蛋白并不能直接减少细菌体内喹诺酮类药物的剂量，而是通过保护细菌的DNA促旋转酶，抑制其活性，减少促旋转酶-DNA聚合物的生成，阻碍喹诺酮类药物与复合物形成稳定结构，进一步减弱喹诺酮类药物的药效。

4. 喹诺酮类药物的不良反应

（1）消化系统反应　　主要表现为腹泻、消化不良等。

（2）变态反应和光毒性　　变态反应发生概率较低。光毒性与8位取代基、自身因素、光照时间有关，其中8位氟取代类药物可表现出高度的光毒性，毒性强；8位氧取代类药物因对光稳定性的下降而致病，毒性较弱。

（3）神经系统反应　　随着喹诺酮类药物应用的增加，其中枢神经系统反应也越发多见，主要表现为锥体外束症状。喹诺酮类对中枢神经系统的作用机制尚不明确，目前普遍认同的学说是其化学结构中含有氟原子，具有一定的脂溶性，因此能对中枢神经系统起作用。

（4）生殖系统反应　　喹诺酮类药物可能会抑制水生动物的性腺发育，导致生殖系统发育异常或性腺退化；影响水生动物的生殖行为，如交配、产卵等，导致无法完成繁殖；干扰水生动物的生殖细胞分裂和配子形成，导致生殖能力下降或无法繁殖；对水生动物的生殖器官产生直接的损害，如造成生殖器官炎症或损伤。

（5）肝的毒性反应　　研究表明，长期应用喹诺酮类药物易导致肝损伤，导致谷丙转氨酶、谷草转氨酶、乳酸脱氢酶数值升高。

（6）肾的毒性反应　　喹诺酮类药物的代谢，大部分从尿液中排出，尿液中的浓度是血液中的数倍。此类药物容易形成结晶体，在碱性尿液中更甚，因此会对肾造成不同程度的损害。

（7）软骨的毒性反应　　主要在新生、幼小动物的骺板中产生影响。

5. 药物的相互作用

（1）与金属离子的相互作用　　当喹诺酮类药物与含有金属阳离子的药物，如含有铝、镁、钙、铁、锌的药物同时服用时，其4-氧、3-羧基与金属阳离子发生螯合作用，形成螯合物，降低了药物的吸收及生物利用度，使血药浓度降低，间接地影响了药物的抗菌作用。可以根据药物特点，调整两种药物的用药时间，增加间隔期，来降低两种药物间的相互影响。

（2）与氨基糖苷类的相互作用　　对革兰氏阴性菌而言，喹诺酮类药物与氨基糖苷类药物对其都具备良好的抗菌作用，都可以通过抑制细菌的DNA回旋酶，阻碍细菌蛋白质的合成来起作用，因此当两种药物同时应用时会产生协同效应，增加药物的抗菌作用。

（3）与β-内酰胺类药物的相互作用　　β-内酰胺类药物可以破坏细菌的细胞壁，造成细菌细胞壁的损伤，可以让喹诺酮类药物更容易进入细菌体内发挥作用。

（4）与非甾体抗炎药的相互作用　　喹诺酮类药物可以通过竞争作用抑制γ-氨基丁酸（GABA）和突触后膜结合进而引起中枢神经系统兴奋，而非甾体抗炎药可以增强此类药物的作用，可导致癫痫、惊厥等。因此与此类药物应用时，务必要提高警惕。

（5）与H2受体阻滞药的相互作用　　H2受体阻滞药可降低胃酸的分泌作用，降低胃液酸度，进一步减少喹诺酮类药物的吸收，应注意避免两者的同时应用。

（6）与其他药物的相互作用　　与磺胺类药物合用，可增加药物的抗菌作用。与利福平同用，因利福平对肝药酶起诱导作用，而喹诺酮类药物作用相反，因此两者合用可降低喹诺酮类药物的活性。与华法林合用，导致代谢减慢，造成凝血时间延长。与氯霉素、红霉素合用可降低喹诺酮类药物的药性。与环丙沙星、呋喃妥因合用，增加毒性。

（二）常见的喹诺酮类抗菌药

1. 噁喹酸

噁喹酸（oxolinic acid）为白色或黄白色结晶粉末，无臭，无味。25℃时在甲醇、无水乙醇中溶解度<1%。在水中溶解度<0.003mg/L。对热、湿、光稳定。

【药理作用及机制】本品属于第一代喹诺酮类药物，对细菌为杀菌作用，抗菌机制是抑制细菌的DNA旋转酶和拓扑异构酶Ⅳ，对革兰氏阴性菌有效。在鱼类致病菌中，如灭鲑气单胞菌、嗜水气单胞菌、鳗弧菌等有效。有人对淡水虹鳟的噁喹酸生物利用度进行了归纳总结，将体重相同的淡水虹鳟分为对称的两组，一组含有低剂量的噁喹酸，另一组含有高剂量的噁喹酸，结果显示低剂量的噁喹酸吸收率近40%，而高剂量的噁喹酸吸收率不到15%。这说明剂量跟抗菌效果并无直接关系，此结果为噁喹酸的有效利用提供了良好的基础。此外还发现，在不同温度下，淡水虹鳟对噁喹酸的吸收也不同，在低温下，虹鳟组织内的药物含量较低，高温时药物的含量较高。在不同组织内，药物的含量也不相同，胆汁、肝、肾、血液均对噁喹酸表现出不同的亲和力。虹鳟的不同组织对噁喹酸的代谢速率不同，肌肉、血液代谢快，而肝、肾、皮肤代谢慢，因此休药期的制定需要以整个鱼体的药物残留水平为准，不能以偏概全。在同样条件下，将斑点叉尾鮰与淡水虹鳟对比，发现虹鳟的药物分布速度更快，但排泄速度更慢。这表明药物的吸收在不同的鱼类种群中有明显差异。

【药物应用】噁喹酸在水产学中应用极多，它用于预防罗非鱼、鲷、鰤的结节病，大麻哈鱼、鳟的疖疮病，斑点鱼的败血病，香鱼的气单胞菌病，鲤的细菌性败血症、肠炎病，鳗鲡的红点病、赤鳍病，虾类的弧菌病等。

【用法与用量】①浸泡给药：水中药物浓度需达到3～5mg/L，2～4h/次，每日一次，2～3次为1个疗程。②口服给药：对疖疮病、弧菌病、气单胞菌感染症等，5～20mg/kg，每日2次，5～7d为1个疗程。对结节病，10～30mg/kg，每日2次，5～7d为1个疗程。

【不良反应及注意事项】可有消化系统反应、中枢反应，可影响软骨发育，可产生结晶尿，尤其在碱性尿中更易发生，大剂量或长期应用本类药物易致肝损害。需注意，用浸泡的方法给药，鱼体不可能完全吸收，未吸收的部分将会分散到周围水域。若淡水养殖，药物可停留在该水域很长时间并保存药物活性，若海水养殖，药物会与海水中的离子形成络合物，降低药物活性，且仍会被海内其他鱼类食用。被吸收的噁喹酸大部分会残留在鱼类的胆汁中，小部分会随尿液和粪便排出体外。因此，此种给药方式不适于大面积应用。口服给药虽为最常用的给药方式，但是一部分药物会与周围水域中的自然环境结合，形成颗粒复合物，然后被贝类、蟹类和底栖类鱼类食用，还有部分沉积在养殖箱底部、水体底部等，但最终可检测出来的残留物极少，归其原因，噁喹酸的生物利用度高。此方法适用于大面积投喂。

2. 吡哌酸

吡哌酸（pipemidic acid）呈淡黄色或微黄色结晶性粉末，无臭，味苦。不溶于乙醇，微溶于甲醇，极微溶于水，易溶于氢氧化钠试液或冰醋酸。

【药理作用及机制】本品属于第二代喹诺酮类药物，对革兰氏阴性菌和金黄色葡萄球菌的效果好，对鱼类的气单胞菌、假单胞菌、爱德华菌、副溶血弧菌、巴斯德菌属效果良好。对金黄色葡萄球菌、肠杆菌起效需有较高的药物浓度。本品对肠球菌无效。作用机制为抑制细菌脱氧核苷酸的合成。马苏大麻哈鱼通过口服给药，在不同给药次数后的相同时间内，检测药物在血液中的水平，仅第一次和第二次给药后，其血液中的药物浓度有明显变化，而第二次后血液药物浓度无大幅度的变化。在肝和肾中的分布效率要高于血浆，对此药物的代谢速度也较快，在4d内可以基本代谢完全。

鳗鲡的药代动力学与马苏大麻哈鱼相似，可以在鱼体组织中快速分布并代谢。组织中的药物浓度仅在小范围内波动，分布时间也相差不大，并且在4d内基本代谢完全。

【药物应用】吡哌酸对爱德华菌有很强的抗菌作用。对副溶血弧菌、假单胞菌、气单胞菌有效，对虾菌血症、细菌性败血病、肠炎病等均有好的疗效。同时还可以预防鲷、鰤、罗非鱼、鲈结节病，大麻哈鱼、鳟疖疮病，蛙红腿病等。

【用法与用量】①口服给药，鱼类中，10～20mg/kg，每日2次，3～5d为1个疗程；虾蟹类及龟鳖类，20～50mg/kg，每日1次，3～7d为1个疗程。②浸泡给药，使水中药物浓度为3~5mg/L，2~4h/次，每日1次，2~3d为1个疗程。

【不良反应及注意事项】可引起消化系统反应，偶有中枢神经系统反应，该品的毒性较低，不良反应较少，但如应用剂量增大，则不良反应出现率也相应增加。注意本品与庆大霉素、青霉素等抗菌药有协同作用。与碱性药物、抑制胃酸药物及抗胆碱药物合用时，可降低本品的吸收。与酰胺醇类药物合用，也可降低本品的抗菌作用。

3. 氟甲喹

氟甲喹（flumequine）呈白色粉末，无毒，无味，不溶于水，易溶于有机溶剂和碱性溶液。

【药理作用及机制】本品属于第二代喹诺酮类药物，作用机制为抑制细菌的脱氧核苷酸的合成，阻止细菌DNA复制，起到杀菌作用。其抗菌作用广谱，对革兰氏阴性菌有较好效果，如大肠杆菌、沙门菌、克雷伯杆菌等。对弧菌的作用与庆大霉素、四环素相近。对真菌、原生动物甚至某些蠕虫均有作用。并且与其他药物无交叉耐药性，如氯霉素、卡那霉素、氨苄西林、四环素等。此外，本品药物活性高，应用剂量低，更加适用于海洋喂养环境。通过口服给药，不同剂量的药物均可使虹鳟在用药期达到一定的抗生素浓度水平，但在用药后的24~48h药物浓度迅速下降。但在虹鳟的肠道和肝中，由于肝肠循环的作用，药物停留时间相对较长。还有实验发现温度越低，药物残留水平就越高，温度和药物残留水平呈反向关联。在不同的条件下测量鳟的药代动力学，在相同的pH环境中，高浓度给药并不能提高鳟的药物吸收速度。在不同的pH环境中，在pH 6.4~9.0中，鳟对甲氟喹的吸收量逐步降低，无论药物浓度是否升高，均不增加药物的吸收量。在相同pH环境中，逐步升高温度3~15℃，随着温度的升高，鳟对氟甲喹的吸收效率升高，呈正相关。在不同水体中，若水中碳酸钙含量高，则鳟对氟甲喹的吸收明显下降，呈现负相关。此外，通过腹腔注射、浸泡方式给药，对氟甲喹的吸收并无明显区别。通过浸泡给药的方式，庸鲽可以吸收高浓度的氟甲喹，在致死剂量下仍可以吸收，在肌肉组织中的浓度非常高，当停止浸润给药后，其体内浓度仍然能够继续上升。

【药物应用】是专门针对动物的抗菌药，用于预防鲷、鲕、罗非鱼、鲈的结节病、大麻哈鱼、鳟的疖疮病、弧菌病、鲤的细菌性败血病、肠炎、斑点叉尾鲴的肠型败血病、赤鳍病、红点病及气单胞菌等。

【用法与用量】①口服给药，在对淡水鱼类用药时，推荐总剂量为100mg/kg，疗程5~8d，每天剂量为12.5mg/kg、8d，或每天20mg/kg、5d。对海水养殖鱼类来说，总剂量为125~200mg/kg。②浸泡给药，水中药物浓度为3~5mg/L，2~4h/次，每日1次，2~3d为1个疗程。

【不良反应及注意事项】安全范围广，无不良反应，用量加倍也不中毒。氟甲喹经口服对河鳗96h的LD_{50}在7.94g/kg以上，浸浴淡水青虾的LD_{50}在1000mg/L以上。

4. 萘啶酸

萘啶酸（nalidixic acid）呈白色或淡黄色，结晶粉末状，无味，不溶于水，微溶于乙醇、强碱。溶于氯仿。

【药理作用及机制】本品属于第一代喹诺酮类药物，主要针对革兰氏阴性菌，作用机制为抑制细菌的脱氧核苷酸的合成，阻止细菌DNA复制，起到杀菌作用。对大肠杆菌、沙门菌、痢疾杆菌、嗜水气单胞菌、鳗弧菌、荧光假单胞菌等有效。有研究对比了口服给药和通过静脉给药方式测量虹鳟体内的萘啶酸的含量。通过口服给药，在16～24h，虹鳟体内的药物浓度可达到最高，且在口服30min内就可在所有组织中检查到药物。在用药的36～48h，吸收作用结束，测得不同组织的药物浓度从高到低依次为胆汁、肝、肾、血清、肌肉和脂肪。用经过放射线标记的萘啶酸测得皮肤组织的含量跟肌肉组织相近，在虹鳟胆汁、肝、肾中的药物浓度总是高于血清，呈现定值。再通过静脉给药的方式，发现药物的吸收非常迅速，而药物的分布与口服相同。在给药12h后，测得血清、肌肉、肾中有一定含量的萘啶酸，而在胆汁中的药物浓度为前三者的100倍，由此可以断定，胆汁是萘啶酸的主要排泄途径。将马苏大麻哈鱼与虹鳟做对比，发现两种鱼对药物的吸收入血的过程比较类似，但在肌肉、肾、胆汁中的分布明显比虹鳟高，并且除了血清外，萘啶酸在大麻哈鱼所有组织中的半衰期都比虹鳟长。这说明在大麻哈鱼中，药物由肠道重新吸入胆汁的作用比虹鳟强。

【药物应用】可用于防治细菌性败血病、竖鳞病、烂鳃病、赤皮病、白皮病，或由嗜水气单胞菌导致的锦鲤、金鱼、鲫鱼的溃疡病、疖疮病等，也可用于预防鲷、鰤、罗非鱼、鲈的结节病，大麻哈鱼、鳟的疖疮病，鳗鲡的细菌性败血病、爱德华病、弧菌病、赤鳍病、红点病等。

【用法与用量】①口服给药，鱼类10～30mg/kg，每天2次，3～6d为1个疗程。虾蟹类及龟鳖类，20～50mg/kg，每天2次，3～7d为1个疗程。②浸泡给药，水中药物浓度3～5mg/L，2～4h/次，每日1次，2～3d为1个疗程。

【不良反应及注意事项】可引起消化系统毒性反应、中枢神经系统反应等。需注意，萘啶酸与庆大霉素、卡那霉素合用，可增强药物作用，与呋喃妥因有拮抗作用。与抗胆碱药、抑酸药同用时，因降低了胃液的pH，使本药物吸收减少。与利福平、蛋白质合成抑制药物合用可使本药的抗菌作用降低或消失。

5. 氟哌酸

氟哌酸（norfloxacin）呈白色或淡黄色，结晶粉末状，无臭，微苦。极微溶于水、乙醛。易溶于酸碱溶液。在空气中吸收水分，遇光变色。

【药理作用及机制】本品属于第三代喹诺酮类药物，作用机制为抑制细菌的脱氧核苷酸的合成，阻止细菌DNA复制、转录、重组等，起到杀菌作用。本品在前两代的作用基础上在C6位上加入氟原子、在C7位上加入哌嗪，从而增强了本品对细胞壁的渗透作用，增加了杀菌效果。同时降低了本品的半衰期，增加在组织中的浓度，扩大在体内的分布范围，并降低本品的毒副反应，与同类药物不产生交叉耐药性。用10mg/kg的氟哌酸口服喂养大黄鱼，在血浆和组织中药物浓度达到平衡后进行测量，发现氟哌酸在大黄鱼体内分布很不均匀，在血浆、肌肉和肝中的浓度含量相差较大。在血浆中浓度为0.58mg/L、在肌肉中为6.90mg/kg、在肝为13.49mg/kg。这说明氟哌酸具有在血浆外分布的特点，利用此特点，可以用于治疗鱼类的全身性疾病。同时发现，氟哌酸在大黄鱼体内的分布符合一级消除动力学的稳定线形恒比消除，给实际喂养提供理论基础。在实际喂养中，因每次投放的药物剂量、投放次数无法准确确定，导致残留在鱼体内的药物浓度差别较大，对休渔期的推算带来一定困难，但发现氟哌酸在大黄鱼体内的分布符合一级消除动力学的稳定线形恒比消除，即可根据当时鱼体肌肉的药物浓度，利用相应的计算方法得出药物半衰期的个数，得到准确的休药期。口服方式给药，在血浆和组织中药物浓度达到平衡后进行测量，发现氟哌酸在中华鳖体内被吸收入体循环的药量较大黄鱼少，在血浆中的药物浓度持续时间也较大黄鱼短。

【药物应用】可用于防治鳖类的细菌性败血病、红脖子病、红底板病、腐皮病、疖疮病，鱼类的嗜水气单胞菌、假单胞菌、弧菌、链球菌、爱德华菌、诺卡菌、分歧杆菌引起的疾病。也可用于防治淡水鱼中的细菌性败血症、细菌性肠炎、细菌性烂鳃病、肠型败血症、白皮病、白头白嘴病、竖鳞病等，海水鱼中如鲷、鰤、罗非鱼、鲈的结节病及链球菌病，虹鳟的弧菌病、疖疮病，石斑鱼、香鱼的弧菌病、肠炎病，鲑、鳟的细菌性肾病，鳗的爱德华菌病、赤鳍病，鲈的结节病、链球菌病、弧菌病、疖疮病。在虾类中，则可用于治疗对虾烂眼病、黑鳃病、烂鳃病、红腿病、甲壳溃烂病。在蟹类中，可用于治疗烂鳃病、甲壳溃烂病。龟的腐甲病、肠胃炎同样适用。

【用法与用量】①口服给药，淡水鱼类中，20～50mg/kg，每日2次，3～5d为1个疗程。海水鱼类中，30～50mg/kg，每日1次，3～5d为1个疗程。②浸泡给药，水中药物浓度2～4mg/L，1～2h/次，每日1次，2～3d为1个疗程。③肌内注射，5～10mg/kg，每日1次，2～3d为1个疗程。

【不良反应及注意事项】主要有消化系统及神经系统损伤，还可对肝肾脏器造成损伤。需注意，本品与氢氧化铝、三硅酸镁等含有二、三价阳离子的抗酸剂同用时，可降低本品的血药浓度及达峰时间，明显影响本品的药物吸收。

6. 恩诺沙星

恩诺沙星（enrofloxacin）呈微黄色或淡黄色结晶粉末，微苦，无臭。不溶于乙醇，微溶于水和甲醇，易溶于碱性溶液。遇光变橙红色。

【药理作用及机制】本品为畜禽业和水产类专用药物，属于第三代喹诺酮类药物。其作用机制为，与细菌DNA回旋酶亚基A结合，进一步抑制细菌辅酶的作用，阻止脱氧核苷酸的合成，阻止细菌DNA复制，起到杀菌作用。主要针对革兰氏阴性菌，对细菌有很强的渗透作用，抗菌作用广谱，对革兰氏阳性菌同样起到良好的作用，在机体内的药物浓度高，药性稳定，半衰期长，能够在组织中广泛分布，对大肠杆菌、克雷伯杆菌、沙门菌、链球菌、变形杆菌、绿脓杆菌、嗜血杆菌、多杀性巴氏杆菌、溶血性巴氏杆菌、金黄色葡萄球菌等几乎所有的水生病原菌有效。对其他抗生素无交叉耐药性，对耐药菌引起的严重感染同样有效。通过口服的方式对虹鳟进行比较研究，发现恩诺沙星的生物利用度很高。但如果改用灌胃给药的方式进行喂养，其生物利用度随喂养率的升高而降低。此外，周边温度同样会影响药物的生物利用度，随着温度的升高（10～15℃），恩诺沙星的生物利用度从9%迅速升高到53%。通过注射不同剂量的恩诺沙星进行比较研究，发现恩诺沙星在组织穿透方面极具优势，但是注射剂量的升高并不能带来更佳的组织分布率，说明鱼体组织对恩诺沙星有一定的饱和度，只能容纳一定剂量的恩诺沙星。在药物半衰期的研究中，在同样温度、同等质量的鱼体，以口服方式，不同剂量5mg/kg、10mg/kg和50mg/kg分别给药，测量药物的半衰期，发现10mg/kg和50mg/kg剂量下，恩诺沙星的半衰期同样为29.5h，而5mg/kg剂量下，恩诺沙星的半衰期为44h。这进一步证明了鱼体组织对恩诺沙星具有饱和度的结论。

【药物应用】在淡水鱼类中，可用于预防细菌性烂鳃病、细菌性败血症、细菌性肠炎、竖鳞病、表皮溃疡、白皮病、白头白嘴病、打印病、爱德华菌病、弧菌病、红点病、赤鳍病。在海水鱼类中，可用来预防并治疗烂鳃病、弧菌病、疖疮病、溃疡病、类结节病、肠炎病、链球菌病等。在虾类中，可用来预防并治疗立克次体病、黑鳃病、虾烂眼病、虾烂鳃病、虾甲壳溃疡病、虾红腿病等。在蟹类中，用来预防并治疗烂鳃病、甲壳溃疡病等。

【用法与用量】①口服给药，针对淡水鱼类疾病，可用20～40mg/（kg·d），每日2次，3～5d为一个疗程。针对海水鱼类疾病，可用30～50mg/（kg·d），3～5d为一个疗程。鲟可用20～50mg/（kg·d），3～5d为一个疗程。虾类、蟹类、龟类、鳖类可用20～50mg/（kg·d），每日2次，辅助添加维生素C，3～5d为一个疗程。②浸润给药，浸润水体中，药物浓度需达到4mg/L，每日1次，1～2h/次，2～3d为一个疗程。③肌内注射，龟类、鳖类肌内注射量为5mg/（kg·次），每日1次，2～3d为一个疗程。

【不良反应及注意事项】可对消化系统产生刺激。对幼体动物的骨骼生长产生影响。需注意恩诺沙星与利福平不可合用，与抗酸药氢氧化铝等合用将影响恩诺沙星的吸收，避免同时服用。

7. 氧氟沙星

氧氟沙星（ofloxacin）呈黄白色或淡黄色结晶性粉末，无臭，味苦。不溶于乙酸乙酯，微溶于水、甲醇、乙醇、丙酮。略溶于稀酸和氢氧化钠，较易溶于氯仿，易溶于冰醋酸。遇光变色。

【药理作用及机制】本品属于第三代喹诺酮类药物，作用机制为抑制细菌的脱氧核苷酸的合成，阻止细菌DNA复制、转录、重组等，起到杀菌作用。本品的杀菌作用强大，血药浓度高且持久，在最低抑菌浓度下，即可产生溶菌现象，体内活性是诺氟沙星的3～5倍。对革兰氏阳性菌的作用强于诺氟沙星，对葡萄糖非发酵性革兰氏阴性菌的作用强于诺氟沙星及庆大霉素，对恶臭假单胞菌、嗜麦芽假单胞菌的作用强于诺氟沙星4～16倍，对厌氧菌的活性比氟哌酸强2～16倍，对肺炎球菌的杀菌作用尤其有效，为氟喹诺酮类中最强。对部分厌氧菌、军团菌、支原体同样有效。本品在体内分布广泛，除脑组织外，其他组织器官中均能保持较高的药物浓度。本品与其他抗生素无交叉耐药，且对耐青霉素、林可霉素、庆大霉素、萘啶酸和氟哌酸的革兰氏阴性菌均有良好的抗菌活性。用20mg/kg剂量的氧氟沙星溶液灌入鲤前肠，在用药后的不同时间点分别测量鲤血液、内脏、肌肉、皮肤组织测量结果。结果提示，氧氟沙星在鲤体内吸收迅速，其半衰期仅为6min，分布广、快，分布半衰期为20min，分布容积为5.79L/kg，并在鱼体内停留时间长，消除半衰期为24h，在24h后，鱼体的血药浓度仍大于常见致病菌的最小抑菌浓度，可见氧氟沙星消除慢，时间长，由于此特点，对氧氟沙星在鲤体内的残留药物进行测量，药物残留浓度在肝、肌肉、皮肤依次递减，于停药后9d再次进行测量，肝中药物浓度为41.2μg/kg，肌肉中药物浓度为35μg/kg，皮肤中残留浓度为33.1μg/kg，此时药物浓度达标。

【药物应用】本品抗菌效果好，作用广谱，对革兰氏阳性和阴性菌、气单胞菌、假单胞菌、弧菌、链球菌、爱德华菌、诺卡菌均有良好的效果。本品可用于防治：淡水鱼中的细菌性败血症、细菌性肠炎、细菌性烂鳃病、肠型败血症、白皮病、白头白嘴病、竖鳞病等；海水鱼中如鲷、鲥、罗非鱼、鲈的结节病及链球菌病，虹鳟的弧菌病、疖疮病，石斑鱼、香鱼的弧菌病、肠炎病等；鳖类的细菌性败血病、红脖子病、红底板病、腐皮病、疖疮病，对于龟的腐甲病、肠胃炎同样适用；虾类的对虾烂眼病、黑鳃病、烂鳃病、红腿病、甲壳溃烂病；蟹类的烂鳃病、甲壳溃烂病。

【用法与用量】①口服给药，针对淡水鱼类疾病，可用10～50mg/（kg·d），每日2次，3～5d为一个疗程。针对海水鱼（大黄鱼、石斑鱼）类疾病，可用50mg/（kg·d），3～5d为一个疗程。鲟可用20～40mg/（kg·d），3～5d为一个疗程。鳗可用10～20mg/（kg·d），3～5d为一个疗程。虾类、蟹类、龟类、鳖类可用20～50mg/（kg·d），每日2次，辅助添加维生素C，3～5d为一个疗程。②浸润给药，浸润水体中，药物浓度需达到4mg/L，每日1次，1～2h/次，2～3d为一个疗程。③肌内注射，龟类、鳖类肌内注射量为5mg/（kg·次），每日1次，2～3d为一个疗程。

【不良反应及注意事项】常见的不良反应有消化系统反应，对肝功能有一定影响。

8. 沙拉沙星

沙拉沙星（sarafloxacin）为人工合成药物，呈黄白色或淡黄色结晶性粉末，无臭，味苦。极微溶于水、乙醇。溶于碱性溶液。在空气中易吸收水分，遇热遇光变色。

【药理作用及机制】本品属于第三代喹诺酮类药物，为动物专用抗菌药，其抗菌谱广，对革兰氏阳性菌、金黄色葡萄球菌、溶血性链球菌、革兰氏阴性菌、支原体、大肠杆菌、沙门菌、变形杆菌等都有良好作用。作用机制为抑制细菌的脱氧核苷酸的合成，阻止细菌DNA复制、转录、重组等，起到杀菌作用。在对小鼠的感染性保护实验中，服用本品最低有效剂量，其抗菌作用为诺氟沙星的2～10倍，而应用诺氟沙星达到相同的抗菌效果需要的剂量为本品的5倍以上。在对鱼类致病菌的作用上，对鱼的杀鲑气单胞菌、鳗弧菌均有较强的效果。本品在动物体内分布广，消除迅速，药物残留期短，大麻哈鱼在持续给药10d后，停药6d在血浆中即检测不出药物残留。本品是在喹诺酮的基础上在喹诺酮6位上引入氟原子，环的1位上引入氟苯基，环的3位上引入羧基，环的7位上引入哌嗪基，因而具备相应很多特点：①6位氟原子的引入，增加了药物对细菌的靶向定位，同时增加了药物本身的电负性，使药物本身的溶解度升高，抗菌活性加强，对细菌具有选择性毒性作用，但仅对原核生物细胞起作用，对真核细胞作用甚微，因此对受体动物无伤害作用。②环1位的氟苯基的引入使药物对组织的渗透作用加强，可以通过血脑屏障，因此体内吸收迅速，口服给药即可迅速吸收，且在体内组织内分布广泛，血药浓度高，代谢速度同样迅速。③环3位的羧基的引入增加了本品对细菌的抑制作用，7位的哌嗪基的引入，增加了对革兰氏阳性菌的活性。④与其他药物无交叉耐药性，与其他抗生素合用时，杀菌作用通常是加强或无关，很少产生拮抗作用。对耐青霉素类、耐磺胺类、耐呋喃类菌群仍有效。以相同剂量、同等温度下，通过静脉注射和口服方式对大西洋鲑进行研究。口服给药10d后，结果显示在组织中的药物浓度均高于血浆。静脉给药，呈现一级吸收一室开放模型。将沙拉沙星以同样剂量对斑点叉尾鲴行口服给药，5d后测得组织中的沙拉沙星药物含量均超过致病菌的最小抑菌浓度几十倍之多。在服药物后36h测量，皮肤及肌肉组织内的残留药物浓度已达到要求，但在鱼骨中残留的沙拉沙星仍未达标，说明沙拉沙星在鱼骨中有积累作用。此外，环境温度的变化会影响药物的代谢，温度越高，代谢速率越快。沙拉沙星的组织穿透能力极强，且在所有组织均有分布。当停用药物48h后测量药物的残留量，发现各部组织残留差异较大，沙拉沙星在肝和肾中残留明显，皮肤中的半衰期最长，消除速度最慢，考虑可能原因为沙拉沙星与皮肤中的黑色素和骨中的二价离子有亲和力，进一步证明鱼体骨与皮肤为沙拉沙星残留的储存组织，此残留长期存在。

【药物应用】本品抗菌效果好，作用广谱，在水产养殖上有很好的作用。对革兰氏阴性菌、气单胞菌、假单胞菌、弧菌、链球菌、爱德华菌、诺卡菌均有良好的效果，沙拉沙星能显著降低感染爱德华菌的斑点叉尾鮰的死亡率，对鲑鱼实验性感染杀鲑气单胞菌的效果同样显著。同时对鱼类的革兰氏阳性菌引起的感染，尤其是对常用大环内酯类药物产生耐药性的细菌，包括可能混合革兰氏阴性菌的混合感染，沙拉沙星仍有明显效果。

【用法与用量】①口服给药，针对淡水鱼类疾病，可用10～15mg/（kg·d），每日2次，3～5d为一个疗程。针对海水鱼（大黄鱼、石斑鱼）类疾病，可用15～20mg/（kg·d），3～5d为一个疗程。鳗鱼可用5～10mg/（kg·d），3～5d为一个疗程，辅助添加维生素C，3～5d为一个疗程。虾类、蟹类、龟类、鳖类可用15～20mg/（kg·d），每日2次。②浸润给药，浸润水体中，药物浓度需达到2～4mg/L，每日1次，每次1～2h，2～3d为一个疗程。③肌内注射，龟类、鳖类肌内注射量为5～10mg/（kg·次），每日1次，2～3d为一个疗程。

【不良反应及注意事项】会对幼龄动物软骨生长发生阻滞作用，对消化系统有刺激作用。注意在应用时需避免与利福平、四环素类药物同时应用，可产生拮抗作用。多价阳离子如镁离子、铁离子、铝离子均对沙拉沙星的抗菌活性有影响，注意药物的盛放容器需避免含有此类金属离子。

9. 左氧氟沙星

左氧氟沙星（levofloxacin）为淡黄色或黄白色结晶粉末，无臭，微苦。不溶于乙酸乙酯，微溶于水、甲醇、乙醇、丙酮，易溶于冰醋酸。遇光变色。

【药理作用及机制】本品属于第三代喹诺酮类药物，作用机制为抑制细菌的DNA旋转酶，阻止脱氧核苷酸的合成，阻止细菌DNA复制、转录、重组等，起到杀菌作用。其化学结构具有独特性，本品是在氧氟沙星的基础上分离出的左旋光学异构体，氧氟沙星本身为左旋光学异构体和右旋光学异构体的消旋混合物，单独的左旋光学异构体比单独的右旋光学异构体的抗菌活性强8～128倍，因此左氧氟沙星的抗菌活性比氧氟沙星的抗菌活性强2倍以上。左氧氟沙星独特的化学结构使其具有良好的抗菌活性和抗菌谱广，对革兰氏阳性菌、革兰氏阴性菌均有效，除此之外还对衣原体、支原体、军团菌和结核杆菌均有效。左氧氟沙星口服给药可完全吸收，进食对左氧氟沙星的吸收无影响，生物利用度接近于氧氟沙星。因其良好的生物利用度，有高效的膜穿透性，在体内分布广泛，且在机体组织内的浓度高于血浆中的药物浓度。左氧氟沙星的膜渗透作用还能够快速地促进其渗入吞噬细胞，对细胞内对抗致病菌活性起到极其重要的作用。机体组织对左氧氟沙星的代谢作用差，有80%～85%的左氧氟沙星以原型从尿液中排出。以南美白对虾为研究对象，用培养模型的方式（对南美白对虾的血、淋巴、肌肉、肝、心脏、甲壳下组织等进行细胞原代培养）研究左氧氟沙星在对虾体内的药代动力学。根据测定组织的药物浓度数据，得出左氧氟沙星在体外血淋巴细胞内的药代动力学符合一室开放模型。达峰时间t_{max}>15.5h，在峰值药物浓度时，测得药物在细胞内的浓度比细胞外的浓度高31倍。在体外情况下，左氧氟沙星在血液、淋巴细胞等部分的吸收和释放均比较缓慢，细胞维持治疗水平的胞内药物浓度时间为118h。左氧氟沙星在细胞内的药物浓度降低至

MRL（0.05μg/ml）时所需的时间为150h，此时间与左氧氟沙星在对虾体内降低至相同水平的药物浓度理论时间相当，因此可利用左氧氟沙星在体外淋巴细胞内残留时间预测体内药物浓度的降低时间。

【药物应用】本品抗菌效果良好，抗菌作用广谱，对革兰氏阳性和阴性菌、气单胞菌、假单胞菌、弧菌、链球菌、爱德华菌、诺卡菌均有良好的效果，可用于防治像鱼感染细菌性败血症、细菌性肠炎、细菌性烂鳃病、肠型败血症、白皮病、白头白嘴病、竖鳞病、弧菌病、疖疮病等。在鳖类可治疗细菌性败血病、红脖子病、红底板病、腐皮病、疖疮病。在虾类中，则可用于治疗对虾烂眼病、黑鳃病、烂鳃病、红腿病、甲壳溃烂病。在蟹类中，可用于治疗烂鳃病、甲壳溃烂病。对龟的腐甲病、肠胃炎同样适用。

【用法与用量】①口服给药，针对淡水鱼类疾病，可用10～50mg/（kg·d），每日2次，3～5d为一个疗程。针对海水鱼（大黄鱼、石斑鱼）类疾病，可用50mg/（kg·d），3～5d为一个疗程。鲟可用20～40mg/（kg·d），3～5d为一个疗程。鳗可用10～20mg/（kg·d），3～5d为一个疗程。虾类、蟹类、龟类、鳖类可用20～50mg/（kg·d），每日2次，辅助添加维生素C，3～5d为一个疗程。②浸润给药，浸润水体中，药物浓度需达到4mg/L，每日1次，1～2h/次，2～3d为一个疗程。③肌内注射，龟类、鳖类肌内注射量为5mg/（kg·次），每日1次，2～3d为一个疗程。

【不良反应及注意事项】最常见的为消化系统症状。可刺激中枢神经系统产生兴奋作用。对血液系统可出现溶血。对肝、肾功能有一定的损伤作用。对动物的软骨发育有毒性作用。注意在应用时需避免与利福平同时应用，可产生拮抗作用。含有多价金属阳离子的药物，如含 Mg^{2+}、Fe^{3+}、Al^{3+}、Ca^{2+} 的抗酸药对左氧氟沙星的抗菌活性有影响。与非甾体抗炎药物同用，可对中枢神经系统产生不良反应。但左氧氟沙星药物的耐受性较好，不良反应较氧氟沙星降低一半。

10. 双氟沙星

双氟沙星（difloxacin）呈淡黄色或类白色结晶性粉末，无臭，味苦。极微溶于水和乙醇，略溶于冰醋酸和氢氧化钠。暴露于空气中变潮，遇光变色。

【药理作用及机制】本品属于第三代喹诺酮类药物，与其他喹诺酮类药物类似，其抗菌位点为细菌细胞核，作用于细胞核中的DNA螺旋酶，此酶含有2个亚基，分别为亚基A和亚基B。双氟沙星只对亚基A有特异性，当其与亚基A结合后，抑制DNA螺旋酶对细菌DNA的切割和再组合作用，进而阻止细菌蛋白质的合成，起到杀菌作用。由于DNA螺旋酶是唯一可使细菌双链DNA产生负超螺旋化作用的异构酶，因此其性质稳定，不容易产生突变。因此，双氟沙星作用于此酶后，细菌不易产生耐药性，同样，因与其他抗生素作用细菌位点不同，与其他抗生素也无交叉耐药性。与其他喹诺酮类药物相对比，本品在1位上引入了对氟苯基，在6位上引入了氟原子，并在7位引入了甲基哌嗪，大大增加了本品的杀菌作用强度，抗菌实验证明对肠杆菌和假单胞菌的抗菌活性是氟哌酸的2倍，对衣原体的抗菌活性优于氧氟沙星，对类杆菌的抗菌活性优于环丙沙星。本品抗菌谱广，针对革兰氏阳性菌（包括大多数的葡萄球菌）、革兰氏阴性菌（包括肠杆菌属、弯曲杆菌属、巴斯德菌属）、球菌及支原体均有很好的抗菌作用。体内吸收速度快，血药浓度高，体外抑菌试验证明，对革兰氏阳性菌，其最低抑菌浓度为0.5～4mg/L，对假单胞菌为0.5～4mg/L，对支原体为4mg/L，对肠道杆菌为0.06～4mg/L，对厌氧菌为

4～8mg/L。本品对耐青霉素、林可霉素、庆大霉素、萘啶酸和氟哌酸的革兰氏阴性菌同样具备良好的抗菌活性，在治疗鼠伤寒沙门菌感染时，双氟沙星在喹诺酮类药物中效果最好，且对有免疫功能不全并发感染的动物，其效果优于其他药品。

选用相同质量的鲫，以相同剂量20mg/kg的双氟沙星口服给药，分别在16℃和25℃的温度条件下进行体内药物代谢研究。结果表明，在这两种温度下，双氟沙星的药物代谢规律都符合二室开放模型，两种温度间代谢规律有明显不同。双氟沙星在鲫体内的药代动力学并不随温度的升高而升高，反而是在低温条件下有较好的效果。在研究中还发现，双氟沙星的代谢产物沙拉沙星在鲫的血浆、肝、肾和肌肉组织均被检测出，且有多峰现象。

【药物应用】因双氟沙星具有杀菌作用强，抗菌谱广，对革兰氏阳性和阴性菌、气单胞菌、假单胞菌、弧菌、链球菌、爱德华菌、诺卡菌均有良好的效果，可用于防治像淡水鱼中的细菌性败血症、细菌性肠炎、细菌性烂鳃病、肠型败血症、白皮病、竖鳞病等，海水鱼中的结节病及链球菌病、弧菌病、疖疮病、弧菌病、肠炎病等，鳖类中的细菌性败血病、红脖子病、红底板病、腐皮病、疖疮病。在虾类中，则可用于治疗对虾烂眼病、黑鳃病、烂鳃病、红腿病、甲壳溃烂病。在蟹类中，可用于治疗烂鳃病、甲壳溃烂病。对龟的腐甲病、肠胃炎同样适用。

【用法与用量】①口服给药，5～20mg/（kg·d），每日2次，3～5d为一个疗程。②浸润给药，浸润水体中，药物浓度需达到3～50mg/L，每日1次，1～2h/次，2～3d为一个疗程。③肌内注射，龟类、鳖类肌内注射量为5mg/（kg·次），每日1次，2～3d为一个疗程。

【不良反应及注意事项】常见发生消化系统反应，偶有中枢神经系统反应。

11. 芦氟沙星

芦氟沙星（rufloxacin）呈微黄色结晶性粉末，无臭，微苦。

【药理作用及机制】本品属于第三代喹诺酮类药物，作用机制与其他喹诺酮类药物类似，其抗菌位点同样为细菌细胞核，作用于细胞核中的DNA螺旋酶A亚基，抑制DNA螺旋酶对细菌DNA的切割和再组合作用，进而阻止细菌蛋白质的合成，起到杀菌作用。本品与其他喹诺酮类药物相比，其在化学结构中引入硫原子，使本品的脂溶性增加，使进入组织更加快速，浓度更高，分布广泛，血浆清除率较低，半衰期更长。本品对革兰氏阴性菌群有良好的抗菌作用，如大肠埃希菌、沙门菌、志贺菌、流感嗜血杆菌、奈瑟菌等，对肠杆菌作用尤其明显。对革兰氏阳性菌如葡萄球菌属、溶血性链球菌等也有一定的抗菌作用。对铜绿假单胞菌、D族链球菌和多数厌氧菌无效。此外，本品在细胞内的抗菌活性明显高于体外的抗菌活性。有研究指出，动物口服芦氟沙星后，组织吸收良好，组织分布广泛，半衰期为12～24h，在组织与血浆中的药物浓度最高，并且在脂肪组织、肌肉组织、肠道、泌尿系统组织中的药物浓度为血浆中的2～6倍。且因脂溶性良好，可分泌渗入机体的分泌液中，使分泌液的药物浓度达血浆的2倍，这些药物特点可使芦氟沙星的组织绝对生物利用度达60%～70%。约1/3的药物以原型从尿中排出。以口服的方式给药后，血药浓度达峰时间为（2.3±1.4）～（3.3±1.9）h，药时曲线下面积为（117.2±17.6）～（120.9±21.8）mg·h/L。这进一步说明芦氟沙星于肠道吸收迅速且完全，可分布于大部组织器官（脑组织未能测得本品），对局部感染部位可迅速达到有效药物浓度。在用药后24～36h，测量血浆药物浓度，仍大于1.0mg/L，其药物消除半衰期为（47.5±14）h，明显优于其他喹诺酮类药物的半衰期，其良好的消除半衰期可有效控制细菌感染，且用药间隔时间长。再根据芦氟沙星大部分以原型的方式从尿液排出的特点，测量给药后96~108h段尿液中的药物浓度，大于10mg/L，明显高于常见尿路感染致病菌的MIC值，可用于控制尿路感染致病菌。除此之外，芦氟沙星的代谢产物——N-去甲基芦氟沙星、硫-氧基芦氟沙星，两者均具有抗菌活性，进一步加强了芦氟沙星的抗菌作用。

【药物应用】芦氟沙星的抗菌效果好，作用广谱，对革兰氏阳性和阴性菌、气单胞菌、假单胞菌、链球菌、爱德华菌均有良好的效果，可用于防治像淡水鱼中的细菌性败血症、细菌性肠炎、细菌性烂鳃病、肠型败血症、白皮病等，海水鱼中的鲷、罗非鱼、鲈的结节病、链球菌病、爱德华菌病、赤鳍病、弧菌病、疥疮病等，鳖类的细菌性败血病、红脖子病、红底板病、腐皮病、疖疮病。在虾类中，则可用于治疗对虾烂眼病、黑鳃病、烂鳃病、红腿病、甲壳溃烂病。在蟹类中，可用于治疗烂鳃病、甲壳溃烂病。因芦氟沙星的脂溶性强，更适用于敏感菌引起的皮肤软组织化脓性感染性疾病。

【用法与用量】①口服给药，针对淡水鱼类疾病，可用10~50mg/（kg·d），每日2次，3~5d为一个疗程。针对海水鱼（大黄鱼、石斑鱼）类疾病，可用50mg/（kg·d），3~5d为一个疗程。鲟可用20~40mg/（kg·d），3~5d为一个疗程。鳗可用10~20mg/（kg·d），3~5d为一个疗程。虾类、蟹类、龟类、鳖类可用20~50mg/（kg·d），每日2次，辅助添加维生素C，3~5d为一个疗程。②浸润给药，浸润水体中，药物浓度需达到4mg/L，每日1次，1~2h/次，2~3d为一个疗程。③肌内注射，龟类、鳖类肌内注射量为5mg/（kg·次），每日1次，2~3d为一个疗程。

【不良反应及注意事项】常见发生消化系统反应，可见中枢神经系统反应。对肝、肾功能及肌肉组织有一定损伤。因芦氟沙星的半衰期长，且代谢物仍具有抗菌活性，遂停药后，受体的有效血药浓度仍然可以维持2~3d，因此需注意，在受体的临床症状消退后需及时终止用药。丙磺舒可减少芦氟沙星在肾的排出量，会造成血浆内药物浓度的间接增加，进而药物浓度积累导致药物毒性的发生。尿液碱化剂可以降低芦氟沙星在其中的溶解度，导致形成结晶体，引起肾损伤。含铝离子、镁离子的抗酸类药物同样会与芦氟沙星反应，降低其吸收率。当与茶碱类药物合用时，可因其与细胞色素P450具有相同的结合位点，导致竞争性抑制，使茶碱类药物在肝的消除减少，使其血浆半衰期延长，间接导致血浆药物浓度升高，最终出现恶心、呕吐、震颤等茶碱中毒反应，需特别注意。

二、磺胺类抗菌药

（一）概述

20世纪初，人类对细菌感染性疾病尚无治疗方法，直到1932年，德国生化学家Domagk发现了一种呈橘红色、新合成的染料，名字为百浪多息，此染料对小鼠的链球菌感染性疾病有着良好的治疗效果，对此他进行了相关细致的研究，发现百浪多息中含有磺胺类药物的本体——对氨基苯磺酰胺。当时大多数人认为百浪多息抗菌的作用是化学结构中偶氮键的作用，此键为生效基团，为此合成了一系列偶氮化合物，但均无抗链球菌作用，只有含有对氨基苯磺酰胺的化合物才具有抗链球菌作用，在体外同样具有效果，并且含有此基团的化合物具有抗菌效力强、毒性低的优点。而后将其应用于临床，同样取得了良好的结果。这一发现被认为是化学治疗史上的一个里程碑，Domagk为此获得了

1939年的诺贝尔生理学或医学奖。此后，在此基础上，人们研究了磺胺结构和其取代基团对抗菌活性的影响，改善磺胺类药物的溶解度，减轻对脏器的损伤及副作用等，并相继合成了5000多种磺胺类，成功地将其中20多种用于临床治疗。使一些曾被认为无救的感染性疾病如肺炎、败血症等疾病都得到了有效治疗。然而，在20世纪40年代，青霉素、链霉素等抗生素类药物相继问世，弥补了磺胺类药物的多种不足，如细菌容易对磺胺类药物产生耐药性、脏器的损伤、严重的药物副反应等，被广泛应用于临床，磺胺类逐步被取代，应用范围也越来越小。但是，由于磺胺类药物对某些感染性疾病如鼠疫、流脑等具有治疗效果好、价格低、药性稳定的特点，一直在临床治疗中得以应用，随着科技的进步，人们将磺胺类药物和磺胺增效剂甲氧苄啶混合使用，使其抗菌范围明显增大，抗菌作用得到明显增强，使磺胺类药物再次获得了新生。

1. 磺胺类药物的化学结构

磺胺类药物的基本化学结构为对氨基苯磺酰胺，其化学结构为苯环上的两个取代基需分别处于对位，如两个取代基处于相邻位置或间隔位置，则均无抗菌活性。如果将某些特定基团引入苯环上的其他位置，则会导致抗菌作用明显下降，甚至消失。苯环中的N1取代基有着重要的作用，不同基团的取代可有不同的抗菌作用。有效杂环取代衍生物可使药物活性增强，毒副作用降低，如噻唑、嘧啶、异噁唑、吡嗪等。但如果N1上的两个氢原子都被取代时，其抗菌作用明显降低，因此需在N1保留一个氢原子。N4上的芳伯氨基是磺胺类药物的必要基团，因为此基团会使磺胺类药物在体内被水解、还原为游离氨基后仍保持抗菌活性。如果氨基被羟基、磺酸基、氯原子等取代，则会失去抗菌作用。

2. 磺胺类药物的分类

磺胺类药物种类较多，可根据氨苯磺胺分子中对位氨基中氢原子的取代情况（决定肠道吸收难易程度）进行分类：①肠道易吸收的磺胺类药物，包括磺胺异噁唑、磺胺甲基异噁唑、磺胺嘧啶、磺胺二甲嘧啶、磺胺甲氧嘧啶、磺胺二甲氧嘧啶等。此类药物容易在肠道吸收入血，主要用于治疗全身性的感染。②肠道难吸收的磺胺类药物，如磺胺脒、酞磺醋胺等。因此类药物在肠道中不易被吸收，可在肠道中保持较高的药物浓度，可用于治疗肠道疾病，如肠炎等。③外用磺胺类药物，可用于体表化脓性感染等，如磺胺嘧啶银盐、磺胺醋酰、磺胺米隆等。

3. 磺胺类药物的作用机制及药理作用

磺胺类药物主要是通过有选择性地抑制细菌的生长，使致病菌致病性降低，再依靠人体的免疫防御系统来杀灭致病菌，属于抑菌药。目前，普遍认为磺胺类药物的抑菌机制是通过干扰细菌的叶酸代谢进而抑制细菌的生长繁殖。对磺胺敏感的细菌与人体或哺乳动物的细胞不同，它不能直接利用周围环境中的叶酸，只能先吸收二氢蝶啶和对氨苯甲酸，再在细菌体内的二氢叶酸合成酶的催化作用下，合成二氢叶酸，再在二氢叶酸还原酶的作用下形成四氢叶酸。而四氢叶酸在菌体内，是促进菌体嘌呤、嘧啶、核苷酸及核蛋白形成的重要传递物质。磺胺类药物的化学结构与对氨苯甲酸的结构相似，可与其竞争二氢叶酸合成酶的催化位点，使二氢叶酸合成受阻，或形成磺胺代替对氨基苯甲酸的伪叶酸，进而影响菌体内核苷酸的形成，最终起到抑制细菌生长繁殖的作用。但是磺胺类药物对已合成的叶酸无效，所以能利用外源性叶酸的细菌对磺胺类药物不敏感。

磺胺类药物的抗菌范围广，对革兰氏阳性球菌如溶血性链球菌、葡萄球菌、肺炎双球菌有效。对革兰氏阴性球菌如脑膜炎双球菌，革兰氏阴性杆菌如大肠杆菌、痢疾杆菌、变形杆菌、鼠疫杆菌有效，随着科技的进步，近年来的新制剂对绿脓杆菌、伤寒杆菌、结核杆菌、麻风杆菌有效。磺胺类药物的抑菌强度也不尽相同，依次大致为：磺胺间甲氧嘧啶＞磺胺甲基异噁唑＞磺胺嘧啶＞磺胺二甲嘧啶。但对于不同菌群的细菌，不同的磺胺类药的抗菌活性也不同。

4. 磺胺类药物在动物体内的代谢过程

磺胺类药物在动物体内的代谢过程有吸收、分布、代谢、排泄等，因磺胺类药物为抑菌药，如要保证磺胺类药物的抗菌效果，必须注意在一段时间内达到有效的血药浓度，根据磺胺类药物在肠道吸收难易程度，分为易吸收类和难吸收类，前者主要用于全身感染，后者主要用于肠道感染。不同温度条件下，药物的吸收不同。例如，在不同温度下通过口服对草鱼给药，其体内药物浓度达峰值时间可相差两倍。在相同温度，不同磺胺类药物在鱼体内的吸收和持续也不同，给予虹鳟不同磺胺类药物，于不同时间在血液、肝和肌肉组织中检测药物浓度，不同药物在相同组织中的峰浓度时间不同。磺胺类药物在体内分布广泛，但不同组织药物分布不同。例如，在银鲫体内，肌肉中的药物浓度始终低于肝。在中国对虾中，达峰浓度时间：肌肉＞鳃＞甲壳＞肝＞血。在中华鳖中，表现出代谢速度慢、残留时间长的特征。磺胺类药物在体内组织中代谢，包括乙酰化和氧化，但几乎所有的磺胺类药物主要通过肝代谢，生成乙酰磺胺。乙酰磺胺没有抗菌作用，但保留了原型中的毒副作用，并可以在尿液中形成结晶，这也是磺胺类药物容易产生毒副反应的原因之一。肠道吸收的磺胺类药物主要通过肾以原型、乙酰化物、葡萄糖苷酸结合物的形式排出体外。在肾中排泄时，大部分会在肾小球滤过，部分在肾小管分泌，再经肾小管重吸收，各种磺胺、游离胺、结合磺胺在此处的滤过、分泌、再吸收的量都不一样，这就导致不同磺胺类药物从体内排除的速率不一样，其药物效能也不同。在肠道内未吸收的磺胺类药物主要通过粪便排出体外。

5. 磺胺类药物的耐药性

当磺胺类药物与细菌多次接触后，细菌对磺胺类药物的敏感性明显下降。尤其在治疗剂量不足或疗程不足时更易出现，以葡萄球菌最甚，大肠杆菌、链球菌次之。其产生耐药性的原因可能有如下几点：①细菌二氢叶酸合成酶可发生突变或质粒转移，使磺胺类药物对细菌的亲和力下降，导致磺胺类药物不能与对氨基苯甲酸竞争。②细菌产生对氨基苯甲酸的能力增强，大量的对氨基苯甲酸使磺胺类药物的竞争能力下降。③细菌膜通透性的变化，降低对磺胺类药物的通透性，使菌体内磺胺类药物的浓度下降，进而降低药物的作用。④细菌代谢途径的改变，增加二氢叶酸合成酶的数量来竞争磺胺类药物的竞争作用，直接利用周围环境中的叶酸间接降低磺胺类药物的药效。⑤通过突变和选择性作用来增加对氨基苯甲酸的含量，抵制磺胺类药物对二氢叶酸的抑制作用。⑥细菌本身对抗药物的能力增加。

6. 磺胺类药物对水产动物的不良反应

磺胺类药物的不良反应相对喹诺酮类药物及其他抗菌药物多，如变态反应、肾损伤、消化系统反应及神经系统反应等，因此使用时需深入研究了解、正确对待此类不良反应，使磺胺类药物发挥其应有的作用。其主要的不良反应如下。

1）肾合并症状：由于磺胺类药物大部分在肝中被乙酰化，乙酰磺胺溶解度低，从肾排出后易在尿中形成结晶物，若尿液 pH 降低，此现象更为明显。结晶物在泌尿系统沉积后可产生血尿、甚至无尿等现象，即肾并发症。根据此特点，可以采用以下方法预防：①给予碳酸氢钠，碱化尿液。②避免大量应用单一种类的磺胺类药物，可应用两种药效相近的药物，相对减少药物剂量。③用药期需积极监测尿液中磺胺结晶现象，及早发现，及早停药，及早对症治疗，避免发生不可逆损伤。

2）变态反应：磺胺类药物与血浆蛋白的结合率高，结合后会使机体产生相应的抗体，进一步导致变态反应的发生。表现为红疹、红斑等，长效磺胺类因其半衰期长，其与血浆蛋白结合时间较长，需更加注意。

3）黄疸：磺胺类药物可通过竞争胆红素与血浆蛋白的结合，干扰胆红素的排泄，进而发生黄疸。

4）溶血：部分患者可出现溶血现象，可能为磺胺致血色素变性为血红素，但此过程会被 6-磷酸葡萄糖脱氢酶拮抗，缺乏此酶的水产动物易出现此现象。

5）粒细胞缺乏症：磺胺可抑制骨髓白细胞的生成，引起粒细胞缺乏等。

（二）常见的磺胺类药物

1. 磺胺嘧啶

磺胺嘧啶（sulfapyridine）呈白色或类白色结晶性粉末，无味。不溶于水、乙醚和氯仿，微溶于乙醇、丙酮，易溶于氢氧化钠、稀盐酸、氨溶液。遇光变暗。

【药理作用及机制】本品为广谱抑菌药，用于治疗全身感染性疾病，对革兰氏阴性菌和革兰氏阳性菌均有抑制作用。具有蛋白质结合率低、容易进入机体组织和脑脊液的优点，可用于治疗脑膜炎球菌、溶血性链球菌、肺炎链球菌、非产酶金黄色葡萄球菌、克雷伯杆菌、沙门菌等致病菌感染性疾病，此外对沙眼衣原体、疟原虫和弓形虫也有一定的抗微生物活性作用。其抑菌机制为阻止和干扰细菌体内叶酸的代谢，细菌的生长繁殖需要体内合成的叶酸作为原料，它的前体物质为对氨基苯甲酸，再在二氢叶酸合成酶的作用下形成叶酸，而磺胺嘧啶的化学结构与对氨基苯甲酸的化学结构相似，可与其竞争二氢叶酸合成酶的结合位点，进而抑制细菌的生长繁殖。磺胺嘧啶在体内为浓度依赖性药物，需加大单次给药剂量才能起到预计的药物效果。

【药物应用】可用于防治淡水鱼类的细菌性烂鳃病、细菌性败血症、肠型败血症。海水鱼类中，可用于治疗链球菌感染疾病、溃疡性疾病、肠炎病、烂鳃病、弧菌病、红点病、赤鳍病等。在虾类中，可用于治疗黑鳃病、弧菌病、甲壳溃疡病、烂鳃病等。在龟类、鳖类中，可用于治疗皮肤溃疡病、疖疮病、出血性肠道坏死症等。

【用法与用量】①治疗鱼类，口服给药，第 1 天 20mg/kg，第 2~6 天 10mg/kg，每日 1 次。②治疗甲壳类动物，5~10g/kg 饲料，拌饲投喂，每日 1 次。③治疗龟类、鳖类，4~8g/kg 饲料，拌饲投喂，每日 1 次，5~7d 为一个疗程。

【不良反应及注意事项】常见发生变态反应。对肝、肾组织有损伤。对中枢神经系统有抑制或兴奋作用。注意本品与碳酸氢钠合用可以促进本品的吸收和代谢，减少对消化道的刺激和结晶物的形成，可降低对肾功能的损伤。

2. 磺胺甲基嘧啶

磺胺甲基嘧啶（sulfamerazine）呈白色或淡黄色结晶性粉末，无臭，味苦。不溶于乙醚、氯仿，微溶于水、乙醇、丙酮，易溶于无机酸、碱性溶液和氨水。遇光变色。

【药理作用及机制】其药理作用与磺胺嘧啶相同，同为广谱抑菌药，对革兰氏阴性菌和革兰氏阳性菌均有抑制作用，尤其对沙氏杆菌、放线杆菌、变形杆菌及大肠杆菌的抑菌效果更佳。本品也具备容易进入机体组织和脑脊液的优点，可用于治疗脑部细菌性鱼病，本品对肾损伤大。其抑菌机制为阻止和干扰细菌体内叶酸的代谢，细菌的生长繁殖需要体内合成的叶酸作为原料，它的前体物质为对氨基苯甲酸，再在二氢叶酸合成酶的作用下形成叶酸。本品的化学结构与对氨基苯甲酸的化学结构相似，可与其竞争二氢叶酸合成酶的结合位点，进而抑制细菌的生长繁殖。以美洲红点鲑为研究对象，在相同温度下，不同剂量投喂磺胺甲基嘧啶，其鱼体组织内药物含量排序为血液＞肝＞肾＞肌肉。且美洲红点鲑可以将体内的磺胺甲基嘧啶较大程度的乙酰化，乙酰化程度并不随机体组织内的药物浓度水平变化而变化。根据药代动力学特点，在实际应用中，为达到治疗效果，需快速提升组织内药物浓度，可在用药前期，使用与哺乳动物相同的剂量水平，快速提升药物浓度，随后以前期用药剂量的1/3维持即可。

【药物应用】可用于鱼类原虫病的防治，用于防治淡水鱼类的细菌性烂鳃病、细菌性败血症、肠型败血症。海水鱼类中，可用于治疗链球菌感染疾病、溃疡性疾病、肠炎病、烂鳃病、弧菌病、红点病、赤鳍病等。在虾类中，可用于治疗黑鳃病、弧菌病、甲壳溃疡病、烂鳃病等。在龟类、鳖类中，可用于治疗皮肤溃疡病、疖疮病、出血性肠道坏死症等。

【用法与用量】①治疗鱼类，口服给药，100～150mg/kg，每日2次，连续投喂5d。②治疗鱼类原虫病，80mg/kg饲料，每日1次，连续投喂3d。③治疗虾蟹类，150～200mg/kg；龟类、鳖类，200～300mg/kg。

【不良反应及注意事项】对肾组织有损伤，可使尿液碱化，形成结晶。对消化系统、中枢神经系统及肌肉组织都有一定损伤。需注意本品不宜与酵母或维生素C合用，应用一周后需补充维生素B。

3. 磺胺二甲嘧啶

磺胺二甲嘧啶（sulfadimidine）呈白色或微黄色结晶性粉末，无臭，味苦。不溶于水和乙醚，易溶于稀酸或稀碱中。遇光变色。

【药理作用及机制】本品为中效磺胺，其药理作用与磺胺嘧啶相同，同为广谱抑菌药，对革兰氏阴性菌和革兰氏阳性菌均有抑制作用，用于治疗脑膜炎球菌、溶血性链球菌、肺炎链球菌、非产酶金黄色葡萄球菌、克雷伯杆菌、沙门菌等致病菌感染性疾病，本品吸收迅速且完全，体内有效药物浓度持续时间长，对原虫有一定的抑制作用。其抑菌机制为阻止和干扰细菌体内叶酸的代谢，其在结构上与对氨基苯甲酸类似，可与对氨基苯甲酸竞争细菌体内的二氢叶酸合成酶的结合位点，阻止叶酸的合成，降低具有代谢活性的四氢叶酸的含量，抑制细菌嘌呤、胸腺嘧啶核苷和脱氧核糖核酸的合成，进而抑制了细菌的生长繁殖。以大鳞大麻哈鱼体为研究对象，在相同温度下，以不同剂量投喂磺胺二甲嘧啶，结果显示鱼体内药物浓度分布与剂量呈正相关。需要注意的是，磺胺二甲嘧啶如过量应用，会导致鱼体死亡。

【药物应用】用于防治淡水鱼类的细菌性烂鳃病、细菌性败血症、肠型败血症。海水鱼类中，可用于治疗链球菌感染疾病、溃疡性疾病、肠炎病、烂鳃病、弧菌病、红点病、赤鳍病等。在虾类中，可用于治疗黑鳃病、弧菌病、甲壳溃疡病、烂鳃病等。在龟类、鳖类中，可用于治疗皮肤溃疡病、疖疮病、出血性肠道坏死症等。

【用法与用量】①治疗鱼类，口服给药，100~200mg/kg，每日1次，连续投喂6d。病情严重者可在停药后3d再次重复一个疗程。②治疗鱼类原虫病，50~200mg/kg饲料，每日1次，连续投喂3~5d，首次剂量加倍，根据病情决定是否再次重复疗程。

【不良反应及注意事项】长期应用本品可产生严重的毒性反应，在禽类中，长期应用可引起脾出血性梗阻和肿胀。还可造成出血性病变。本品可通过胎盘进入幼体组织，在孕期动物禁用。此外还可产生变态反应、骨髓抑制和血液系统疾病等。

4. 磺胺间甲氧嘧啶

磺胺间甲氧嘧啶（sulfamonomethoxine）呈白色或类白色结晶性粉末，无臭，无味。不溶于水，略溶于丙酮，微溶于乙醇，易溶于稀盐酸或氢氧化钠溶液。遇光变色。

【药理作用及机制】本品为广谱抑菌药，其抑菌作用较强，泌尿系统损伤小，药物吸收良好，血药浓度高。对革兰氏阴性菌和革兰氏阳性菌均有抑制作用。可用于治疗脑膜炎球菌、溶血性链球菌、肺炎链球菌、非产酶金黄色葡萄球菌、克雷伯杆菌、沙门菌等致病菌感染性疾病。其抑菌机制为阻止和干扰细菌体内叶酸的代谢，细菌的生长繁殖需要体内合成的叶酸作为原料，它的前体物质为对氨基苯甲酸，再在二氢叶酸合成酶的作用下形成叶酸，而磺胺嘧啶的化学结构与对氨基苯甲酸的化学结构相似，可与其竞争二氢叶酸合成酶的结合位点，进而抑制细菌的生长繁殖。

【药物应用】可用于防治淡水鱼类的细菌性烂鳃病、细菌性败血症、肠型败血症。海水鱼类中，可用于治疗链球菌感染疾病、溃疡性疾病、肠炎病、烂鳃病、弧菌病、红点病、赤鳍病等。在虾类中，可用于治疗黑鳃病、弧菌病、甲壳溃疡病、烂鳃病等。在龟类、鳖类中，可用于治疗皮肤溃疡病、疖疮病、出血性肠道坏死症等。此外，对动物的球虫病、弓形体病均有良好的防治效果。

【用法与用量】①治疗鱼类，口服给药，100~200mg/kg，每日1次，4d为一个疗程，首次应用，剂量需加倍。②治疗鱼原虫类病，800~1000mg/kg，每日1次，4d为一个疗程，两疗程间需间隔3d。③治疗龟类、鳖类，30~50mg/kg饲料，拌饲投喂，每日1次，5~7d为一个疗程。

【不良反应及注意事项】常见变态反应。对骨髓有一定的抑制作用。对肝造成损害，发生肝坏死。对孕期动物或幼体动物禁用，本品可阻断叶酸代谢途径，对血液病动物禁用。

5. 磺胺甲基异噁唑

磺胺甲基异噁唑（sulfamethoxazole）呈白色结晶性粉末，无臭，味苦。不溶于水，易溶于稀盐酸、氢氧化钠溶液和氨液中。

【药理作用及机制】本品为广谱抑菌药，抑菌作用较强，可与抗菌增效剂甲氧苄氨嘧啶合用，合用后抗菌作用明显增强，可达数倍乃至数十倍之多，其作用近似氯霉素、氨苄西林等。本品可用于治疗全身感染性疾病，对革兰氏阴性菌和革兰氏阳性菌均有抑制作用。用于治疗脑膜炎球菌、溶血性链球菌、肺炎链球菌、非产酶金黄色葡萄球菌、克雷伯杆菌、沙门菌等致病菌感染性疾病，对葡萄球菌及大肠杆菌作用尤佳。以草鱼体为研究对象，在相同水温下，其数据符合二室开放动力学模型。而以鲈鱼为实验对象时，其结果符合一室开放动力学模型。以相同剂量一次性给药和多次给药，测量草鱼体内不同组织药物浓度的分布，结果提示，肝、血液中的药物含量要高于肌肉组织中的药物含量。多次给药后的组织内药物含量要高于一次性给药后的组织内药物含量。

【药物应用】可用于防治淡水鱼类的细菌性烂鳃病、细菌性败血症、肠型败血症。海水鱼类中,可用于治疗链球菌感染疾病、溃疡性疾病、肠炎病、烂鳃病、弧菌病、红点病、赤鳍病等。在虾类中,可用于治疗黑鳃病、弧菌病、甲壳溃疡病、烂鳃病等。在龟类、鳖类中,可用于治疗皮肤溃疡病、疖疮病、出血性肠道坏死症等。

【用法与用量】①治疗鱼类,口服给药,10~20mg/kg,每日1次,5d为一个疗程,首次投喂剂量需加倍。②治疗鱼类原虫病,10~20mg/kg,每日1次,3d为一个疗程。③治疗龟类、鳖类,30~50mg/kg饲料,拌饲投喂,每日1次,5~7d为一个疗程。

【不良反应及注意事项】与磺胺间甲氧嘧啶不良反应相似,需注意本品不能与酸性药物同服,如维生素C。大剂量应用本品时需要与碳酸氢钠同服。

三、其他人工合成抗菌药

1. 甲氧苄氨嘧啶

甲氧苄氨嘧啶(methoxybenzyl aminopyrimidine)呈白色或类白色结晶性粉末,无臭,味苦。不溶于水,微溶于乙醇、丙酮,略溶于氯仿,易溶于冰醋酸。

【药理作用及机制】本品抗菌作用较强,可对抗多种细菌感染。在鱼类感染细菌中,对杀鲑气单胞菌、嗜水气单胞菌、点状气单胞菌、液化醋杆菌、鳗弧菌、冷水弧菌、爱德华菌、鲁氏耶尔森菌均有良好的效果。但对链球菌的抗菌效果差,对假单胞菌没有效果。其单独使用,病原菌很容易对其产生抗药性。本品的抗菌机制为抑制细菌的二氢叶酸还原酶,阻止二氢叶酸在细菌体内还原为氢叶酸,进而阻断细菌核苷酸的形成。当本品与磺胺类药物合用时,可对细菌的叶酸代谢途径进行双重阻断,使磺胺类药物的抑菌作用增加数倍乃至数十倍,甚至可出现杀菌作用。同时还可减少耐药菌的产生,对磺胺类药物已耐药的菌株均有效,因此本品通常作为磺胺增效剂与磺胺类药物联合使用,形成复方制剂,可有效防治水产动物的多种细菌性疾病。甲氧苄氨嘧啶对多种抗生素也有增效作用。以虹鳟体为研究对象,在不同温度下(7℃和15℃),投喂含有放射性同位素标记的甲氧苄氨嘧啶,得出甲氧苄氨嘧啶的代谢与温度成正比,胆囊为本品的初级代谢器官,可用于鱼类皮肤疾病的治疗。

【药物应用】常与磺胺类药物合用,治疗水产动物的全身性疾病。在鱼类中,可用于治疗细菌性败血病、肠炎病、烂鳃病、竖鳞病等。在虾类中,可用于治疗黑鳃病、烂鳃病、红腿病、甲壳溃疡病、弧菌病等。在鳖类中,可用于治疗皮肤溃疡、白点病、出血性败血症等。在蟹类中,可用于治疗甲壳溃疡、烂鳃病、水肿、断肢等疾病。

【用法与用量】水产动物,5~10mg/kg,拌饲投喂,每日1次,5~7d为一个疗程。

【不良反应及注意事项】以胃肠道症状如消化不良、腹泻、皮肤过敏等常见。大剂量长期应用本品可发生再生障碍性贫血。对肝、肾功能有损伤。本品还有致畸作用,孕期动物禁用。需注意单独应用本品易产生耐药性,需与磺胺类药物合用。本品与青霉素、红霉素、四环素、庆大霉素等合用时有协同作用,四环素和庆大霉素最明显。本品的复方注射液碱性强,与其他注射液合用时需注意配伍禁忌。

2. 乙酰甲喹

乙酰甲喹(mequindox)呈鲜黄色结晶或黄色粉末,无臭,味苦。微溶于甲醇、乙醇、乙醚、石油醚和水,易溶于氯仿、苯、丙酮。遇光变色。

【药理作用及机制】本品为广谱抗菌药，对革兰氏阳性菌和革兰氏阴性菌均有抑制作用，尤其对革兰氏阴性菌的抑菌效果更佳。其抗菌机制可能跟抑制细菌的 DNA 合成有关。相同环境下，以 10mg/kg 剂量给予鲤鱼口服灌注乙酰甲喹，在不同时间点监测药物变化，结果显示在鲤鱼体内的吸收效果良好，分布迅速，且消除快。在给药后的 1.5h 后，肌肉组织内的药物浓度即低于规定标准，且显示有双峰现象。此现象与动物（鸡）体内的结果一致，考虑为药物在肝内代谢，再经肠道吸收，形成肝肠循环现象所致。

【药物应用】对鱼类、虾类、龟类、鳖类的弧菌感染、嗜水气单胞菌感染，豚鼠气单胞菌引起的肠炎、赤皮病、肠型败血病有明显效果。

【用法与用量】鱼类，10~20mg/kg，每日 2 次，口服给药，3~5d 为一个疗程。

【不良反应及注意事项】本品具有中等明显的蓄积毒性，容易蓄积中毒。长期应用本品或高剂量应用本品，如治疗量的 3~5 倍可有毒性反应。

3. 大蒜新素

大蒜新素（allitride）呈淡黄色油状液体，有强烈的大蒜臭，味辣。可溶于乙醇、氯仿、乙醚，对酸稳定，对碱不稳定，静止时可产生油状沉淀。遇热失效。

【药理作用及机制】本品的抗菌作用强，在低浓度时就可抑制多种革兰氏阳性菌和革兰氏阴性菌，如金黄色葡萄球菌、溶血链球菌、痢疾杆菌、大肠杆菌、伤寒杆菌、霍乱弧菌等。高浓度时可以杀灭细菌，如葡萄球菌、肺炎球菌等。对某些真菌、霉菌、病毒、原虫等也有一定的抑制作用。其作用机制为抑制细菌的生长繁殖，本品中的活性基团为硫醚基，其中的氧原子可与细菌中的半脱氨分子中的硫基结合，使细菌无法利用半脱氨分子，从而起效。本品对耐青霉素、链霉素、金霉素的菌群仍有一定效果，在饲料中加入本品还可以起到促进动物生长的作用。

【药物应用】可用于防治鱼类细菌性肠炎、细菌性败血病、赤皮病、白皮病、烂鳃病、竖鳞病、弧菌病、红点病等。对蛙类，可用于防治蛙红腿病、胃肠炎等。对龟类、鳖类，可用于防治红脖子病、腐甲病、胃肠炎等。

【用法与用量】水产养殖过程中，20mg/kg，每日 2 次，拌饲投喂，4~6d 为一个疗程。

【不良反应及注意事项】无明确不良反应。本品对皮肤黏膜有强烈刺激。高浓度时可使红细胞溶解，注射给药需予以注意。

第四节 抗真菌药

真核类微生物的细胞壁内含有几丁质和纤维素，有真正的核膜，细胞膜主要成分为麦角固醇，有各种细胞器。近年来，大量使用广谱抗生素，使得机体抵抗力下降和菌群失衡，致使真菌病逐年升高。虽然现阶段人们在预防、诊断和治疗真菌病方面有了一定的进展，但由于真菌的耐药性和药物的毒副作用等因素，人们仍在不断寻找新型抗真菌药。

水产动物的病原真菌主要是壶菌门卵藻纲中的一些种类，包括鳃霉、水霉、鱼醉菌、毛霉、链壶菌、海壶菌、离壶菌等。这些寄生真菌不仅损坏宿主的组织器官，而且分泌的有毒类物质使水产类免疫力下降，器官机能衰竭，发育迟缓，甚至导致水产动物大量死亡，给水产养殖业带来大量的经济损失。目前水产动物的真菌发生率和死亡率均较高，但对真菌病尚无理想的治疗方案，主要是在水产动物的真菌预防和早期治疗方面予以重视。

水产动物感染的真菌病主要是水霉病和鳃霉病。水霉病（saprolegniasis）又称肤霉病。在我国最常见的病原体为水霉和绵霉两属的种类。水霉病在水产动物养殖地区广泛流行，水霉对温度的适应范围广泛，在5~26℃均可生长繁殖，水霉、绵霉的最适温度为13~18℃，水霉在pH6.4~8.0能够生长繁殖，在pH5.6以下完全受抑制，水霉、绵霉的最适pH为7.2。只要受伤的淡水鱼均有机会感染，而未受伤的则一般不受感染。水霉在水产动物的尸体上能够迅速繁殖生长，水霉病是一种继发性感染。

鳃霉病（branchiomycosis）主要危害草鱼、青鱼、鲢鱼、鳗鱼、金鱼、鳙鱼、鲮鱼等多种养殖鱼类的鱼苗和幼种，其中以鲮鱼最为敏感。鳃霉病的流行，除地理条件外，还有池塘的水质因素，一般都是水质恶化，特别是有机物含量较高，又脏又臭的池塘最易流行鳃霉病。流行季节为每年的5~10月，尤其是每年的5~7月。本病的发生与鱼体受伤后受寄生虫或细菌感染或水质不良导致鱼鳃受损、黏液或上皮细胞增生等因素有关，导致其易被孢子感染而大规模暴发。

鱼醉菌病（Ichthyophonus of fish）是严重的真菌性疾病，主要危及虹鳟、野生海水鱼。本病属于慢性疾病，一般不引起大量死亡，但影响生长速度，使鱼体消瘦。在春夏季节比较流行，适宜温度为10~15℃，鱼类感染通过摄食病鱼或病鱼的内脏而引起或者鱼直接摄食球形合胞体或通过媒介被鱼摄入而引起。

链壶菌病（lagenidialesosis）主要危害虾、贝壳、龙虾、蟹等的卵和幼体。在育苗池中发生本病若不及时治疗，在1~3d可使全部幼体死亡。成体只是带菌者，本身不患病，但是可以把真菌传递给幼体或其他卵。链壶菌主要危害长毛对虾、斑节对虾和蟹的幼体，适宜温度为25~30℃，pH为7~10。海壶菌主要危害中国对虾的幼体，适宜温度为15~30℃，pH为6~10。

淡水鱼类真菌病的种类不多，主要有水霉病和鳃霉病。水霉病的病原菌主要是水霉和绵霉两个菌属，它们对宿主无选择性，各种淡水鱼类均有感染的可能性。引发本病的原因主要有：鱼类受伤和局部的组织坏死；季节交替时水温剧烈变化使得鱼类的免疫力下降；在孵化过程中鱼卵堆积导致局部缺氧引起腐烂。鳃霉病主要是由鳃霉寄生于易感鱼类的鳃部而引起的传染性疾病，鳃霉病为急性型，在适宜条件下，病原菌能在短期内大量繁殖，使鱼类出现暴发型急性死亡。

甲壳动物真菌病主要发生在幼体时期，主要为镰刀菌病和链壶菌病。养殖的贝类多为扇贝、鲍、海虹、牡蛎等，其中鲍易患海壶菌病，牡蛎幼体主要易患离壶菌病。

水产动物由于真菌感染而患的疾病，称为真菌病。真菌危害水产动物的卵、幼体和成体，给养殖业带来很大危害，有些种类甚至成为海关检查的对象。抗真菌药是指抑制真菌生长、繁殖和杀死真菌的药物。根据化学结构不同，常用的抗真菌药物可分为多烯类抗生素如两性霉素B、制霉菌素和非多烯类抗生素如灰黄霉素、克霉素。根据作用部位的不同，可分为全身性抗真菌药和浅表性抗真菌药。

抗真菌药物使用基本原则：①抗真菌药物的使用应以不危害人类健康和不破坏水域生态环境为基本原则；②水产养殖过程中对病虫害的防治，坚持"以防为主，防治结合"的原则；③严禁使用对水环境有严重破坏时又难以修复的抗真菌药，严禁直接将新近开发的人用新药作为抗真菌药的主要或次要成分；④防止滥用抗真菌药与盲目增大用药量或增加用药次数、延长用药时间；⑤食用鱼上市前，应有相应的休药期。

一、治疗浅部感染真菌病

本品口服吸收差，生物利用度低。主要是局部给药，多用于治疗水产动物体表浅部真菌感染，如体表、口腔、消化道等。

1. 多烯类

主要包括两性霉素B、制霉菌素及其脂质体。以制霉菌素为例介绍如下。

制霉菌素（nystatin）为多烯类抗生素，又称混合链丝菌素，分子式为$C_{47}H_{75}NO_{17}$，黄色或淡棕色结晶性粉末，微溶于水，水溶液呈中性，有吸湿性，长期暴露在阳光、热、空气中，其活性会受到影响，在干燥状态下则较稳定。

【药理作用及机制】制霉菌素与真菌细胞膜上的重要成分麦角固醇结合，形成"小孔"，使细胞膜的屏障作用受损，细胞内重要物质（如K^+、Na^+、核苷酸和氨基酸等）外漏，无毒物或对其有毒物质内渗，真菌生命力下降甚至死亡。本药损伤真菌细胞膜，使其他药物更易进入真菌细胞内，因此本药与一些其他治疗真菌感染药（如氟胞嘧啶和唑类抗真菌药）合用可出现协同抗菌作用。细菌细胞膜上无类固醇，故对细菌无效。真菌对本药不易产生耐药性，其耐药性的产生可能与真菌细胞膜上的麦角固醇含量减少或（和）靶分子与本药的亲和力降低有关。

制霉菌素对真菌有强大的抑制作用，其最低抑菌浓度为0.02～1mg/L，高浓度的制霉菌素有杀菌作用。制霉菌素的耐药性可能是由本品不能通过某些耐药株的真菌细胞膜所致。

【药物应用】制霉菌素在水产动物疾病防治上主要用于鳃霉病、肤霉病、红点蛙、虹鳟、虹鳟内脏真菌病、香鱼流行性溃疡综合征、南美白对虾、美洲龙虾和淡水罗氏沼虾镰刀菌病、长毛对虾、鳖白毛病、斑节对虾幼体链壶菌病。

【用法与用量】①鱼真菌感染，口服，将本品按鱼类每天5万～10万IU/kg体重的量加入鱼食中投喂，一天一次，连续5d。②幼鳖小肠结肠炎耶尔森菌病，在饲料中加入2%的制霉菌素，连续一周，同时用1mg/L浓度的碘伏进行浸浴。③浸浴：斑节对虾幼体的链壶菌病，使水体中制霉菌素的浓度达到1～20mg/L，每次1～2h，每天一次，连用2～3次。

2. 非多烯类

以灰黄霉素介绍如下。

灰黄霉素（griseofulvin）主要是由灰黄青霉提取出来的代谢产物，分子式为$C_{17}H_{17}ClO_6$，为白色或类白色的微细粉末，味微苦。本品在二甲替甲酰胺中易溶，在无水乙醇中微溶，微溶于水。主要用于体表的各种癣类真菌感染，对于其他真菌感染一般无效。在小肠上段被吸收，吸收量与颗粒大小、摄取的脂肪含量有关，吸收后分布全身，沉积于脂肪和皮肤的新上皮细胞内，以体表皮肤、脂肪等组织中含量较高，不能透过表皮角质层，主要在肝代谢为6-甲基灰黄霉素及其葡萄苷的化合物。

【药理作用及机制】灰黄霉素对各种皮肤癣菌的MIC值为0.14～0.16mg/L，对酵母菌的作用不大。因其化学结构与鸟嘌呤相似，高浓度的灰黄霉素能竞争性抑制鸟嘌呤进入DNA分子，能损伤真菌细胞的微观系统，抑制有丝分裂，使真菌细胞分裂受到抑制。

【药物应用】本品口服和外用对深、浅真菌病都有一定的疗效。对鱼卵、淡水鱼鳃霉病、中华鳖的水霉病均有防治作用。目前仍未有耐药菌株出现。本品对水霉、鳃霉、绵霉、链壶菌、镰刀菌、鱼醉菌、丝囊霉菌等都有一定程度的抑制作用。用于防治水生动物的鳃霉病，虹鳟内脏真菌病，中华绒螯蟹、中华鳖、鱼醉菌病，香鱼流行性溃疡综合征，南美白对虾、美洲龙虾、淡水的罗氏沼虾的镰刀菌病，鳖白毛病，斑节对虾幼体的链壶菌病等。

【用法与用量】①口服：鱼类15~30mg/kg体重，每天一次；中华绒螯蟹、中华鳖每天20~44mg/kg体重，每天两次，连用3~6d。②浸浴：用灰黄霉素与1%食盐和碳酸氢钠（俗称小苏打）合剂（1∶1）配成8mg/L浓度的溶液，浸浴鱼卵和鱼大约10min。

3. 唑类

以克霉唑为例介绍如下。

克霉唑（clotrimazole）又称三苯甲咪唑、抗真菌一号、氯三苯甲咪唑等。分子式为$C_{22}H_{17}ClN_2$，本品为白色或微黄色的结晶性粉末；无臭，无味，在甲醇或氯仿中易溶，在乙醇或丙酮中可溶，在水中几乎不溶。本品为可内服广谱抗真菌药，对多种病原性真菌都有抑制作用。

【药理作用及机制】通过抑制真菌CYP3A亚型即14-α-甾醇去甲基酶而抑制真菌细胞膜的重要成分麦角固醇的合成，使细胞膜屏障作用障碍；也可以抑制真菌的甘油三酯和磷脂的生物合成；还可抑制氧化和过氧化酶的活性，引起氧化物在细胞内过度积聚，致真菌亚细胞结构变性和坏死。该药毒性小，内服易吸收，但仅为抑菌药，停药过早易引起复发。对皮肤真菌的抗菌作用与灰黄霉素相似，对深部真菌的抗菌作用比两性霉素B差。

【药物应用】本品对水霉、绵霉、鳃霉等有较好的抑制作用，用于防治鱼类及其他水生动物全身性和深部真菌性感染，如鱼卵、淡水鱼、中华鳖的水霉病、鳃霉病，虹鳟内脏真菌病，中华鳖的水霉病，鱼醉菌病，香鱼流行性溃疡综合征，南美白对虾、美洲龙虾、淡水的罗氏沼虾的镰刀菌病，鳖白毛病，斑节对虾幼体的链壶菌病等。

【用法与用量】①口服：鱼类每日15~30mg/kg体重，分2次投喂，连用3~6d。②浸浴：用克霉唑与1%食盐和碳酸氢钠（小苏打）合剂（1∶1）配成8mg/L浓度的溶液浸浴鱼或鱼卵10min左右。

二、治疗深部感染真菌病

本类药物主要治疗水生动物由真菌感染造成的内脏器官和深部组织病变，如鳃部、肺、肝、脑组织等。以两性霉素B介绍如下。

两性霉素B（amphotericin B）属多烯类大环内酯抗生素，因大环内酯环上具有亲水性的羟基和亲脂性的多烯而具两性性质，故名两性霉素。本品为黄色至橙黄色粉末，无臭，无味，不溶于水、氯仿、乙醚和乙醇，溶于低醇水溶液。在二甲亚砜、二甲基甲酰胺中溶解，在甲醇中极微溶解。在注射剂中加入一定量的脱氧胆酸钠，可溶于水成胶体溶液，但遇到无机盐溶液则有沉淀析出。

【药理作用及机制】两性霉素B与真菌细胞膜上的重要成分麦角固醇结合，形成"小孔"，使细胞膜的屏障作用受损，细胞内重要物质（如K^+、Na^+、核苷酸和氨基酸等）外漏，无毒物或对其有毒物质内渗，真菌生命力下降甚至死亡。本药损伤真菌细胞膜，使其他药物更易进入真菌细胞内，因此本药与一些其他治疗真菌感染药（如氟胞嘧啶和唑类抗真菌药）合用可出现协同抗菌作用。细菌细胞膜上无类固醇，故对细菌无效。真菌对本药不易产生耐药性，其耐药性的产生可能与真菌细胞膜上的麦角固醇含量减少或（和）靶分子与本药的亲和力降低有关。

两性霉素 B 对多种深部真菌有强大的压抑作用，其最低抑菌浓度为 0.02～1mg/L，高浓度的两性霉素 B 有杀菌作用。两性霉素 B 的耐药性可能是由本品不能通过某些耐药株的真菌细胞膜所致。

【药物应用】用于防治中华鳖的水霉病、鳃霉病，虹鳟内脏的真菌病，中华鳖的水霉病，鱼的醉菌病，香鱼的流行性溃疡综合征，南美白对虾、美洲龙虾、淡水的罗氏沼虾的镰刀菌病，长毛对虾、鳖的白毛病，斑节对虾幼体的链壶菌病等。

【用法与用量】0.5% 溶液或 0.3% 软膏，注射或口服，每天一次。

因此，在选择抗真菌药时，要推广使用高效、低毒、低残留药物，并把药物防治与生态防治和免疫防治结合起来。

1）有效性。首先要看药物对这种疾病的治疗效果怎样。给药后死亡率的高低常是确定给药疗效的一个主要依据，但还必须从摄食率、增重率、饲料效率等方面与对照组进行比较无差异，并以病理组织学证明治愈作为依据。

在选择抗真菌药时应依据以下几点：①要根据真菌特性，选择合适的药物。②用在养殖现场分离到的致病菌株进行药物敏感性试验。③抗菌药物对致病菌的作用类型，为了增强药物的针对性，了解药物对病原菌的作用类型是很有必要的。

2）安全性。渔药的安全问题也越来越被重视。在选择药物时，既要看到它有治疗疾病的作用，又要看到其不良作用的一面，有的药物虽然在治疗疾病上非常有效，但因其毒副作用大或具有潜在的致癌作用而不得不被禁止使用。

3）经济性。从两方面考虑：①临床用药经济分析，要分析用药后病害能否治愈，治愈后水产动物生长的快慢、品质，用药是否经济。不鼓励用药，能够不用药就不用药。②选择廉价易得的药物，水产养殖由于具有广泛、分散、大面积的特点，使用药物时需要的药量比较大（尤其是全池/库泼洒法），应在保证疗效和安全性的原则下选择廉价易得的药物。

4）方便性。医药大多是直接对个体用药，而渔药除少数情况下使用注射法和涂擦法外，都是间接地对群体用药，投喂药饵或将药物投放到养殖水体中进行药浴。因此，操作方便和容易掌握是选择渔药的要求之一。

思考题

1. 抗菌渔药的药理作用的基本机制有哪些？
2. 青霉素 G 的药理作用及机制是什么？
3. 庆大霉素主要用于哪些水产动物疾病的防治？
4. 四环素类抗生素的共同特征有哪些？
5. 大环内酯类抗生素的共同特点是什么？
6. 微生物的耐药机制有哪些？

参考答案

参考文献

范秀娟. 2009. 水产动物药物学. 哈尔滨：东北农业大学出版社

黄志斌. 2004. 新编水产药物应用表解. 南京：江苏科学技术出版社

彭开松. 2017. 鱼类应用药理学. 北京：化学工业出版社

第六章 抗水产寄生虫类药物

本章概览

1. 抗寄生虫药是指能够杀灭或驱除水产养殖动物体内、体外或养殖环境中寄生虫病原体的一类药物。
2. 抗原虫药主要包括：硫酸铜、络合铜、硫酸锌、奎宁类（盐酸奎宁、氯奎宁、双氯奎宁）、硫、碘、青蒿素、氯苯胍。
3. 抗蠕虫药主要包括：盐酸左旋咪唑、阿苯达唑、阿维菌素、伊维菌素、甲苯达唑、敌百虫、氯化钠、碳酸氢钠、氢氧化铵溶液、过氧化氢溶液、高锰酸钾、甲醛溶液、亚甲蓝、硫氯酚、吡喹酮。
4. 抗甲壳动物药主要包括：有机磷类（敌百虫、辛硫磷、马拉硫磷）、菊酯类（溴氰菊酯、氯氰菊酯）、阿维菌素与伊维菌素。

Overview of this Chapter

1. Antiparasitic drugs refer to drugs that can kill or expel parasitic pathogens in aquaculture animals, in vitro or in the breeding environment.
2. Antiprotozoal drugs mainly include copper sulfate, complexed copper, zinc sulfate, quinines (quinine hydrochloride, chloroquinine, dichloroquinine), sulfur, iodine, artemisinin, chlorpheniramine.
3. Antihelminthic drugs mainly include levamisole hydrochloride, albendazole, avermectin, ivermectin, mebendazole, trichlorfon, sodium chloride, sodium bicarbonate, ammonium hydroxide solution, hydrogen peroxide Solution, Potassium Permanganate, Formaldehyde Solution, Methylene Blue, Sulfurbisdichlorophenol, Praziquantel.
4. Anti-crustacean drugs mainly include Organophosphorus (Trichlorfon, Zincthion, Malathion), Pyrethroids (Deltamethrin, Cypermethrin), Abamectin and Ivermectin.

学习目标

1. 掌握抗原虫药、抗蠕虫药及抗甲壳动物药的药理作用及适应证。
2. 熟悉各类抗寄生虫药物的作用机制、不良反应。
3. 了解各类抗寄生虫药物的注意事项及用法用量。
4. 通过对水产类抗寄生虫药物的学习，能够学会在水产养殖过程中正确合理使用抗寄生虫药物解决实际问题。

Learning Objectives

1. Master the pharmacological effects and indications of antiprotozoal drugs, antihelminthic drugs and anti-crustacean drugs.
2. Acquaint the active mechanism and adverse reactions of various antiparasitic drugs.
3. Understand the precautions, usage and dosage of various antiparasitic drugs.
4. Learn to use antiparasitic drugs correctly and rationally through the study of aquatic antiparasitic drugs to solve practical problems in the process of aquaculture.

本章思维导图

- **抗寄生虫类药物 Antiparasitic Drugs**
  - **定义 Definition**: 是指能够杀灭或驱除水产养殖动物体内、体外或养殖环境中寄生虫病原体的一类药物。
    It refers to drugs that can kill or expel parasitic pathogens in aquaculture animals, *in vitro* or in the breeding environment.
  - **作用机制 Mechanism**
    - 机理 Mechanism
    - 分类 Classification
  - **分类 Classification**
    - 抗原虫药 Antiprotozoal Drugs
    - 抗蠕虫药 Antihelminthic Drugs
    - 抗螨虫药
    - 抗甲壳动物药 Anti-crustacean Drugs
  - **应用原则 Principles of Application**
    1. 根据患病动物的生理特性和寄生虫种类合理选择药物，并注意药物搭配。
       Reasonable selection of drugs is based on the physiological characteristics of the sick animals and the species of parasites, and attention should be paid to the combination of drugs.
    2. 为避免水产生抗药性而导致药物疗效降低，在制订驱虫计划时要选择几种驱虫药交替使用，并定期更换不同类型的抗寄生虫药物。
       In order to avoid the reduction of drug efficacy due to drug resistance, several deworming drugs should be used alternately when customizing the deworming plan, and different types of antiparasitic drugs should be replaced regularly.
    3. 由于很多抗寄生虫药是化学合成药物，具有一定毒性，因此，在使用药物的同时要预防动物的中毒。
       Since many antiparasitic drugs are chemically synthesized drugs with certain toxicity, it is necessary to prevent the poisoning of animals while using the drugs.

第一节 概 述

抗寄生虫药（antiparasitic drugs）是指能够杀灭或驱除水产养殖动物体内、体外或养殖环境中寄生虫病原体的一类药物。

寄生虫感染是对水产动物养殖业的一个严重威胁。寄生虫寄居宿主体内或体外，利用宿主作为食物来源和繁殖场所，夺取宿主营养，释放毒素，对宿主组织、器官进行机械刺激与损伤，挤压甚至阻塞宿主组织、器官，引起组织萎缩、坏死和正常机能的丧失，威胁宿主健康，引发水产动物严重疾病甚至导致死亡，给水产养殖业带来了巨大的经济损失。

一、抗寄生虫类药物的研究对象

水产养殖过程中，常见的水产动物寄生虫主要包括原虫、蠕虫和寄生甲壳类。

1）原虫为单细胞真核动物，是最原始、最简单的动物，大多营自生生活或腐生生活，部分原虫营寄生生活。自然界分布广泛，种类繁多，迄今已发现65 000余种，分布在海洋、土壤、水体或腐败物内。其中有近万种为寄生性原虫，生活在动物体内或体表，另外还有医疗原虫。

原虫按生物学特征分为4个纲：动鞭纲（鞭毛虫）、叶足纲（阿米巴）、孢子纲（孢子虫）和动基裂纲（纤毛虫）。按寄生部位，原虫还可以分为腔道内寄生原虫（肠道）和血液及组织细胞内寄生原虫（在红细胞，有核细胞，肝、肺、脑及其他组织内寄生）。

2）蠕虫为多细胞无脊椎动物，由于其身体肌肉收缩而做蠕形运动，故称为蠕虫，主要是扁形动物、环节动物、纽形动物、棘头动物和袋形动物的俗称。全球现有超过100万种的蠕虫，分布于世界各地的海洋、淡水和陆地，部分营寄生性生活，部分自由生活。

3）寄生甲壳类为节肢动物门甲壳亚门水生无脊椎动物，寄生于鱼体，包括鲺（鳃尾亚纲）、寄生桡足类（桡足亚纲）、寄生等足类（软甲亚纲）。寄生等足类中应注意的是缩头水虱科，全为寄生种类，侵袭海水鱼和淡水鱼。

二、抗寄生虫类药物的分类

按药物作用可将抗寄生虫类药物分为抗原虫药、抗蠕虫药、抗甲壳动物药和除四害药四大类。根据原虫的种类，可分为抗球虫药、抗锥虫药、抗焦虫药和抗滴虫药。根据蠕虫的种类，分为驱线虫药、驱绦虫药和驱吸虫药。也有根据寄生虫的寄生部位进行分类的，一般将其分为杀体内寄生虫药和杀体表寄生虫药。还有按使用方法进行分类的，将其分为内服药和外用药。

三、抗寄生虫类药物的作用机制

抗寄生虫类药物通过杀死动物体内外寄生虫或抑制其生长繁殖，从而治愈由寄生虫引起的疾病，保障水产养殖业的健康发展。抗寄生虫类药物的作用机制大体分为以下几类。

1）作用于蛋白质：分为两大类，一类通过药物中所含有的金属与其他物质合成的化合物来干扰寄生虫体内蛋白酶的活性,从而达到杀灭目的;另一类通过干扰内质网阻碍蛋白质代谢来达到杀灭目的。

2)作用于营养摄取:通过抑制寄生虫对营养的摄取,使之得不到营养补充而死亡。

3)作用于宿主:通过改善宿主的机体机能,来达到排除寄生虫的目的。例如,通过加强肠道蠕动,来排出肠道内的寄生虫。

4)作用于核酸:通过药品与目的DNA结合、抑制DNA合成来达到抑制寄生虫的效果。

5)作用于外部结构:药品中的金属物化合生成的可以溶解其外部结构的角质,从而杀死寄生虫。

四、抗寄生虫类药物的合理应用原则

1)根据患病动物和寄生虫的种类合理选择药物,用药时要综合考虑种类、年龄、体质、病情、饲养管理条件及用药史等;在已确认被感染的寄生虫种类的前提下,选择疗效好、价格低的药物;同时,要注意选择合适的药物剂型及投药途径;在使用两种或两种以上药物时,要注意配伍禁忌。

2)为避免产生抗药性而导致药物疗效降低,在制订驱虫计划时,要选择几种驱虫药交替使用。因此,要定期更换不同类型的抗寄生虫药物,以减少耐药虫体的出现。

3)很多抗寄生虫类药物是化学合成药物,具有一定的毒性,对动物机体具有一定的毒害作用。因此,在使用药物的同时要预防动物的中毒。有的驱虫药性质稳定,残留期长,在人和动物的脂肪中大量堆积,不仅危害其健康,还严重污染环境。

第二节 无机类抗寄生虫药物

1. 硫酸铜

【性状】硫酸铜(copper sulphate)为深蓝色的三斜系结晶或蓝色透明结晶性颗粒,或结晶性粉末。无臭,具金属味,在空气中易风化,可溶于水(1:3),微溶于乙醇(1:500)。水溶液呈酸性(5%水溶液pH 3.8)。

【药理作用及机制】水中游离的铜离子能破坏虫体内的氧化还原酶系统(如硫基酶)的活性,阻碍虫体的代谢或与虫体的蛋白质结合成蛋白盐而有较强的灭杀作用。低浓度的硫酸铜溶液对组织可呈收敛作用,高浓度的硫酸铜呈刺激和腐蚀作用。

【药物应用】对寄生于鱼体上的鞭毛虫、纤毛虫、斜管虫及指环虫、三代虫等均有灭杀作用,此外还可抑制池塘繁殖过多的蓝藻及丝状绿藻,杀灭真菌和某些细菌,以及作为微量元素在饲料中添加。

【不良反应】本品有一定的毒副作用,如引起水生动物的骨骼坏死,造血功能下降,降低肠道中的胰蛋白酶、α-淀粉酶的活性,影响其摄食与生长等,铜在鱼体的肝、肾中有明显的积累作用。

【用法与用量】①浸浴,对于鱼等水产动物,温度为15℃时,硫酸铜浓度达8mg/L,20~30min,可防治鱼类的口丝病、车轮虫病、蟹的蟹奴病等;对鳖等水产动物的钟形虫病,硫酸铜的用量可提高10mg/L。②全池泼洒,防治鱼类的原虫病,常用硫酸铜和硫酸亚铁合剂，使水体中浓度分别达 0.5mg/L 与 0.2mg/L，或仅用硫酸铜，使水体中浓度达 0.7mg/L。若防治虾、蟹拟阿脑虫病，使水体中硫酸铜浓度提高到 1.0mg/L。防治淡水鲳的原虫病，可使水体中硫酸铜浓度达 1.5mg/L。③食场挂袋，每个食台挂 3 袋，每袋装硫酸铜 100g，但用药的总量不应超过全池泼洒药的剂量；发病季节，每周使用 1 次。④此外，硫酸铜还可与下列药品混合使用：硫酸铜与漂白粉（含有效氯 30%）合用，浓度分别达 8mg/L 与 10mg/L，浸浴 20～30min（10～15℃）或 15～20min（15～20℃），可防治鱼类的原虫病；硫酸铜与生石灰合用，两者分别溶解后对冲混合配成波尔多液，使水体中浓度分别达 0.675mg/L 和 15mg/L，并立即全池遍洒，可防治鱼类多种寄生虫病。

【注意事项】①本药的药效与水温成正比，与水中有机物和悬浮物含量、盐度、pH 成反比。因此，要根据池塘的水温、有机物和悬浮物含量、溶氧、盐度、酸度及碱度确定其合适的用药浓度。本药在各种水质中的推荐用量为：软水（总硬度 40～50mg/L），使水体中浓度达 0.25mg/L；中度硬水（总硬度 50～90mg/L），使水体浓度达 0.5mg/L；硬水（总硬度 100～200mg/L），使水体中浓度达 1mg/L。以上三种情况下，均在第 3 天以同剂量减半再用 1 次。②本药对鱼等水产动物的安全浓度范围较小，毒性较大（尤其是对鱼苗），一般淡水鱼的用量较海水鱼为低，因此要谨慎测量池水体积和准确计算出用药量（水体中铜离子浓度一般保持在 0.15～0.2mg/L 为宜）。③溶解药物时，勿使用金属容器，溶解药物的水，温度不能超过 60℃，以防药物失效。并应选择晴朗的上午（鱼不浮头）用药，投药后，应充气增氧，防止死亡藻类消耗溶氧，影响水质。④本品应贮存于干燥通风处。⑤硫酸铜对各种鱼类的安全浓度如下：云斑鮰鱼苗在水体中 24h 的半致死浓度为 0.34mg/L，安全浓度为 0.017mg/L；水中铜离子浓度达 0.012mg/L 时，鲑鳟鱼苗吃食就明显减少，超过 0.017mg/L 时就停止吃食；罗氏沼虾虾苗在水体中的安全浓度为 0.506mg/L；中国对虾幼体的安全浓度为 0.23mg/L；红螯虾苗 96h 的半致死浓度为 15.07mg/L，安全浓度为 0.94mg/L；水体硫酸铜浓度达 0.8～1.0mg/L，浸浴不到 48h，可引起中华绒螯蟹活动剧烈甚至死亡；中华鳖稚鳖在水体中的安全浓度为 94.9mg/L。⑥休药期为 7d。

2. 碘

【药物应用】碘（iodine）作为驱杀虫药对原虫和蠕虫有强大的杀灭作用，常用其杀灭肠道内的艾美虫，此外本品还可治疗鲤嗜子宫线虫病。本品作为消毒剂，可灭杀附着在水生动物体表或受精卵上的芽孢和病毒，起到预防水生动物的各种病毒性疾病的作用。

【用法与用量】防治艾美虫病，碘每次 0.24g/kg 体重或 2% 的碘酊 12ml/kg 体重拌入饵料制成药饵，每日 1 次，连用 4d。

【注意事项】本品应于密封、避光、阴凉处存放。不得与含汞药物合用，否则可产生碘化汞而呈现毒性作用。

3. 漂白粉

【药物应用】用于防治双阴道虫。

【用法与用量】18mg/L 的浓度，于水温 19～24℃ 时浸洗病鱼 0.5～1h，每日一次，连续 3～5d。

4. 高锰酸钾

【药理作用及机制】本品还原时所形成的二氧化锰与某些虫体的蛋白质结合成蛋白质

盐类复合物而起到杀灭作用。

【药物应用】常用于杀灭鱼体外不形成孢囊的原虫、蠕虫,如指环虫、三代虫、嗜子宫线虫,以及寄生甲壳类动物如锚头鳋等,此外本品还有杀菌、收敛、解毒与改良水质的作用。

【用法与用量】①浸浴,水中本品浓度10mg/L,15~20min,可防治淡水鱼类由车轮虫、斜管虫、鱼波豆虫寄生所致的原虫病;使水中浓度达3mg/L浸浴2h或5mg/L水浸浴1h(要严格注意浸浴时间,以免鱼中毒死亡),对防治香鱼车轮虫、斜管虫病有比较显著的效果;治疗鲑鳟鱼的斜管虫病,浓度达3~5mg/L浸浴1~2h,隔日再浸浴1次。②全池泼洒,使水体中高锰酸钾浓度达4mg/L,可杀灭鱼类体外寄生原虫;水体中0.5mg/L和1mg/L两种浓度的本品选择性交替施用,换水补药,可预防对虾、蟹幼体聚缩虫病(若水体中浓度为2~4mg/L浸浴3~4h也有较良好的杀除效果);全池泼洒本品,使水体中浓度达3~7mg/L或5~10mg/L,2.5~3h后加水,对治疗虾、蟹固着类纤毛虫病有一定的效果。

5. 过硼酸钠

【药物应用】用于防治长散杯虫。

【用法与用量】用海水配制1%过硼酸钠,浸洗2min。

6. 硫黄

【性状】本品为黄色或淡黄色固体,有结晶形和无定形两种,能燃烧,着火点为363℃。能与氧、氢、卤素(碘除外)和大多数金属化合。

【药理作用及机制】硫黄本身没有杀虫或杀菌的作用,当与表皮组织有机物接触后,逐渐生成硫化氢、五硫黄酸等,能溶解表皮角质,使表皮软化并呈现杀虫和杀菌作用。

【药物应用】常用来防治艾美虫病。

【用法与用量】防治艾美虫病,硫黄粉每次1g/kg体重,拌饲投喂,每日1次,连用4d,有一定疗效。

【不良反应及注意事项】对人的皮肤和眼睛具有刺激性,使用时应注意防护。本品应密闭在阴凉处保存。

7. 氯化钠

【药理作用及机制】本品主要通过改变寄生虫的渗透压,致使寄生虫被抑制或杀灭。

【药物应用】可防治多种由原虫寄生而引起的皮肤或鳃的寄生虫病。此外,本品还可防治由指环虫引起的蠕虫病、由嗜子宫线虫引起的线虫病、由水霉引起的真菌病和某些细菌性鱼病如烂鳃病、肠炎病等。

【用法与用量】①泼洒,每公顷用氯化钠3075kg,韭菜22.5~37.5kg切碎后挤出水汁全池泼洒或直接用本品全池泼洒,使水体浓度达22.5mg/L,可治疗车轮虫病;0.5%~0.7%的浓度全池遍洒防治鲤纤毛虫病。因氯化钠易使淡水池塘盐化,且使用成本较高,全池泼洒多在水泥池等小水体使用。②浸浴,用4%的浓度浸浴5~30min(其浸浴时间长短主要随水温高低及鱼体反应而定)可杀灭寄生于鱼体上的鳃隐鞭虫、斜管虫、舌杯虫、鱼波豆虫、车轮虫等;3%~5%的浓度浸浴,可防治罗非鱼小瓜虫病、累枝虫病、舌杯虫病、斜管虫病。用3%浓度浸浴5~10min与晶体敌百虫(90%)5mg/L浓度浸浴10min,对治疗碘孢虫病有一定效果;5%浓度的本品浸浴1~2min再用淡水冲洗可清除观赏鱼上的小瓜虫胞囊;每50kg水加食盐1.75kg、硫酸镁0.75kg,浸洗鱼体

5~10min，可治疗小瓜虫病；0.5%~1.0%浓度浸浴1~3h，隔1~2d重复1次，可防治鲤小瓜虫病；在淡水鲳越冬期间，越冬池的盐度控制在0.5%，可防治小瓜虫病；治疗异育银鲫受精卵的累枝虫、钟形虫病可用1%的本品浸浴鱼卵5~10min，不停搅动，待虫体全部脱落后，将鱼卵放回孵化池中继续孵化；杀灭寄生于鳖体上的钟形虫和累枝虫可用3%~5%本品浸浴2~5min。

【注意事项】本品应在阴凉干燥处密封保存。

8. 碳酸氢钠

【性状】本品为白色结晶性粉末；无臭，味咸；在潮湿空气中易缓慢分解；在水中溶解，不溶于乙醇；其水溶液呈微碱性反应，但是放置稍久，或振摇，或加热，碱性即增强。

【药理作用及机制】本品内服后能迅速中和胃酸，减轻疼痛，但是作用持续时间短。内服或静脉注射碳酸氢钠能直接增加机体的碱储备，迅速纠正代谢性酸中毒，并碱化尿液。

【药物应用】用作抗酸剂、驱虫及抗真菌的辅助剂。用于防治水霉病，对虾受精卵畸形或海藻幼体畸形及驱除体外寄生虫等。用于驱除体外寄生虫，本品常作为辅药与敌百虫或氯化钠配合使用，借以增强主药药效。可杀灭指环虫、三代虫等单殖吸虫及其他寄生虫。

【用法与用量】一般用0.25%的本品浸浴3min，可驱除鱼类体外寄生虫。本品与晶体敌百虫按0.6:1比例混合后，全池泼洒，使水体浓度达0.1~0.2mg/L，可治疗指环虫与三代虫病，效果较好；若第2天复用本药全池泼洒，使水体浓度达0.3mg/L，可治疗鲤嗜子宫线虫病；若在1t海水中溶解本品2.5kg，在水温25℃以上浸浴2~3min，20~25℃时浸浴2.5~3min，20℃以下浸浴3min，可防治鲥等本尼登虫病和异鳍异斧虫病及多刺鳋病。

【注意事项】①严格遵守规定的用法与用量。②本品对鲥有较强的毒性，高水温和体重100.0g以下小鱼不宜用本品。密闭、干燥保存。

9. 氢氧化铵

【性状】本品有强烈刺激的特臭；易挥发；显碱性。能与水或乙醇任意混合。

【药理作用及机制】本品是一种外用的刺激药，具有很强的穿透性，可杀灭寄生于鱼体皮肤与鳃部的原虫、吸虫及甲壳动物等，也能除去脂肪、污垢，并能深入皮肤深层杀菌。

【药物应用】可用于鱼类吸虫病、鳗鲡车轮虫病等寄生虫病的防治。并用于清塘防病，作鱼池基肥。

【用法与用量】使用10%的氨溶液治疗吸虫病，对表层较厚且黏液又多的鱼类（如金鱼、鲤、鳗、细鳞鲤等）常采用1:1000的浓度浸浴，而对皮肤较薄、黏液又少的鱼类（如鲢、鳙、鳊等）则用1:2000的浓度浸浴；用25%的氨溶液，使水体浓度达60mg/L，浸浴18h，可治疗鳗鲡车轮虫病。

【不良反应及注意事项】具有刺激性应用时，应控制水体浓度。密封阴凉处（30℃以下）保存。

10. 过氧化氢

【性状】本品无臭，或有类似臭氧的臭气，味微酸，性质不稳定，遇氧化物或还原物即迅速分解发生泡沫，见光易分解变质。久贮易失效，故常保存浓过氧化氢（含 H_2O_2 27.5%～31.0%），临用时稀释成含过氧化氢 3% 溶液。

【药理作用及机制】本品是一种氧化剂，遇化脓伤口可放出氧，可用作局部消毒与清洁。但只适用于浅部伤口的清洁，而对深部溃疡无效。

【药物应用】本品对侵袭皮肤的吸虫有良好的治疗效果。此外，本品也可用于治疗棉丝虫病（柱状病）和异鳍异斧虫病。

【用法与用量】加入 30% 的过氧化氢溶液，使水体浓度达 1ml/L，浸浴病鱼 10～15min。

第三节 有机类抗寄生虫药物

1. 奎宁

【药理作用及机制】奎宁是一种喹啉衍生物，化学结构与氯喹有近似处，其抗疟机理也与氯喹相似，也能与疟原虫的 DNA 相结合，抑制 DNA 的合成，另有实验证明奎宁能降低疟原虫耗氧量，抑制疟原虫体内磷酸化酶而干扰其糖代谢。在奎宁的抗疟作用中，不能忽视机体防御机能的影响。动物实验证明切除宿主脾后，或用染料阻断网状内皮系统后，奎宁的抗疟作用显著降低。

【药物应用】防治疟原虫、小瓜虫、口丝虫、车轮虫、斜管虫疾病，杀灭寄生皮肤的吸虫。

【用法与用量】全池泼洒，使水体中浓度达 30～35mg/L，或使水体中浓度达 20mg/L，每日 1～2 次，连用 3 次。

【不良反应及注意事项】不可与锌或白铁接触，避免反应生成氯化锌毒害鱼只，对水生植物的生长也有不良影响，应不断打气，花鲫不可使用本剂医治。

2. 盐酸氯苯胍

【性状】本品为白色或黄色结晶粉末，有不愉快的特殊异味，遇光后颜色变深。微溶于乙醇，不溶于水和乙醚。

【药理作用及机制】干扰虫体胞质中的内质网，影响虫体蛋白质代谢，使内质网的高尔基体肿胀，氧化磷酸化反应和 ATP 酶被抑制。

【药物应用】在水产养殖上主要用于防治孢子虫病。

【用法与用量】①治疗东北银鲫孢子虫病，先按水深 0.3m 每公顷泼洒 90% 的晶体敌百虫 3.75kg，然后用本品拌饲投喂，第 1 天用药 100mg/kg 体重，第 2～4 天每日用药 30～40mg/kg 体重。②预防，鱼苗下塘第 3 天开始投药，连续用药 7d，每日每万尾鱼苗用药 0.3～0.4g。

【不良反应及注意事项】①在动物中使用，大剂量可能引起呕吐、腹痛、腹泻。②本品应避光密闭保存。③本品与磺胺嘧啶和乙胺嘧啶合用，可降低异臭，提高疗效。④休药期为 7d。

3. 青蒿素

【性状】为无色针状结晶，味苦。在丙酮、乙酸乙酯、氯仿、苯或冰醋酸中易溶，在甲醇、乙醇、稀乙醇、乙醚及石油醚中溶解，在水中几乎不溶。熔点 150～153℃。

【药理作用及机制】本品是从菊科植物青蒿中提取得到的倍半萜内酯，通常作用于虫体的生物膜结构，干扰细胞膜和线粒体的功能，从而阻断虫体对血红蛋白的摄取，最后膜破裂死亡。小鼠口服 ^{3}H-青蒿后，会迅速吸收到血液，1h 即达高峰，随即迅速下降。在体内分布很广，包括骨、脑等组织均有放射性分布，肝、肾浓度较高。小鼠给药后 24h，放射性从尿中排出 56.3%，从粪便中排出 22.2%。体内代谢转化是一个失活过程。

【药物应用】原为一种高效、速效的抗疟药，对血吸虫也有杀灭作用。水产上可用于防治鱼类的球虫病。

【用法与用量】口服，每次 20～30mg/kg 体重，拌饲投喂，每日 1 次，连用 3～5d。

【注意事项】与甲氧苄啶合用有增效作用，并可减少球虫病的复发。

4. 左旋咪唑

【性状】本品为白色、类白色或微黄色针状结晶或结晶性粉末，无臭，味苦。极易溶于水，易溶于乙醇，微溶于氯仿，极微溶于丙酮，不溶于乙醚。溶解度水中为 1∶2，甲醇中为 1∶5。在碱性溶液中易分解变质。

【药理作用及机制】机制可能是抑制虫体琥珀酸脱氧酶的活性，影响虫体的无氧代谢，使虫体肌肉麻痹，失去附着力而随粪便排出体外。

【药物应用】本品为广谱驱虫药，是盐酸四咪唑的左旋体。可用于指环虫病、三代虫病等体外寄生虫疾病的治疗，也可用于驱除寄生于水生动物肠道内的黏孢子虫（如饼形碘泡虫、吉陶单极虫等）。

【用法与用量】①全池泼洒，使水体中浓度达 1～2mg/L，24h 换水 1 次。②口服，每次 4～8mg/kg 体重，拌饵投喂，每日 1～2 次，连用 3d。

【注意事项】①本品不宜与碱性药物配合使用。②本品应密闭保存。③用盐酸环氯苯胍代替本品，也有相同效果。

5. 阿苯达唑

【性状】本品为白色至黄色粉末，无臭，味涩。不溶于水和乙醇，微溶于丙酮和氯仿，在冰醋酸中溶解。熔点为 206～212℃，熔融同时分解。

【药理作用及机制】本品为噻苯达唑类药物，不仅可杀灭多种线虫，对某些吸虫及绦虫也有较强的驱除效果。其主要作用机理是抑制虫体延胡索酸还原酶，致使虫体的能量来源受阻，则虫体的代谢发生障碍而死亡。本品易由消化道吸收，其代谢产物为阿苯达唑亚砜和阿苯达唑砜，排泄完全，是一种高效、低毒的驱虫药物。

【药物应用】广谱驱虫药，可驱杀寄生在鱼类的毛细线虫、棘头虫及肠道中的绦虫，不仅驱虫效果好，而且安全可靠。

【用法与用量】口服，每次 40mg/kg 体重，每日 2 次，连用 3d，可驱杀寄生在鲤体内的九江头槽绦虫及黄鳝体内的毛细线虫、棘头虫等。

【不良反应及注意事项】连续长期使用，能使蠕虫产生耐药性，并且有可能产生交叉耐药性。本品具胚胎毒性和致畸作用，因此繁殖期内的水生动物不宜使用。本品应避光密封保存。如果投药量达不到有效剂量，只能驱除部分鱼体中的虫体。休药期为 28d。

6. 阿维菌素

【性状】白色或微黄结晶粉末，无味。易溶于乙酸乙酯、丙酮、氯仿，略溶于甲醇、乙醇，在水中几乎不溶。

【药理作用及机制】本品是新型广谱、高效、低毒抗生素类抗寄生虫药,对体内寄生虫特别是线虫和节肢动物均有良好的驱杀作用。但对绦虫、吸虫及原生动物无效。本品对害虫的驱杀作用在于增强虫体的抑制性递质γ-氨基丁酸(GABA)的释放,以及打开谷氨酸控制的Cl^-通道,增强神经细胞膜对Cl^-的通透性,从而阻断神经信号的传递,最终神经麻痹,使肌肉细胞失去收缩能力而导致虫体死亡。

【药物应用】可用于鱼、虾、蟹混养塘杀虫,能驱杀鱼类棘头虫、指环虫、三代虫等蠕虫。

【用法与用量】全池泼洒1.8%的阿维菌素溶液,在淡水鱼养殖池塘,使水体中浓度达$0.08ml/m^3$,在养虾塘,使水体达$0.04ml/m^3$消毒。

【注意事项】①本品对线虫,尤其是节肢动物产生的驱除作用缓慢,有些虫需要数日甚至数周才能出现明显药效。②本品性质不太稳定,特别是对光线敏感,迅速氧化失活,应注意其各种剂型的贮存使用条件。③1.8%的阿维菌素溶液在(20 ± 0.5)℃条件下,对体长3~5cm的鲤24h、48h的半致死浓度分别为0.717ml/L和0.552ml/L,安全浓度为0.098ml/L。对体重平均10g的青虾24h的半致死浓度为0.37ml/L,对体重平均50g的中华绒螯蟹的半致死浓度大于1.6ml/L。④休药期为35d。

7. 伊维菌素

【性状】本品为白色结晶性粉末,无味。在甲醇、乙醇、丙酮、乙酸乙酯中易溶,在水中几乎不溶。

【药理作用及机制】为新型广谱、高效、低毒抗生素类抗寄生虫药,对体内外寄生虫特别是线虫和节肢动物均有良好的驱杀作用,但对绦虫、吸虫及原生动物无效。该类药物对线虫及节肢动物的驱杀作用机制在于增强虫体的抑制性递质γ-氨基丁酸的释放,以及打开谷氨酸控制的Cl^-通道,增强神经细胞膜对Cl^-的通透性,从而阻断神经信号的传递,最终神经麻痹,使肌肉细胞失去收缩能力,而导致虫体死亡。伊维菌素具有选择性的抑制作用,其选择性是因为哺乳动物体内没有谷氨酸-氯离子通道,且哺乳动物的外周神经递质为乙酰胆碱,GABA分布于中枢神经系统,本类药物不易通过血脑屏障,对其影响极小,因此使用时对哺乳动物就比较安全。

【药物应用】本品为阿维菌素的衍生物,属口服半合成的广谱抗寄生虫药。对各生活史阶段的大部分线虫(但非所有线虫)均有作用;可用于鱼、虾、蟹混养塘杀虫,能驱杀鱼类棘头虫、线虫、循环虫、三代虫等寄生虫。

【用法与用量】全池泼洒0.2%的伊维菌素溶液,在淡水鱼养殖池塘,使水体中浓度达$0.08ml/m^3$,在养虾塘,使水体中浓度达$0.04ml/m^3$。口服0.3mg/kg体重,每日1次,连用3d。

【不良反应及注意事项】对鱼、虾及水生生物毒性较大,使用时不得超量。使用后ALT和(或)AST升高、白细胞减少、嗜酸性粒细胞增多及血红蛋白增多。本品不得用于注射,用完的药瓶和残留药液须安全处理,注意密封避光保存。休药期为35d。

8. 甲苯达唑

【性状】本品为白色、类白色或微黄色粉末,无臭,难溶于水和多数有机溶剂(如丙酮、氯仿等),在冰醋酸中略溶,易溶于甲酸、乙酸。

【药理作用及机制】甲苯达唑为一种高效、广谱抗蠕虫药。它选择性地使线虫的体被和肠细胞中的微管消失,抑制虫体对葡萄糖的摄取以减少糖原量,减少 ATP 生成,妨碍虫体生长发育。对多种线虫的成虫和幼虫有杀灭作用。

【药物应用】本品是高效、广谱、低毒的驱虫药物,常用来驱杀寄生于欧洲鳗鲡体内外的鳗丝吸虫、拟指环虫、指环虫、三代虫及鱼鲺等。

【用法与用量】①口服,每次 50mg/kg 体重或用浓度为 125mg/L 的药液混饲,每日 1 次,连用 2d,可治疗鳗丝吸虫病。②使水体中本品浓度达 0.15～1mg/L 长期浸浴,可治疗欧洲鳗鲡的拟指环虫病、三代虫病及鱼鲺病。

【不良反应及注意事项】口服吸收少,不良反应轻微。本品用于浸浴时,由于其溶解性差,易使水质恶化。本品应避光密封保存。

9. 敌百虫

【性状】本品为白色结晶,有芳香味,易溶于水及醇类、苯、甲苯、酮类和氯仿等有机溶剂,难溶于乙醚、乙烷等。熔点为 83～84℃。在酸性溶液中(pH5.0 以下)甲烷酯键断裂而引起水解生成去甲基敌百虫;在中性或碱性溶液中发生水解,生成敌敌畏;水解进一步继续,最终分解成无杀虫活性的物质。

【药理作用及机制】本品不仅对消化道寄生虫有效,还可用于防治体外寄生虫。水解后能产生一种胆碱酯酶的抑制剂,与虫体的胆碱酯酶相结合,使胆碱酯酶的活性受到抑制,失去水解破坏乙酰胆碱的能力。由于乙酰胆碱大量蓄积,昆虫、甲壳类、蠕虫等的神经功能失常,先兴奋,后麻痹,直至中毒死亡。此外,由于本品对宿主胆碱酯酶作用较小,可较快排出体外。

本品内服或注射均能迅速吸收。吸收后的药物主要分布于肝、肾、脑等部位,肌肉及脂肪含量较少。

【药物应用】本品是一种低毒、残留时间较短的神经性杀虫药,广泛用于防治鱼体外寄生的吸虫(如鱼体表及鳃上的指环虫、三代虫)、肠内寄生的蠕虫(如绦虫、棘头虫)和甲壳动物(如锚头鳋、中华鳋、鱼鲺)引起的鱼病,此外尚可杀死对鱼苗、鱼卵有害的剑水蚤及水蜈蚣等。

【用法与用量】①杀灭三代虫、指环虫,用本品全池泼洒 2.5% 粉剂使水体浓度达 1～4mg/L,或 90% 晶体使水体浓度为 0.2～0.5mg/L,90% 的晶体和面碱合剂(1∶0.6),使水体浓度达 0.1～0.2mg/L。②驱除肠内寄生的绦虫,将本品 40g 与 100g 面粉混合,按鱼定量投喂 3d,可驱除九江头槽绦虫。③杀灭棘头虫、毛细线虫。a. 治疗沙市棘头虫可用本品晶体 100g 拌入 30kg 麸皮中,按鱼定量投喂 4d;再用 90% 的晶体全池泼洒,使水体浓度达 0.7mg/L。b. 驱杀毛细线虫可投喂晶体敌百虫 0.2～0.5g/kg 体重,每日 1 次,连用 3d。c. 投喂晶体敌百虫 0.3～1.0g/kg 体重,每日 1 次,连用 4～6d,可驱杀似棘头吻虫。④ 50% 敌百虫可湿性粉剂全池泼洒,使水体浓度达 0.25mg/L,每日 1 次,连用 3～4 次,可杀死鲤锚头鳋。⑤ 2.5% 粉剂和硫酸亚铁合剂(1.2∶0.2)全池泼洒,使水体浓度达 1.4mg/L,可防治大中华鳋病。⑥ 2.5% 粉剂和硫酸亚铁合剂(1∶0.1)或晶体和硫酸亚铁合剂(0.5∶0.2)全池泼洒,使水体浓度达 0.2mg/L 或 0.25mg/L,可防治鲢中华鳋和鱼鲺并发症。⑦ 2.5% 粉剂或 90% 的晶体全池泼洒,使水体浓度达 1～4mg/L 或 0.2～0.5mg/L,可杀灭鱼鲺。

【不良反应及注意事项】①本品有一定的麻醉作用,无鳞鱼及甲壳类动物对本品敏感。②敌百虫的毒性依鱼类而不同，鲤、白鲫的安全浓度是1.8～5.7mg/L，虹鳟为0.18～0.54mg/L，鳜、加州鲈、淡水白鲳对它极度敏感，使用时应予注意。③因本品带酸性，对金属有腐蚀作用，故配制与泼洒本品不要用金属容器。④本品除与面碱合用外，不得与其他碱性药物合用。⑤本品应在密封、避光、干燥处保存。⑥休药期为7d。

10. 甲醛

【性状】本品为无色或几乎无色的澄明液体，有刺激性特臭；能与水或乙醇任意混合，水溶液呈弱酸性；易挥发，有腐蚀性。常用40%（V/V）或37%（m/m）甲醛溶液（又称福尔马林）。本品是一种强还原剂，在碱性溶液中还原力更强。因含有杂质，长期贮存特别在温度过高或过低（9℃以下）及强光的影响下，会形成白色聚合物沉淀，有效成分相应降低。通常加入10%～12%甲醇或乙醇可防止甲醛的聚合变性。

【药理作用及机制】通过烷基化反应使菌体蛋白变性，酶和核酸等的功能发生改变，从而呈现强大的杀菌作用。

【药物应用】本品具有强大的杀虫作用，常用以杀除寄生于鱼体上的吸虫（如指环虫、三代虫等），以及小瓜虫、车轮虫、本尼登虫和锚头鳋等。此外，本品具有广谱的杀菌作用。

【用法与用量】防治车轮虫病、舌杯虫病、指环虫病和三代虫病：全池泼洒，一般使水体浓度达15～30mg/L，或浸浴，使水体浓度达30mg/L，24h；250mg/L水体浸浴1h或100mg/L水体浸浴3h。对鳜和鳗鲡锚头鳋、车轮虫、指环虫等寄生虫病，全池泼洒，使水体浓度达20mg/L，停止流水0.5～2h；或在流水中用70～100mg/L水体全池遍洒。在鳜网箱养殖中或孵化缸中的水体泼洒浓度为150～200mg/L。

11. 亚甲蓝

【性状】本品为噻嗪类染料，深绿色、有铜光的柱状结晶或结晶性粉末；无臭。在水或乙醇中易溶，在氯仿中溶解。在空气中稳定，水溶液呈蓝色，具碱性。药性较温和，对鱼毒性较低。

【药理作用及机制】亚甲蓝本身为氧化剂，但根据其在血液中浓度的不同，而对血红蛋白产生两种不同的作用。当低浓度时，体内6-磷酸-葡萄糖脱氢过程中的氢离子传递给亚甲蓝（MB），使其转变为还原型白色亚甲蓝（MBH_2）；白色亚甲蓝又将氢离子传递给带Fe^{3+}的高铁血红蛋白，使其还原为带Fe^{2+}的正常血红蛋白，与此同时，白色亚甲蓝又被氧化成亚甲蓝。

亚甲蓝的作用类似NADPH-MHb还原酶的作用，可作为中间电子传递体，促进$NADPH^+$与H^+还原为MHb，并使Hb重新恢复携氧能力，所以临床上使用小剂量（1～2mg/kg）治疗高铁血红蛋白血症。当使用大剂量（≥5mg/kg）时，血中形成高浓度的亚甲蓝，NADPH脱氢酶的生成量不能使亚甲蓝全部转变为还原型亚甲蓝，此时血中高浓度的氧化型亚甲蓝则可使血红蛋白氧化成高铁血红蛋白。上述高浓度亚甲蓝的氧化作用，则可用于治疗氰化物中毒，其原理与亚硝酸钠相同，但作用不如亚硝酸钠。临床应用时效果不明显。

内服不易被胃肠道吸收。在组织中可迅速被还原为还原型亚甲蓝，并部分以代谢产物由尿中缓慢排出；肠道中未吸收部分则由粪便排出。尿和粪可被染成蓝色。

【药物应用】本品可治疗由三代虫等引起的黏液性皮肤病，以及其他皮肤与鳃的吸虫病。此外，还可治疗小瓜虫、斜管虫、口丝虫、车轮虫等原虫病和起到消毒杀菌作用。

【用法与用量】采取长时间浸浴的方法给药，使水体中的浓度达到 2~4mg/L，重症时可加到 4~8mg/L，也可分 2 次给药，隔日 1 次；在防治海、淡水鱼的三代虫等寄生虫病时，也可全池泼洒本品，使水体中浓度达 0.5~1.0mg/L 或浓度为 10mg/L 浸浴病鱼 10~20min。

【注意事项】①密闭遮光保存。②治疗时本品纯度很重要，需用药用级亚甲蓝。③低水温期使用效果较差。在有机物含量高的水中，药效衰减快。④治疗结束后，应立即换水或用活性炭滤除，以消除其残留。⑤当水体中浓度达 $10g/m^3$ 时，对水生植物有不良影响。一般对鱼 48h 的 LD_{50} 为 $20g/m^3$ 水体，安全浓度为 $10g/m^3$ 水体。⑥本品有助于增加鱼类的呼吸机能，使用本品时，无须增氧。⑦本品仅限于观赏鱼类疾病的防治。

12. 硫氯酚

【性状】本品为白色或灰色粉末，无臭或略带酚臭。易溶于乙醇、丙酮、乙醚，稍溶于氯仿，难溶于水，熔点为 186~189℃。

【药理作用及机制】本品的驱虫作用机制可能与降低虫体的糖酵解和氧化代谢，特别是抑制琥珀酸脱氢酶的作用有关；也有人认为，其作用可能取决于其酚羟基作为氢的受体，不然氢就会进入与琥珀酸氧化有关的反应中，干扰这些反应，能使虫体丧失生命所需的能量。

本品对宿主肠道有拟胆碱样作用，可加快肠道的蠕动功能，因而有下泻作用。

宿主消化道能吸收少量的硫氯酚，血药浓度远较胆汁浓度低，主要由胆汁分泌排泄。

【药物应用】本品在肠道中能阻止腺苷三磷酸的合成，从而引起寄生虫能量代谢障碍而致死，但对鱼的副作用甚微。除用于驱除寄生在鲕、河鲀等鱼类的鳃和皮肤上的吸虫外，还可驱除寄生在香鱼体内的绦虫。

【用法与用量】①驱除鲕、河鲀等鱼类的吸虫，按每次 2~3g/kg 体重口服给药，每日 1 次，连续 2~5d。②驱除寄生于香鱼体内的绦虫，按每次 5g/kg 体重口服给药，每日 1 次，连续 3d。驱虫最好在发病开始期（秋末）进行，按药与精饲料 1∶400 或 1∶200 混合后，以鱼体质量 5% 投喂，每日 2 次，连续投喂 5d。

【不良反应及注意事项】①常用量即可引起动物回吐或腹泻。为减轻不良反应，可减少剂量，连用 2~3 次。②本品需避光保存。③本品不能与六氯乙烷、酒石酸锑钾、依米丁、六氯对二甲苯联合使用，否则使毒性增强。④禁与乙醇或其他增加硫氯酚溶解度的药物并用，否则促使药物大量吸收，甚至致死。

13. 吡喹酮

【性状】本品为白色或类白色结晶粉末，味苦，在氯仿中易溶，在乙醇中溶解，在乙醚和水中不溶。本品的熔点为 136~141℃。

【药理作用及机制】本品能被寄生的绦虫和吸虫迅速吸收，首先使寄生虫发生瞬间的强直收缩，然后使合胞体外皮迅速形成空泡，并逐渐扩大，最终表皮糜烂，终至溶解。表皮破坏后，影响虫体吸收与排泄功能，更重要的是其体表抗原暴露，从而易遭受宿主免疫攻击，促使虫体死亡。本品除引起上述原发性变化外，还能引起继发性作用，使虫体表膜去极化，皮层碱性磷酸酶活性明显降低，以致葡萄糖的摄取受阻，内源性糖原耗竭。此外，本品尚可抑制虫体的核酸与蛋白质合成。吡喹酮内服后几乎全部迅速由消化道吸收，吸收后的药物在动物组织器官内广泛分布，奠定了对寄生于宿主各器官内（肠道、肌肉、腹腔和胆管）的绦虫幼虫和成虫有效杀灭的基础。本品主要在肝中迅速代谢灭活。

【药物应用】本品为20世纪70年代合成的一种新的广谱驱虫药，对治疗草鱼及鲢的绦虫病有比较明显的效果。

【用法与用量】将本品与养殖鱼类适口的饲料拌和后投喂，每次48mg/kg体重，每间隔3～4d 1次，连用2次。

【不良反应及注意事项】①高剂量偶尔可使动物血清谷丙转氨酶活性轻度升高。②治疗鲢绦虫病投喂本品时应用细粉糠拌和。③本品应避光密闭保存。

14. 辛硫磷

【性状】浅黄色油状液体，20℃时在水中的溶解度为7mg/L，二氯甲烷中大于500g/L，异丙醇中大于600g/L，较少溶于石油醚。室温下工业品为浅红色油状物，在中性及酸性介质中稳定，在碱性介质中易分解。高温下易分解，光解速度快。

【药理作用及机制】本品是一种合成的有机磷杀虫剂，是丝氨酸蛋白酶的不可逆抑制剂，它们能特异性地与酶活性中心的丝氨酸以共价键结合，从而抑制酶的活性。由于有机磷杀虫剂对胆碱酯酶具有强烈的抑制作用，造成胆碱酯酶失去水解乙酰胆碱的能力。乙酰胆碱是胆碱能神经递质，当胆碱能神经兴奋时，神经末梢释放乙酰胆碱，传导神经冲动，乙酰胆碱随即被胆碱酯酶水解成胆碱和乙酸而失去活性。有机磷杀虫剂抑制胆碱酯酶后，乙酰胆碱在体内大量堆积，使神经过度兴奋，引起寄生虫肢体震颤、痉挛、麻痹而死亡。本品易降解，对环境污染小。

【药物应用】本品可用于防治鱼类锚头鳋、中华鳋、鱼鲺、指环虫等寄生虫病。

【用法与用量】将本品充分稀释后，全池均匀泼洒50%的辛硫磷乳油，使水体中浓度达0.033～0.04ml/m³。

【不良反应及注意事项】①若使用剂量偏高发生中毒现象时，可选用阿托品或胆碱酯酶复活剂进行解救。②本品在光照下易分解，应在阴凉避光处贮存。在池中泼洒时，配好的药液也最好避光。遇碱易分解而失去杀虫活性。③50%的辛硫磷溶液在水温（17.5±1.5）℃的条件下，对体长平均8.2cm的一龄越冬草鱼胁迫24h、48h、72h、96h的半致死浓度（LC_{50}）分别为7.82ml/m³、7.20ml/m³、6.81ml/m³和6.59ml/m³，安全浓度为0.66ml/m³。

15. 菊酯类

【药理作用及机制】药物进入虫体后可迅速渗透进入并作用于神经系统，通过特异性受体或溶解于膜内，改变神经突触对离子的通透性，选择性地作用于膜上的钠通道，延迟通道激活门的关闭，造成钠离子持续内流，引起过度兴奋、痉挛，最后麻痹而死。

【药物应用】杀虫剂。用于青鱼、草鱼、鲢、鳙、鲫、鳊、黄颡鱼、鳝、鳜、鲮、鳗、鲶等鱼类由中华鳋、锚头鳋、鱼鲺、三代虫、指环虫等寄生虫引发的疾病。

【用法与用量】取本品用2000倍水稀释后均匀泼洒或喷雾施药，每1m³水体用本品0.02～0.03ml（每亩水体水深1m用本品13～20ml）。

【不良反应及注意事项】未见不良反应。注意事项：①水体缺氧状态下不得用药；②使用消毒剂后24h内不得使用本品，使用本品72h内不得使用消毒剂；③本品禁用于虾、蟹、鱼苗；④严禁同碱性或强氧化性药物混合使用；⑤使用后的废弃包装物要妥善处理；⑥本品应妥善存放，以免造成人、畜误服；⑦当水温较低或水质清瘦时，按低剂量使用。

思考题

1. 常见的水产动物寄生虫有哪些种类？它们具有哪些特点？
2. 简要说明硫酸铜、奎宁、阿苯达唑、敌百虫的作用机制和使用注意事项。
3. 根据当前养殖环境现状，分析选择抗寄生虫药物时要遵守的原则和注意事项。

参考文献

黄志斌. 2011. 新编水产药物器械应用表解手册. 南京：江苏科学技术出版社

吴小成，解发钧. 2010. 选用和使用抗寄生虫药物的注意事项. 水产养殖，31（4）：44-45

谢拥军，崔平. 2009. 动物寄生虫病防治技术. 北京：化学工业出版社

战文斌. 2004. 水产动物病害学. 北京：中国农业出版社

第七章 水产消毒类药物

本章概览

1. 水产消毒类药物是消除或杀灭外环境中的病原微生物及其他有害微生物的药物。主要分为卤素类消毒剂、氧化类消毒剂、表面活性剂类消毒剂及其他消毒类药物等。
2. 卤素类消毒剂分为含氯类、含溴类和含碘类。其中，含氯类包括漂白粉、二氯异氰尿酸钠、三氯异氰尿酸、次氯酸钠、氯胺、二氧化氯；含溴类包括溴氯海因、二溴海因；含碘类包括聚维酮碘、蛋氨酸碘、高碘酸钠、氯苯胍。
3. 氧化剂类消毒剂主要包括高锰酸钾、过氧化钙、过氧乙酸、过氧化氢、过磷酸钙。
4. 表面活性剂类消毒剂主要包括季铵盐类。
5. 其他消毒类药物分为酸类消毒剂（柠檬酸、硼酸、乙酸），碱类消毒剂（氨水、氧化钙），盐类消毒剂（氯化钠、碳酸氢钠），重金属盐类消毒剂（螯合铜、硫酸铜、氯化铜），醛、醇类消毒剂（甲醛溶液、戊二醛、乙醇）。

Overview of this Chapter

1. Aquatic disinfection drugs are drugs that eliminate or kill pathogenic microorganisms and other harmful microorganisms in the external environment. They are mainly divided into halogen-based disinfectants, oxidative-based disinfectants, surfactant-based disinfectants and other disinfection drugs.
2. Halogen disinfectants are divided into chlorine, bromine and iodine. Among them, chlorine-containing types include bleaching powder, sodium dichloroisocyanurate, trichloroisocyanuric acid, sodium hypochlorite, chloramine, chlorine dioxide; bromine-containing types include bromochlorohydantoin, dibromohydantoin; iodine-containing types include Povidone-iodine, methionine-iodine, sodium periodate, chlorpheniramine.
3. Oxidizing disinfectants mainly include potassium permanganate, calcium peroxide, peracetic acid, hydrogen peroxide, calcium superphosphate.
4. Surfactant disinfectants mainly include quaternary ammonium salts.
5. Other disinfection drugs are divided into acid disinfectants (citric acid, boric acid, acetic acid), alkali disinfectants (ammonia, calcium oxide), salt disinfectants (sodium chloride, sodium bicarbonate), heavy metal salts (Chelated copper, copper sulfate, copper chloride), aldehyde and alcohol disinfectants (formaldehyde solution, glutaraldehyde, ethanol).

学习目标

1. 掌握水产消毒的概念，消毒类药物的种类及用途。
2. 熟悉各类抗寄生虫药物的作用机制、不良反应。
3. 了解各类抗寄生虫药物的注意事项及用法用量。
4. 通过对水产类抗寄生虫药物的学习，能够学会在水产养殖过程中正确合理使用抗寄生虫药物解决实际问题。

Learning Objectives

1. Master the concept of aquatic product disinfection, the types and uses of disinfection drugs.
2. Acquaint the mechanism of action and adverse reactions of various antiparasitic drugs.
3. Understand the precautions, usage and dosage of various antiparasitic drugs.
4. Learn to use antiparasitic drugs correctly and rationally through the study of aquatic antiparasitic drugs to solve practical problems in the process of aquaculture.

第七章　水产消毒类药物

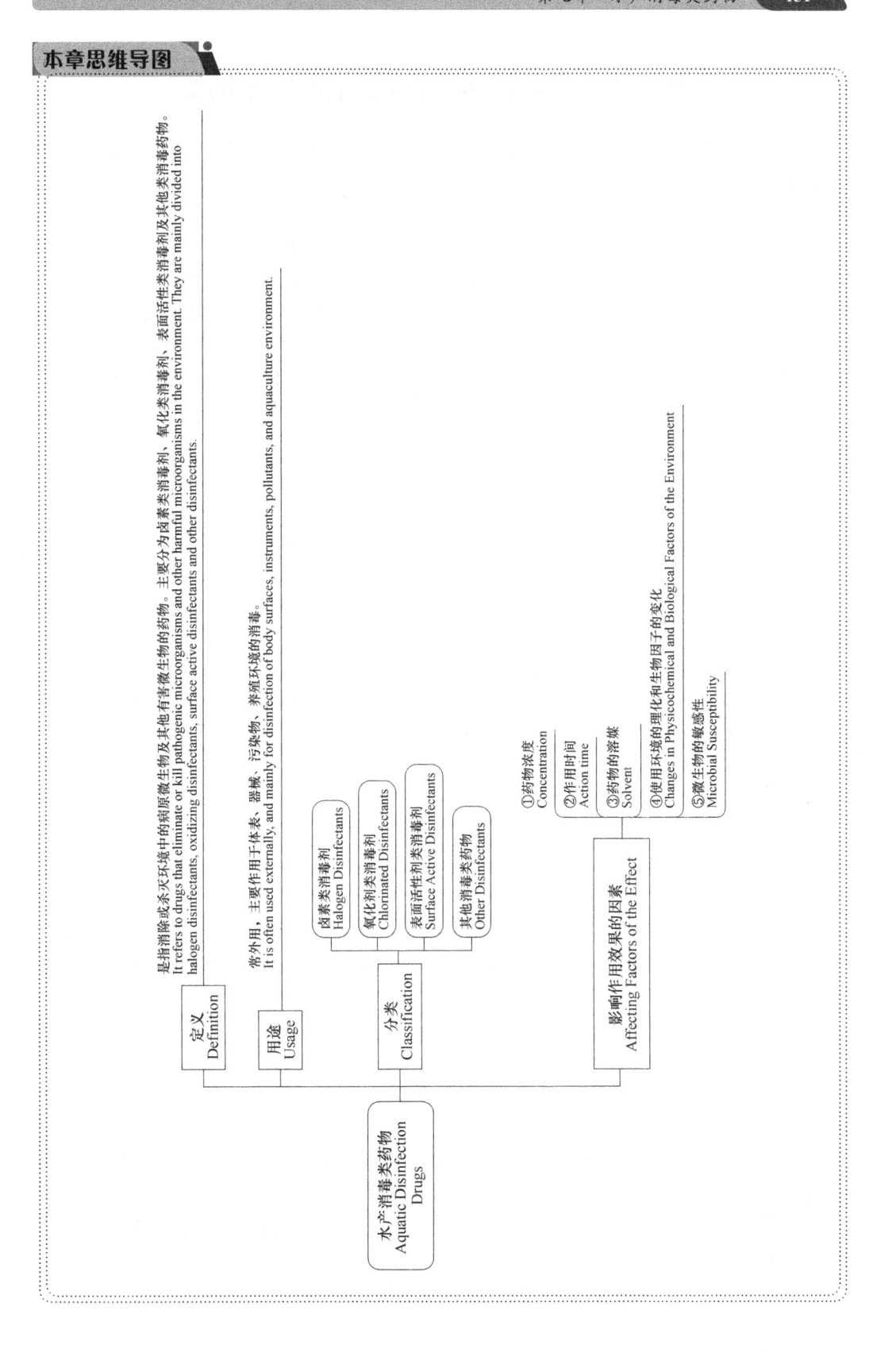

本章思维导图

水产消毒类药物 Aquatic Disinfection Drugs

- **定义 Definition**
  是指消除或杀灭环境中的病原微生物及其他有害微生物的药物。主要分为卤素类消毒剂、氧化类消毒剂、表面活性类消毒剂及其他类消毒药物。
  It refers to drugs that eliminate or kill pathogenic microorganisms and other harmful microorganisms in the environment. They are mainly divided into halogen disinfectants, oxidizing disinfectants, surface active disinfectants and other disinfectants.

- **用途 Usage**
  常外用，主要作用于体表、器械、污染物、养殖环境的消毒。
  It is often used externally, and mainly for disinfection of body surfaces, instruments, pollutants, and aquaculture environment.

- **分类 Classification**
  - 卤素类消毒剂 Halogen Disinfectants
  - 氧化剂类消毒剂 Chlorinated Disinfectants
  - 表面活性剂类消毒剂 Surface Active Disinfectants
  - 其他消毒药物 Other Disinfectants

- **影响作用效果的因素 Affecting Factors of the Effect**
  - ①药物浓度 Concentration
  - ②作用时间 Action time
  - ③药物的溶媒 Solvent
  - ④使用环境的理化和生物因子的变化 Changes in Physicochemical and Biological Factors of the Environment
  - ⑤微生物的敏感性 Microbial Susceptibility

第一节 水产消毒类药物的种类及用途

水产消毒类药物是消除或杀灭外环境中的病原微生物及其他有害微生物的药物。按化学性质可分为卤素类消毒剂（聚维酮碘、三氯异氰脲酸、二氧化氯、漂粉精、漂白粉）、氧化剂类消毒剂（高锰酸钾、过氧化钙、过氧乙酸、过氧化氢、过磷酸钙）、表面活性剂类消毒剂（苯扎溴铵、氯己定）、酸类消毒剂（柠檬酸、硼酸、乙酸）、碱类消毒剂（氧化钙、氢氧化铵溶液）、盐类消毒剂（氯化钠、碳酸氢钠）、重金属盐类消毒剂（螯合铜、硫酸铜）和醛、醇类消毒剂（甲醛溶液、戊二醛、乙醇）等。此类药物常外用，主要用作体表、器械、污染物、养殖环境等的消毒。消毒药物的作用效果常受到许多因素的影响，如药物浓度、作用时间、药物的溶媒、使用环境的理化和生物因子的变化、微生物的敏感性等。

一、卤素类

聚维酮碘、三氯异氰脲酸、二氧化氯、漂粉精、漂白粉等。

聚维酮碘对各种细菌、真菌、芽孢和病毒有显著的杀灭效果。可防治水产动物细菌、真菌性疾病。

三氯异氰脲酸在水中释放，产生次氯酸，次氯酸有较强的杀菌作用，用于防治鱼类细菌性败血症、肠炎病等各种细菌性疾病。

二氧化氯为高效低毒的消毒剂，通过氧化分解微生物蛋白质中的氨基酸，从而使微生物死亡，用于防治鱼、虾、蟹、鳖和蛙的各种细菌性疾病，对病毒性疾病有良好的预防作用。

漂粉精和漂白粉常用作杀菌剂、消毒剂和水质净化剂。

二、氧化剂类

高锰酸钾、过氧化钙、过氧乙酸、过氧化氢等。

氧化剂是含不稳定的结合态氧的化合物，遇有机物能释放初生态氧，迅速氧化有机物，从而呈现杀菌、杀虫、收敛、解毒的作用。

高锰酸钾结晶颗粒用于防治鱼类、蛙类细菌性疾病，水生生物真菌性疾病。过氧化钙粉剂主要用于鱼、虾缺氧浮头的急救，高密度养殖中增氧，鱼苗种等活体运输，也可治理赤潮生物。

过氧乙酸溶液为强氧化剂，用于虾育苗或越冬设施的消毒。过氧化氢溶液用于防治吸虫病和丝虫病、小瓜虫病等，鱼类浅部伤口清洁，还可对鱼塘增氧。

三、表面活性剂类

苯扎溴铵、氯己定等。表面活性剂具有降低表面张力的作用，能吸附于生物体表面，改变细胞膜的通透性，使酶、辅酶和代谢中间产物逸出，限制生物的呼吸及糖酵解过程。

苯扎溴铵属于季铵盐类阳离子表面活性剂，可用作消毒防腐剂，用于防治虾、蟹烂鳃病、弧菌病。

季铵盐类化合物能絮凝部分有机碎屑、泥土颗粒等，有利于提高水体透明度，促进藻类繁殖，进一步改善养殖环境；增大氧气的溶解度，从而增加水体溶氧。另外，部分氧化性药物与还原性物质反应又减少了耗氧，相对起到增氧作用。

四、酸类

柠檬酸、苯甲酸、乙酸等。其杀菌能力与氢离子浓度有关。能释放出新生态氧而发挥消毒作用，效力强，作用快，能杀死细菌、真菌、芽孢和病毒等。

五、碱类

氧化钙、氢氧化铵溶液等。对细菌和病毒有很强的杀灭作用。

六、盐类

氯化钠、碳酸氢钠等。高浓度氯化钠的水溶液能提高液体渗透压，改变病原体或其附着生物的渗透压；碳酸氢钠主要用于抗酸剂、驱虫及抗真菌的辅助用药。

七、重金属盐类

螯合铜、硫酸铜等。重金属的化合物都能与蛋白质结合，使之发生沉淀作用。高浓度的重金属盐有杀菌作用，低浓度具有抑制酶系统活性基团的作用，表现为抑菌效果。硫酸铜结晶体具有杀灭青泥苔、蓝藻、真菌和某些细菌的作用。

八、醛、醇类

甲醛溶液、戊二醛、乙醇等。能凝固蛋白质和溶解类脂，与蛋白质的氨基酸结合使其变性，对细菌、真菌、芽孢、病毒和寄生虫都具有杀灭作用。用来防治寄生虫病，也可用于对虾育苗、越冬设施和工具的消毒，还可用来浸浴水产品做长期保存的标本。

> **知识拓展**
>
> 消毒的概念：消毒是用化学、物理、生物的方法杀灭或消除环境中的病原微生物。清塘时需要对塘底和水体做相对比较彻底的消毒；日常养殖过程中要做的是预防性的抑菌和消毒，控制有害菌、有害藻类和病毒并和有益菌、有益藻类达到生态平衡，使其在生态系统中不至于造成微生态失衡和导致水产动物致病。

第二节 卤素类消毒剂

在水产养殖过程中，使用消毒剂杀灭水生环境中的有害微生物，改善水生动物生活环境，不仅能够有效防治病害的发生，提高养殖产品品质，并且具有使用方便、价格相对低廉的优点。卤素类消毒剂已成为最常用的水产消毒剂，以下就几种常用的水产卤素类消毒剂进行介绍。

一、含氯类消毒剂

含氯类消毒剂具有消毒能力强，用量少，使用范围广，对细菌、病毒、真菌及原虫蠕虫、甲壳动物等寄生虫均有杀灭作用等优点。目前常用的含氯类消毒剂主要有含氯石灰、二氯异氰尿酸钠、三氯异氰尿酸、次氯酸钠、氯胺、二氧化氯等。

1. 含氯石灰

含氯石灰（chlorinated lime）又名漂白粉，是氢氧化钙、氯化钙、次氯酸钙的混合物，其主要成分是次氯酸钙，为含有效氯25%～35%的灰白色颗粒性粉末；有氯臭；空气中即吸收水分与二氧化碳而缓慢分解。水溶液遇石蕊试纸显碱性反应，随即将试纸漂白，在水或乙醇中部分溶解。

【药理作用及机制】与氯气一样，含氯石灰加入水中也生成次氯酸，后者释放活性氯和初生氧，抑制和破坏菌体内的各种酶系统，使巯基被氧化而破坏，影响细菌体内的氧化还原作用，使其体内葡萄糖代谢障碍，蛋白质等物质变性，导致细菌死亡。其杀菌作用快而强，但不持久。酸性环境有利于释放氯，有漂白作用，对皮肤有刺激性，对金属有腐蚀作用。

【药物应用】消毒剂、水质净化剂。对细菌、病毒、真菌均有不同程度的杀灭作用。由于水溶液含大量氢氧化钙，可调节池水的pH。定期适量遍洒，还可改良水质。主要用于水体消毒，防治鱼、虾、蟹等水产养殖动物由弧菌、嗜水气单胞菌和爱德华菌等引起的细菌性疾病。

【用法与用量】

1）池塘消毒：一般带水清塘用10g/m^{3}水体全池遍洒，杀灭细菌、寄生虫等病原体、野杂鱼和其他敌害生物。本品效果与其使用浓度、水温高低有关。当水温在23.4～26℃时，用100g/m^{3}水体可杀灭虾池底90%的弧菌；31～34℃和1～3g/m^{3}水体时为79%～96.8%。

2）养殖水体消毒：在疾病流行季节，养鱼池常用量为1g/m^{3}水体或1.5g/m^{3}水体。在网箱养鱼中，每隔7～15d，用2～3g/m^{3}水体全箱遍洒1次，防治细菌性疾病。在养鱼池中定期用2～3g/m^{3}水体遍洒可改良水质环境，增加溶氧，沉淀有机物，降低氨氮与硫化氢的浓度与耗氧量。

3）鱼、虾等体表消毒：在鱼种放养前，用10～20g/m^{3}水体浸浴鱼种10～20min（具体用量根据当时的水温高低和鱼虾活动情况灵活掌握），预防鱼、虾等体表和鳃部的细菌和真菌病等。

【注意事项】① 密闭贮存于阴凉干燥处。使用时，正确计算用药量，现用现配，宜在阴天或傍晚施药，避免接触眼睛和皮肤；避免使用金属器具。② 本品忌与酸、铵盐、硫黄和许多有机化合物配伍，遇盐酸释放氯气（有毒）。

2. 二氯异氰尿酸钠

二氯异氰尿酸钠（sodium dichloroisocyanurate，SDIC）又名优氯净，本品为白色结晶性粉末；有氯臭；含有效氯60%～64%（一般按40%计算）。性状稳定，室内保存半年后，其有效氯含量降低0.16%。易溶于水，稳定性差。25℃时的溶解度为25%，水溶液的pH为5.5～6.5。

【药理作用及机制】本品可在水中水解为次氯酸,具有强氧化性,次氯酸在水中又进一步释放出活性氯和初生态氧。次氯酸分子容易透过细胞膜,作用于菌(病毒)体蛋白,破坏其磷酸化脱氢酶或与蛋白质发生氧化反应,引起细菌或病毒死亡,此为其主要的杀菌(毒)机制。除此之外,初生氧还能使菌体蛋白质氧化,杀死细菌(病毒)。活性氯能直接作用于蛋白质,形成氮氯复合物,干扰细胞代谢,导致细菌与病毒死亡。

【药物应用】杀菌消毒剂。杀菌谱广,对细菌的繁殖体、芽孢、病毒、真菌孢子等均有强杀灭作用,还有杀藻、除臭、净化水质作用。主要用于池塘水体及工具等的消毒,防治多种细菌性疾病。

【用法与用量】$6.2g/m^3$ 水体在 10min 内可杀死对虾镰刀菌孢子。养殖水体消毒用 $0.3\sim0.6g/m^3$ 水体全池遍洒,防治各种细菌病。

【注意事项】同漂白粉。

3. 三氯异氰尿酸

三氯异氰尿酸(trichloroisocyanuric acid,TCCA)又名强氯精、鱼氯,为白色粉末;微氯臭。有效期比漂白粉长4～5倍。遇水、稀酸或碱都分解成异氰尿酸和次氯酸;微溶于水;在水中释放游离氯。其水溶液呈酸性。TCCA含有效氯85%以上。异氰尿酸在微生物作用下分解为二氧化碳和氨。

【药理作用及机制】同二氯异氰尿酸钠。在相同的有效氯浓度下,对悬液中大肠杆菌、金黄色葡萄球菌、白色念珠菌和枯草杆菌黑色变种芽孢杀菌作用进行观察,可见三氯异氰尿酸的杀菌效果比二氯异氰尿酸钠要好。

【药物应用】用作杀菌消毒剂。其作用与用途同二氯异氰尿酸钠。杀菌力为漂白粉的100倍左右。主要用于鱼、虾细菌性疾病及养殖水体消毒。

【用法与用量】带水清塘用量为 $3\sim5g/m^3$ 水体,全池遍洒,1h内可杀死池中的野杂鱼、蛙和水生昆虫等,10d后可放鱼。在养殖水体中一般用量为 $0.1\sim0.5g/m^3$ 水体,全池遍洒,防治各种细菌病。鲢、鳙在pH高于7.0、水温低于28℃时,用量为 $0.5g/m^3$ 水体;pH为7.0、水温28～30℃时,用量为 $0.4g/m^3$ 水体;pH低于7.0、水温高于30℃时,用量为 $0.3g/m^3$ 水体。

【注意事项】保存于干燥通风处,不能与酸碱类物质混存或合并使用,不与金属器皿接触。药液现用现配,以晴天上午或傍晚施药为宜。

在水温25℃时,对草鱼和革胡子鲇等(全长2.5～2.7cm)96h的 LD_{50} 为 $0.6g/m^3$。水温升高,毒性增强。对白鲢96h的 LD_{50} 为 $0.58g/m^3$。对裸腹溞24h的 LD_{50} 为 $0.072g/m^3$。

4. 次氯酸钠

次氯酸钠(sodium hypochlorite)又名漂白水,为微黄色(溶液)或白色粉末(固体),在空气中不稳定,有潮解性。受热后分解。工业品为浅黄色透明液体,俗称漂白水,很不稳定,能逐渐释放出氧气。碱性次氯酸钠溶液比较稳定,能溶于冷水,受热到35℃以上或遇酸则分解,有氧化性。

【药理作用及机制】同含氯石灰。

【药物应用】消毒杀菌剂。用于养殖水体的消毒,防止鱼、虾、蟹等水产养殖动物由细菌性感染而引起的出血、烂鳃、肠炎、腹水、腐皮及疥疮等疾病。此外,还可提高鱼类的新陈代谢作用,改善水质,能在一定程度上预防草鱼出血病。

【用法与用量】用 0.5g/m³ 水体隔日遍洒（含有效氯 40%）。

【注意事项】密闭贮存于阴凉干燥通风处。有腐蚀性，会伤害皮肤。用量过高会杀死浮游植物。

5. 氯胺

氯胺（chloroamine）遇有机物可缓慢释放出活性氯和初生态氧，从而起到杀菌和杀病毒作用。杀菌谱广，消毒作用缓慢而持久，刺激性小。对细菌繁殖体、芽孢、病毒、真菌孢子都有杀灭作用，但作用较弱。加入活化剂，提高酸度，能短时间释放出大量活性氯，使其杀芽孢作用提高数倍。如按 1∶1 比例加入铵盐（氯化铵、硫酸铵），可加速氯的释放，增强杀菌效果。

【药物应用】用于防治黏细菌性烂鳃病和真菌病。

【用法与用量】在 pH 7.5～8.0 或以下时，用 18.0～20.0g/m³ 水体浸浴 2～3d，防治细菌性疾病。5.0g/m³ 水体遍洒可防治各种虾、蟹丝状细菌病。

【注意事项】本品不得与任何金属容器接触以防降低药效和产生药害。本品应在避光、密闭、阴凉处保存。

6. 二氧化氯

二氧化氯（chlorinedioxide）在常温下为淡黄色气体。相对密度在气温 11℃ 时为 3.09g/L，熔点为 -59.5℃，沸点为 9.9℃（即大气压为 97.4kPa 时）。在 25℃ 的冷水中溶解度为 203cm³/ml，热水中分解成 $HClO_2$、Cl_2 和 O_2。可溶于碱及硫酸中，在室温 3999Pa 压力下，二氧化氯能溶解于水中，浓度为 2.9g/L。在水溶液中能被光分解。可制成无色、无味、无臭和不挥发的稳定性液体。含稳定性二氧化氯为 2% 以上。其消毒作用不受水质、pH 变化的影响，是国际上公认的安全、无毒的绿色消毒剂。

【药理作用及机制】具有很强的氧化作用，遇氧气可产生初生态氧，使病毒衣壳上蛋白质酪氨酸断链，抑制病毒特异性吸附，并能破坏病毒蛋白质合成，破坏病毒酶系统，使病毒死亡。

病菌的大多数酶系统分布在细胞膜表面，易受到二氧化氯攻击，而动物和人的酶系统主要位于细胞质中，因此不易受到攻击，所以二氧化氯的毒性较低。

【药物应用】本品为广谱杀菌消毒剂、水质净化剂。其主要作用是氧化作用，可杀死细菌、芽孢、病毒、原虫和藻类。主要用于鱼池的水体消毒。

【用法与用量】在阴天或早、晚时间无强光照射下，用 0.5～2.0g/m³ 水体全池遍洒，防治细菌病或病毒病，使用前用原液 10 份与柠檬酸或白醋活化 3～5min，然后再全池遍洒。

【注意事项】①保存于通风阴凉避光处。②盛装、稀释和喷雾容器应选用塑料、玻璃或陶瓷制品，忌用金属类。③原液不得入口。④喷洒消毒操作时不可吸烟，以免降低消毒效果。⑤不可与其他消毒剂混合使用。⑥所需消毒的器具表面应洗去污物再行消毒，否则视不同情况需加大用药剂量。⑦户外消毒不宜在阳光下进行。⑧其杀菌效力随温度的下降而降低。

二、含溴类消毒剂

含溴类消毒剂具有低毒、高效和操作方便的优点。其典型代表物为溴氯海因、二溴海因。

1. 溴氯海因

溴氯海因（bromochlorohydantoin）又名菌藻清，为白色或类白色粉末。

【药理作用及机制】消毒剂。能在水中释放出 Br^- 和 Cl^-，形成次溴酸和次氯酸，而产生杀菌作用。

【药物应用】

1）草鱼、鲤、鲫、鳊、鲢、鳙等常规鱼类：防治烂鳃病、肠炎病、弧菌病、爱德华菌病、暴发性出血病、溃烂病、疖疮病、烂尾病。

2）鳗、鳜：防治迟缓爱德华菌病、烂鳃病、烂尾病、赤鳍病、弧菌病。

3）虾：防治白体病、烂鳃病、黑鳃病、红腿病、烂眼病、肠炎病、甲壳附肢溃疡病、对虾幼体败血症、对虾败血症、褐斑病、荧光病、白斑病、杆状病毒、脱壳不遂症等。

【用法与用量】每亩水面（水深1m）用本品200g，病情严重时，每天一次，连用2次。预防剂量减半。使用时，用水稀释1000～3000倍后，全池均匀泼洒。严禁局部药物浓度过高。

【注意事项】①不得使用金属器具。②缺氧、浮头前后，严禁使用。③水质较瘦，透明度高于30cm时，剂量酌减。④苗种剂量减半。

2. 二溴海因

二溴海因（dibromohydantoin）为白色或类白色粉末，是目前常用卤素类消毒剂新一代更新产品，为含溴消毒剂。本品广谱、高效、安全、刺激性小，具有强烈的杀菌、杀病毒作用，且不受水环境的条件限制，杀菌效率高，4～8倍于常规含氯消毒剂，并不受水体中有机物含量的影响，故适用不同肥瘦类型的养殖水体。对pH适应范围广，可避免常规含氯消毒剂在偏碱水体中消毒效果明显降低的弱点。本品同时还有改良水质的功能。

【药物应用】

1）南美白对虾、斑节对虾、中国对虾等海水对虾及淡水青虾、罗氏沼虾等：防治红体病（桃拉病）、白斑病、褐斑病、黑鳃病、烂鳃病、红腿病、烂眼病、烂肢病、肠炎病等细菌性、病毒性疾病。

2）河蟹、青蟹等蟹类：防治蟹抖病、红腿病、上岸症、烂鳃病、黑鳃病、肠炎病、甲壳溃疡症、烂肢病、水肿病、蜕皮障碍症等各种细菌性、病毒性疾病。

3）鳗：防治烂鳃病、脱黏病、红头病、烂尾病、肝肾病、赤鳍病、弧菌病、狂游症等细菌性、病毒性疾病。

4）鳜、加州鲈、七星鲈等鲈科鱼类：防治红点病、烂鳃病、疖疮病、暴发性出血病等细菌性、病毒性疾病。

5）甲鱼：防治腐皮病、疖疮病、腮腺炎、红底板等细菌性、病毒性疾病。

6）蛙类：防治腐皮病、红腿病、烂眼病、出血病及蝌蚪的烂鳃病等疾病。

7）青鱼、草鱼、鲢、鳙、鲤、鲫、鳊等鱼类：防治烂鳃病、肠炎病、赤皮病、竖鳞病、暴发性出血病（细菌性败血症）等细菌性、病毒性疾病。

8）防治其他养殖鱼类（河豚、鲷、鲟、大黄鱼、黄鳝、乌鳢等）的细菌性、病毒性疾病。

【用法与用量】

1）预防：$(0.07\sim0.1)\times10^{-6}$ 浓度 [$55\sim66.7$g/（亩·m）水深] 全池泼洒，每 $15\sim30$d 用药一次。

2）治疗：$(0.2\sim0.3)\times10^{-6}$ 浓度 [$133.3\sim200$g/（亩·m）水深] 全池泼洒。

3）清塘：每亩 $20\sim30$cm 水深使用本品 500g 全池泼洒，杀死池塘中的气单胞菌、弧菌和病毒等鱼、虾、蟹的病原体。

【注意事项】

1）容器用木器或塑料容器，药物溶解均匀后再使用。施放时间最好在每天早上 $9\sim11$ 点，下午 $5\sim7$ 点。

2）治疗时配合使用蟹宁、克暴灵、肠病宁、强力克菌宁等内服药（根据症状任选一种），效果更佳。

3）病情严重时，可隔 $1\sim2$d 再使用本品一次。

三、含碘类消毒剂

碘能氧化病原体胞质蛋白的活性基因，并能与蛋白质结合，使其变性沉淀。对细菌、芽孢、病毒、原虫等病原微生物有强大的杀灭作用，常用于细菌和原虫疾病的防治。

1. 聚维酮碘

聚维酮碘（povidone-iodine）为广谱消毒剂，对大部分细菌、真菌和病毒等均有不同程度的杀灭作用，可用于防治鱼类的各种病毒病、细菌病、真菌病及用于鱼卵、水生动物体表病毒。

【用法与用量】①浸浴，预防草鱼出血病，使水体中聚维酮碘（PVP-I）的浓度达 30g/m³，每次浸浴草鱼种 $15\sim20$min，每日 1 次，连用 $2\sim3$ 次。鲑鳟鱼卵消毒防病的常用量：对出血病用 50g/m³ 水体浸浴 15min；对传染性胰脏坏死病用 $30\sim35$g/m³ 水体浸浴 5min；对出血性败血病用 8g/m³ 水体浸浴 5min；也可在 10L 水中加入含有效碘 1% 的溶液 50ml 浸浴新购入的 5 万粒虹鳟发眼卵 15min，可杀死卵表传染性造血器官坏死病（IHV）、传染性胰脏坏死病（IPN）或细菌、真菌等病原体。250g/m³ 水体浸浴 15s，预防鲑科鱼红嘴病。对虾病预防用 $0.3\sim0.6$g/m³ 水体浸浴 10min。鳗鲡烂鳃病治疗用 $0.8\sim1.5$g/m³ 水体浸浴 24h，连续 2 次。②全池泼洒，使水体中 PVP-I 浓度为 $0.5\sim1.5$g/m³，可防治对虾烂尾病等传染性疾病；弧菌病用 $1.0\sim1.5$g/m³ 水体全池遍洒、6h 后再用土霉素 $15\sim20$g/m³ 水体浸浴 $24\sim36$h；红头病用 $1\sim2$g/m³ 水体全池遍洒，24h 1 次，连续 $2\sim3$ 次。在寄生有水霉菌的虹鳟亲鱼病灶上，可用 1% PVP-I 涂抹。

【注意事项】密闭遮光保存于阴凉干燥处。其杀菌作用因暴露于有机物而减弱。

2. 蛋氨酸碘

蛋氨酸碘（iodine methionine）为红棕色黏稠液体，是蛋氨酸与碘的络合物。在水中释放游离的分子碘而起杀微生物作用，碘具有强大的杀菌作用，也可杀灭细胞芽孢、真菌、病毒、原虫。碘主要以分子（I_2）形式发挥杀菌作用，其原理可能是碘化和氧化菌体蛋白的活性基因，并与蛋白质的氨基结合而导致蛋白质变性和抑制菌体的代谢酶系统。

【药物应用】消毒剂。用于水体和对虾体表消毒，预防对虾白斑病。

【用法与用量】虾池水体消毒：一次量，每 1000L 水用本品 $60\sim100$ml，稀释 1000

倍后全池泼洒。

【注意事项】勿与维生素 C 类强还原剂同时使用。

3. 高碘酸钠

高碘酸钠（sodium periodate）具有消毒防腐作用，能氧化细菌细胞质的活性基团，并与蛋白质的氨基结合，使其变性。能杀死细菌、真菌、病毒及阿米巴原虫。杀菌力与浓度成正比，对机体的腐蚀性和刺激性也与浓度成正比。

【药物应用】适用于养殖水体、养殖器具的消毒杀菌；防治鱼、虾、蟹等水产养殖动物由弧菌、嗜水气单胞菌、爱德华菌等细菌引起的出血、烂鳃、腹水、肠炎、疖疮、腐皮等细菌性疾病。

【用法与用量】

1）1%（m/m）：将药品用 300~500 倍水稀释后全池均匀泼洒。

治疗：每立方米水体 15~20mg（以高碘酸钠计），即相当于每立方米水体用本品 1.5~2g（每亩水体水深 1m 用本品 1000~1333g），每 2~3d 一次，连用 2~3 次。

预防：15d 一次（剂量同治疗量）。

2）2%（m/m）：在药品使用时用 300~500 倍水稀释后全池均匀泼洒。

治疗：每立方米水体 15~20mg（以高碘酸钠计），即相当于每立方米水体用本品 0.75~1g（每亩水体水深 1m 用本品 500~667g），每 2~3d 一次，连用 2~3 次。

预防：15d 一次（剂量同治疗量）。

3）10%（m/m）：在药品使用时用 300~500 倍水稀释后全池均匀泼洒。

治疗：每立方米水体 15~20mg（以高碘酸钠计），即相当于每立方米水体用本品 0.15~0.2g（每亩水体水深 1m 用本品 100~133g），每 2~3d 一次，连用 2~3 次。

预防：15d 一次（剂量同治疗量）。

【注意事项】①对皮肤有刺激性。②切忌使用金属容器盛装。③切忌与强碱类物质及含汞类药物混用。④软体动物、蛙等冷水性鱼类谨慎使用。

第三节　氧化物类消毒剂

氧化物类消毒剂具有强氧化能力，各种微生物对其十分敏感，可将所有微生物杀灭。这类消毒剂包括高锰酸钾、过氧化氢、过氧乙酸、二氧化氯和臭氧等。它们的优点是消毒后在物品上不残留毒性。

1. 高锰酸钾

高锰酸钾（potassium permanganate）又名过锰酸钾、灰锰氧、PP 粉，为黑紫色细长的菱形结晶。水溶液不稳定，遇日光发生分解，生成二氧化锰灰黑色沉淀并附着于器皿上。高锰酸钾溶液是紫红色的。

【药理作用及机制】本品为强氧化剂。水溶液与有机物接触，能释放出新生态氧，迅速使有机物氧化，使酶蛋白和原浆蛋白中的活性基团如巯基（—SH）氧化变成二硫链（—S—S—）而失活，从而呈灭菌作用。其抗菌效力在酸性环境中增强，但极易为有机物所减弱。此外，还因其强氧化作用，可使生物碱、氧化物、磷、草酸盐及蛇毒等被破坏而丧失（毒）活性。

【药物应用】本品具有解毒、除臭作用。本品与蛋白质结合形成复合物而对伤口有收敛作用。本品具有消毒、防腐、防治细菌性疾病的作用。

【用法与用量】

1）水泥池或工具消毒：用 100～200g/m³ 水体对虾育苗池或亲虾越冬和育苗设施进行消毒，可预防细菌病。如虾池底质较差，出现还原状态，可用 0.3～2g/m³ 水体在对虾池四周泼洒，或施于 1.5m 水下，对池底消毒，消除虾池底泥中或水中一部分有机物，改善底质，调节氧化还原状态，保护上层水的生物组成等。

2）鱼体消毒：2～3g/m³ 水体全池遍洒，可防治沟鲶肠道败血症（ESC）和柱形病；100g/m³ 水体浸浴 30min 治疗大麻哈鱼卵膜软化症（宜在检卵后进行）；5～10g/m³ 水体浸浴 6～12h，隔 1～2h 再浸浴 1～2 次，能抑制水霉菌生长繁殖；海水中用 1g/m³ 水体（鳗鱼）或 3g/m³ 水体（成鳗）浸浴 5h，治疗鳗鲡烂鳃、烂尾、赤鳍病或用 0.5～1g/m³ 水体全池遍洒作预防之用。

3）虾、蟹体消毒：2.5～5g/m³ 水体浸浴 4～6h 后大量换水，或 5～10g/m³ 水体浸浴 1h，防治对虾丝细菌病有一定效果；0.5～0.8g/m³ 水体遍洒 2～3h 后大量换水，一般遍洒 1 次或第 2 天再泼洒 1 次，可治愈对虾幼体黏污病。

4）其他水生生物消毒：10～20g/m³ 水体浸浴 2～3h，治疗蛙肤霉病。15g/m³ 水体浸浴 20min，连续 2 次，防治鳖肤霉病。15g/m³ 水体浸浴 20min，消毒入池的鳖种，防治急性腮腺炎。2g/m³ 水体浸浴 15min，防治条斑紫菜黄斑病。

此外，1～2g/m³ 水体可消解鱼藤精（rotenone）毒性和降解抗毒素 A（antitoxin A）的毒性。

【注意事项】①密闭保存于阴凉干燥处。②本品及其溶液与有机物或易氧化物接触均易发生爆炸。禁忌与甘油、碘和活性炭等研合。③溶液宜新鲜配制，放置久则逐渐还原至棕色而失效。其本身还原后所产生的二氧化锰能与蛋白质结合产生沉淀，在高浓度时，对组织呈现刺激甚至腐蚀作用，易使鳃组织受损伤，影响水生生物的呼吸作用。所以对鳃机能下降的病虾使用本品时需谨慎。本品作用短暂，也不能深入组织内部。适宜在中性或酸性条件下使用。药效消失后最好换水，以除去二氧化锰。④本品不宜在强阳光下使用，因阳光易使本品氧化而失效。⑤本品的药效与水中有机物含量及水温有关：在有机物含量高时，本品易分解失效。此时可适当调整其用量，以使池水的紫红色维持 2h 为宜；水温高时，本品的氧化还原作用增强。因此，其用量根据水质和水温条件而增或减。⑥本品对鱼类浸浴的致死浓度依鱼的不同种类在 20～62g/m³ 水体浓度变化。安全浓度：加州鲈鱼苗为 0.74g/m³；中华鳖稚鳖为 19.5g/m³ 水体；对河鲶 96h 的 LD_{50} 为 4.5～17.6g/m³ 水体。使用浓度过高会大量杀死水中各种生物，其尸体分解耗氧，此时应采取增氧措施。

2. 过氧化钙

过氧化钙（calcium peroxide）为白色或淡黄色粉末或颗粒，无臭，无味，难溶于水，不溶于乙醇及乙醚，溶于稀酸中生成过氧化氢。干燥品在常温下很稳定，但在潮湿空气中或水中可逐渐缓慢地分解，能长时间释放氧气。在水中能分解释放新生态氧，并进一步转化为分子态氧。

【药理作用及机制】能增加水中溶解氧，并使游离的二氧化碳与释氧过程中产生的氢氧化钙反应生成碳酸钙沉淀，所产生的活性氧和氢氧化钙有杀菌、抑菌和抑藻作用，并能调节水环境的pH，降低水中氨氮、二氧化碳、硫化氢等有害物质的浓度，使胶体沉淀，并能补充水生动物对钙元素的需要。

【药物应用】可作为环境改良剂、杀菌消毒剂等。主要用于鱼、虾缺氧浮头的急救、高密度养殖中增氧、鱼苗种等活体运输，也可治理赤潮生物。

【用法与用量】严重浮头时的急救，其用量不得低于20g/m³水体，较严重浮头用18g/m³水体，一般浮头用15g/m³水体，午夜用15～18g/m³水体，可使金鱼全夜不浮头，还可使金鱼体色更鲜艳。在高温鱼易浮头季节，以每日在低溶氧期前提早施入10～20g/m³水体较为合适。100～500g/m³水体（纯度为30%）可使赤潮生物在数小时至1昼夜内死亡。用于钓鱼或防治疾病药饵中作添加剂，在硅砂（0.2～0.5mm）中加入15%CaO_2再混入鱼的嗜好物或药饵，对鱼有很好的引诱效果。

【注意事项】应贮存于干燥、阴凉通风处。不与酸、碱混合，对鱼类的安全浓度为50g/m³水体。鱼池中施放时应远离耗氧量大的投饵食场。可与干泥粉拌匀撒入；施药后应保持池水静止，不要充气和搅动。

3. 过氧乙酸

过氧乙酸（peroxyacetic acid）又名过乙酸，为无色透明液体，有辛辣气味，能溶于水、醇、醚和硫酸，具弱酸性，易挥发。通常为20%～40%乙酸溶液（也可含少量过氧化氢、硫酸）。属强氧化剂，极不稳定。在-20℃也会爆炸，浓度大于45%就有爆炸性，遇高热、还原剂或有金属离子存在就会引起爆炸。

【药理作用及机制】过氧乙酸兼具酸和氧化剂特性，有很强的氧化性，遇有机物放出新生态氧而起氧化反应，发挥抗菌作用。是一种高效、速效、低毒、广谱杀菌剂，其气体和溶液均具较强的杀菌作用，并较一般的酸或氧化剂作用强。能杀死细菌、真菌、病毒和芽孢，在低温下仍有杀菌和抗芽孢能力，可用于对虾育苗或越冬设施的消毒。用过氧乙酸消毒的表面，药物残留极微，因为它能在高温下挥发和分解。此外，由于过氧乙酸在空气中具有较强的挥发性，对空气进行杀菌、消毒具有良好的效果。

【用法与用量】用300～500g/m³水体浸泡对虾育苗或越冬设施。也可用原液5ml/m³，在搪瓷器皿内加热熏蒸空间3h以上。消毒过程中应紧闭门窗。消毒结束后再开窗通风，加入乙醇能增强其消毒效果。

【注意事项】置遮光的坚固容器内密封阴凉处保存。遇有机物能降低其抗菌作用，对组织有刺激性和腐蚀性，对金属也有腐蚀性，操作时要戴手套。市售品20%溶液的有效期为半年，稀释液只能保持药效3～7d，应现用现配。

4. 过氧化氢

本品介绍详见第六章第二节。

第四节　表面活性剂类消毒剂

表面活性剂由性质不同的两部分组成，一部分是由疏水亲油的碳氢链组成的非极性基团，另一部分为亲水疏油的极性基，这两部分分别处于表面活性剂的两端，为不对称的分子结构。其是一种既亲油又亲水的两性分子，不仅能防止油水相排斥，而且具有把两相结合起来的功能，具有明显降低表面张力的特殊性能。

表面活性剂可分为离子型和非离子型两大类，其中只有阳离子表面活性剂（如苯扎溴铵、氯己定等）具有强大的抗菌作用，主要是由于其结构中的亲脂基团和亲水基团分泌渗入胞质膜的类脂质层与蛋白质层，从而改变细菌胞质膜的通透性，甚至使细菌胞质膜崩解，使胞内物质外渗而起杀菌作用。或者以薄层包围在胞质膜上，从而干扰了对其他化合物的吸收而起作用。这些阳离子表面活性剂在碱性环境下所起作用最强，在酸性环境中会显著降低其杀菌效力，因为在碱性环境中，有利于菌体蛋白质形成阴离子状态，而容易与表面活性剂阳离子结合。常用品种有苯扎溴铵和氯己定等。

1. 苯扎溴铵

苯扎溴铵（benzalkonium bromidum）又称新洁尔灭，具有典型阳离子表面活性剂的性质，水溶液搅拌时能产生大量泡沫。性质稳定，耐光，耐热，无挥发性，可长期存放。

【药理作用及机制】广谱杀菌剂，能改变细菌胞质膜的通透性，使菌体胞质物质外渗，阻碍其代谢而起杀灭作用，可作消毒防腐剂。对革兰氏阳性菌和阴性菌及真菌都有杀灭作用，尤其对革兰氏阳性菌作用较强，但不能杀死芽孢和结核杆菌。其分子结构中的疏水基团与亲水基团可分别渗入细菌胞质膜的类脂质和蛋白质层，使细菌细胞膜的通透性发生变化，导致胞内物质流失，细胞死亡。

【药物应用】本品适用于防治烂鳃病和弧菌病等，此外还可用于杀灭虾、蟹固着类纤毛虫。

【用法与用量】用 $100\sim200g/m^3$ 水体的海水溶液浸浴 24h，对对虾肌肉坏死症也有一定的疗效。$0.5\sim1.0g/m^3$ 水体及高锰酸钾 $5\sim10g/m^3$ 水体分别遍洒，保持浸浴时间 4h 后大量换水，$1\sim2d$ 后再用生石灰遍洒，可净化虾池底的腐土臭泥，1 周后，对虾的黑鳃病、烂鳃病和弧菌病等可明显治愈。$0.2\%\sim0.5\%$ 浸浴 3h 可消毒对虾育苗或越冬工具。

2. 氯己定

【药理作用及机制】氯己定（chlorhexidinum）又名洗必泰，本品具有消毒防腐作用，对革兰氏阳性及阴性菌均有较强的杀灭作用，主要是破坏细菌胞质膜上的渗透屏障，低浓度可导致部分胞质渗漏，高浓度则可致胞质凝聚变性，从而杀菌。

【药物应用】本品用于防治鱼类的细菌性疾病。此外，本品还是虾、贝混养塘防治聚缩虫的理想药物。其优点为刺激性较其他外用抗菌剂为低、很少出现过敏性反应，但浓溶液仍可刺激黏膜，使用浓溶液有时会出现皮肤过敏。此外，不能与阴离子表面活性剂混合使用。

【用法与用量】防治虾、贝混用塘的细菌性体表病，以 $2\sim3g/m^3$ 水体浓度全池泼洒。

第五节 其他类型消毒剂

一、酸类消毒剂

酸类消毒剂可以使菌体蛋白质变性、沉淀或者溶解。对多种细菌、真菌等均有较弱的杀灭效果。但对曲霉菌具有良好的杀灭和抑制作用。常用的酸类消毒剂有柠檬酸、乙酸、硼酸等。

酸类消毒剂通过解离出氢离子，一方面与菌体蛋白质中的氨基酸结合，形成蛋白质盐类复合物，使蛋白质变性而发挥抗菌作用；另一方面通过改变细菌周围 pH 而影响细菌的生长繁殖。有机酸类消毒剂更容易透过细菌细胞膜，进入菌体内发挥杀菌作用。

1. 柠檬酸

柠檬酸（acidum citricum）又名枸橼酸，本品为无色的半透明结晶、白色颗粒或白色结晶性粉末，无臭、味极酸，在干燥空气中微有风化性，水溶液显酸性反应。在水中极易溶解，在乙醇中易溶，在乙醚中略溶。是酸碱平衡调节剂及药物制剂常用辅料。

【药物应用】在水产养殖过程中常作为除藻剂，可清除紫菜养殖中绿藻的附生。

【用法与用量】用本品 0.5%～1.0% 的海水溶液浸泡养殖紫菜用的网帘 0.5～1.0h，取出网帘，在海水中漂净残留液，日光晒 3～4h 驱除网帘上的污物，保持网帘清洁。使用过程中注意密封遮光保存。

2. 乙酸

乙酸（acidum aceticum）又名醋酸（acetic acid）、冰醋酸（glacial acetic acid）。

【药物应用】本品为杀菌剂、杀虫剂和水质改良剂。此外，还可防治小瓜虫、车轮虫等寄生虫病或调节池水 pH。

【用法与用量】用本品将患三毛金藻病鱼的池水 pH 调到 6.5～7.5，即可解除三毛金藻毒素的毒性。当绿毛龟养殖池的池水 pH 在 7.5 以上时，碱性过强，可滴入少量乙酸将 pH 调到 7.5，可防治绿毛龟衰败症。

二、碱类消毒剂

碱类消毒剂对病毒和细菌具有较强的杀灭作用，高浓度还对芽孢有杀灭作用。水产上常用的有氢氧化铵、氧化钙等。

碱类消毒剂解离出的 OH^- 能水解菌体蛋白质和核酸，使酶系统和细胞结构受损，抑制细胞代谢，分解菌体中糖类，造成菌体死亡。OH^- 的解离度越大，杀菌作用越强。主要用于清塘和养殖水体的消毒与改良。

1. 氨水

【药物应用】氨水（ammonium hydroxide）又称氢氧化铵溶液、阿摩尼亚水，主要成分为 $NH_3 \cdot H_2O$，是氨气的水溶液，无色透明且具有刺激性气味。在清塘上作用显著，可浸杀钉螺。用氨水浸泡大黄可提高药效，治疗鳗鲡肝肾病。

【用法与用量】①清塘。用于清塘防病及施基肥时，先将池水排干或留 6～9cm 水深，一次量，每立方米水体加入 20g，全池泼洒，其毒性残留期为 3～4d。②防治草鱼细菌性疾病和出血病，一次每立方米水体，30～40ml 浓氨水加 0.5g 硫酸铜、2g 大黄合剂。③在 pH 为 8.5、水温 17～20℃时，控制三毛金藻的危害，一次每立方米水体用氨水 10～15ml。

【注意事项】①氨水对鱼类毒性较大，在 0.2～1ml/L 浓度下对大多数鱼类有毒，毒性大小取决于浓度和温度等因子，尤其在碱性条件下，毒性更大。②密封阴凉处（30℃以下）保存。

2. 氧化钙

氧化钙（calcium oxide）又名生石灰，为白色或灰白色的硬块；无臭；易吸收水分，水溶液呈强碱性。在空气中能吸收二氧化碳，渐渐变成碳酸钙而失效。

【药物应用】本品为良好的消毒剂和环境改良剂,还可清除敌害生物。对大多数繁殖型病原菌具有较强的消毒作用,对柱状嗜纤维菌 G^4 株的最小抑菌浓度(MIC)为 $24.41\sim48.82g/m^3$ 水体。本品能提高水体碱度,调节水体 pH,能与铜、锌、铁、磷等结合而减轻水体毒性,中和池内酸度,增加 CO_2 提高水生植物对磷的利用率,促进池底厌氧菌群对有机质的矿化和腐殖质分解,使水中悬浮的胶体颗粒沉淀,透明度增加,水质变肥,有利于浮游生物繁殖,保持水体良好的生态环境;可改良底质,提高池底的通透性,增加钙肥,为动植物提供相应的营养物质。

【用法与用量】

1)干法。在修整鱼池后,留池水深 6~10cm,在池底的各处掘几个小潭,将本品放入,用水溶化后随即全池泼洒。一般为 $75.0\sim112.5g/m^3$,可迅速清除野鱼、大型水生生物、细菌,尤其是致病菌,对虾池底泥中的弧菌杀灭可达 80%~99.8%,24h 内 pH 为 11 左右,4d 后浮游生物大量繁殖,第 8 天达到高峰。

2)带水法。一般水深 1.0m,用量为 $75.0\sim400.0g/m^3$。具体视淤泥多少、土质酸碱度等而定。

【注意事项】本品易熟化。熟化后效果降低,不宜久贮,应注意防潮,宜晴天用药。安全浓度:淡水白鲳夏花在水温 20~25℃时为 $19.5g/m^3$ 水体;加州鲈鱼苗为 $37.18g/m^3$ 水体;中华鳖稚鳖为 $239.0g/m^3$ 水体。

三、盐类消毒剂

1. 氯化钠

氯化钠(sodium chloride)又称食盐。

【药理作用及机制】高浓度氯化钠的水溶液能提高液体渗透压,改变病原体或其附着生物的渗透压,使菌体渗透压改变,造成细胞内液体外渗,引起菌体死亡或附着物脱落。

【药物应用】常用于消毒、杀菌和驱虫。主要用于防治细菌、真菌或寄生虫等疾病。

【用法与用量】①防治鳗鲡烂尾病、牛蛙红腿病、中华绒螯蟹甲壳溃疡病、真菌病,一次 1%~3% 氯化钠溶液,浸浴 5~20min。防治虹鳟水霉病,幼鱼:一次用 1% 氯化钠溶液,浸浴 20min;成鱼:一次用 2.5% 氯化钠溶液,浸浴 10min。鳜水霉病:一次 1% 氯化钠溶液加食醋数滴,浸浴 20min。防治鲢、鳙细菌性败血症,一次 2% 氯化钠溶液,浸浴 5~10min。防治龟、鳖的白斑病,绿毛龟颈部溃疡病及水霉病,一次 3%~5% 氯化钠溶液,浸浴 2~10min。防治蟹步足溃疡病、烂肢病和真菌病,一次 3%~10% 氯化钠溶液,浸浴 3~5min/d,连用 7d。②消毒,鳗苗入池前用,一次用 0.8%~1% 氯化钠溶液,浸浴 2h。

【注意事项】①密闭保存,防潮。②用本品浸浴时,不宜在镀锌容器中进行,以免中毒。

2. 碳酸氢钠

碳酸氢钠(sodium bicarbonate)又称小苏打,主要用于抗酸剂、驱虫及抗真菌的辅助用药。可防治水霉病,治疗对虾受精卵畸形或海藻幼体畸形。

【用法与用量】①防治对虾受精卵畸形,一次每立方米水体含 100g,全池泼洒。②防治水霉病,一次每立方米水体含 400g,全池泼洒。

【注意事项】本品对鲥有较强的毒性,高水温和体重小于100g小鱼不宜用本品。

四、重金属盐类消毒剂

1. 硫酸铜

硫酸铜(cupric sulfate)又名胆矾、蓝矾、石胆。为蓝色透明晶体。溶于水,微溶于稀乙醇而不溶于无水乙醇。无水硫酸铜为灰白色粉末,易吸水变为蓝绿色的五水合硫酸铜,其水溶液因水合铜离子而呈现出蓝色,故在实验室里无水硫酸铜常被用于检验水的存在。为白色或灰白色粉末。其水溶液呈弱酸性,显蓝色。硫酸铜是制备其他含铜化合物的重要原料。同石灰乳混合可得波尔多液,用作杀菌剂。同时,硫酸铜也是电解精炼铜时的电解液。

【药物应用】本品中的铜离子与蛋白质的巯基结合,干扰巯基酶的活性,因而有杀灭病原体的作用,对伤口也有收敛作用。本品除了用作杀虫剂和控制藻类生长或无脊椎动物病害或赤潮生物外,也可杀灭真菌和某些细菌,如水霉病、丝状细菌病、柱状粒球黏菌病等,还可作为微量元素在饲料中添加。

【用法与用量】①硫酸铜单用:500g/m³水体浸浴20s或100g/m³浸浴5min防治虹鳟VHS(病毒性出血性败血症)和柱状软骨球菌病、烂鳍病。在鲑鳟的鱼苗种运输中,用33g/m³浸浴20min,或每隔12~24h浸浴2~3次,或500g/m³水体浸浴1~2min,防治柱状粒球黏菌病;用500g/m³水体浸浴1~2min,每隔48h浸浴1次,经3~4次浸浴后,可治愈虹鳟某种低温性黏细菌病。2g/m³水体的海水溶液浸浴2h,再用海水冲洗,隔日重复1次,也可用0.5~1.0g/m³水体全池遍洒,治疗石斑鱼的白斑病和其他海水鱼淀粉卵状甲藻病。1g/m³水体全池遍洒防治鲻水霉病。对虾养成期间,用0.5~1.0g/m³水体浸浴24h后,大量换水,并施肥(最好为有机肥);对虾亲虾越冬期间,用0.7~1.0g/m³水体浸浴10h左右,或用1.0~1.5g/m³水体浸浴4~6h后大量换水,防治藻类附生病,黑鳃病、丝状细菌病引起的黄鳃病和烂鳃病等。5g/m³水体浸浴1~3min,防治对虾卵水霉病。当海水的pH和碳酸钙浓度高时,应适量提高药浓度(为常用量的2~3倍)。一般以成虾不超过1.5g/m³水体,幼体期最好不用。每次施药24h内,尽可能冲刷池底,以免硫酸铜破坏养虾池底质。②硫酸铜与硫酸亚铁合剂(5:2)用挂袋法,每个食台挂3个,每袋装本品100g和硫酸亚铁40g。在发病季节每隔10d使用1次,可预防或治疗某些轻度的细菌性和寄生虫性鱼病。③将硫酸铜与漂白粉(含有效氯30%)分别以8g/m³水体与10g/m³水体配成合剂,浸浴鱼种,在10~15℃时为20~30min,15~20℃时为15~20min,防治烂鳃病和赤皮病。以0.5g/m³水体与漂白粉1g/m³水体全池遍洒,治疗鲤传染性水肿病。④硫酸铜与金霉素分别以0.5~2g/m³水体与0.5g/m³水体全池遍洒,5~8h后进水,防治对虾黑鳃病和丝状细菌病。

【注意事项】应用过程中应注意用法与用量,有些动物在摄取大量铜后能引起急性或慢性中毒,其主要症状为溶血性贫血、肝损害,严重时可因缺氧和休克而死。

2. 氯化铜

氯化铜(cupric chloride)为绿色至蓝色粉末或斜方双锥体结晶。在湿空气中潮解,在干燥空气中风化。在70~200℃时失去水分。易溶于水、乙醇和甲醇,略溶于丙酮和乙酸乙酯,微溶于乙醚。氯化铜有毒,溶液为绿色,氯化铜稀溶液是蓝色,离子为绿色,固体为绿色,无水氯化铜呈棕黄色,常以$(CuCl_2)_n$的形式存在。

【药物应用】本品除用作杀虫剂外,还有杀菌消毒作用,其水溶液对石蕊呈酸性,0.2mol/L 水溶液的 pH 为 3.6,相对密度为 2.54。100℃时失去结晶水,有毒,有刺激性。用于颜料、木材防腐等工业,并用作消毒剂、媒染剂、催化剂。

【用法与用量】1g/m³ 水体全池遍洒,防治虾、蟹类的丝状细菌病。

3. 螯合铜

【药物应用】螯合铜(chelated copper)具有消毒防腐作用,可用于防治由水霉菌和柱状菌感染引起的烂尾病、烂鳃病。此外,还具有杀藻作用,可阻碍水藻的光合作用,使鱼池中的丝状藻和浮游藻等不能合成本身所需要的营养成分而死亡。

【用法与用量】0.6～1.2g/m³ 水体全池遍洒。

【注意事项】①如果鱼的体质较弱,应慎用本品。②池塘中若氨及亚硝酸铵的浓度较高,或其他原因而引起水质不良时,应先改善水质后再使用本品。③投药后须及时充气增氧,以防止藻类死亡而导致缺氧现象发生。

五、醛、醇类消毒剂

乙醇、异丙醇等可以使菌体蛋白质变性,干扰微生物的新陈代谢,主要对细菌有效。醛类药物的消毒杀菌作用强,对寄生虫、藻类、细菌、真菌和病毒具有杀灭作用。水产养殖中常用的为甲醛和戊二醛等。本类药物能与菌体蛋白质中氨基、羧基、羟基和巯基等结合,使蛋白质沉淀、变性,使酶失去活性而产生杀菌作用。

主要用于杀灭鱼、虾等水生生物的细菌、真菌及寄生原虫、指环虫等;也可用于鱼、虾育苗或越冬设备、工具等的消毒。

此类消毒剂具有一定的毒性和刺激性,会对水产动物产生刺激,还会对环境造成不利影响。

1. 甲醛

甲醛(formaldehyde)又称福尔马林(formalin),是含甲醛 37%～40% 的水溶液。本品为无色或几乎无色澄清液体,有强烈的刺激性气味,易挥发,水溶液呈弱酸性,有腐蚀性。

【药物应用】本品能与蛋白质作用,与细胞质的氨基部分结合,使其烷基化而呈现杀菌作用。杀菌杀虫力强,对寄生虫、藻类、真菌、细菌、芽孢和病毒均有杀灭效果。2.0%(水温 8～10℃)在试管内处理 5～10min,可杀死病毒性出血败血症和传染性胰脏坏死症两种病毒。对鲫等细菌性败血症致病菌、嗜水气单胞菌等的最小抑菌浓度为 50.0～976.6ml/m³ 水体。

常用于杀灭鱼、虾等水生生物的细菌、真菌及寄生原虫、指环虫和锚头鳋等致病性生物,也可用于对虾育苗或越冬设施、工具等的消毒,或与其他药物配伍进行立体空间熏蒸消毒。

【用法与用量】

1)鱼类疾病防治:其用量随水温而不同。对淡水鱼类,一般在 10℃以下用 250.0ml/m³ 水体,10～15℃用 200.0ml/m³ 水体,15℃以上用 166.0ml/m³ 水体,均为 40～60min。在池塘或水族箱为 10～30.0ml/m³ 水体全池遍洒。①真菌病,鳗鲡或乌鳢水霉病和鳃霉病用 30.0ml/m³ 水体全池遍洒,停止流水 0.5～12h,或在流水中用 70～100ml/m³ 水体全池遍洒。大鳞大麻哈鱼的鱼卵水霉病用 500.0～1000.0ml/m³ 水体浸浴 15min。罗非鱼水霉病用 15.0～20.0ml/m³ 水体全池遍洒。②细菌病。某些细菌性鱼病如鳗鲡的细菌性烂尾病可辅以福尔马林 20.0～30.0ml/m³ 水体全池遍洒。③病毒病，用 0.8ml/m³ 水体全池遍洒，3d 后再用 0.2ml/m³ 水体遍洒，可使鲤痘疮病病灶白膜脱落痊愈。

2）甲壳类等的疾病防治：①对虾真菌性烂眼病、丝状细菌病用 20.0～30.0ml/m³ 水体全池遍洒，12～24h 后大量换水，隔 1～2d 再重复 1 次。对虾幼体发光病用 2.0ml/m³ 水体全池遍洒。虾蟹类真菌病、丝状藻病和黑鳃病治疗用 5.0～10.0ml/m³ 水体全池遍洒，隔日 1 次，3～5d，并在饲料中添加土霉素和脱壳素。②对虾褐斑病、头胸甲烂死病和红腿病治疗用 20.0～30.0ml/m³ 水体全池遍洒 2 次（隔日施药），体质差的对虾可浸浴 1～5h 或结合用抗生素投喂。

3）设施、器具消毒：对虾等育苗或越冬设施消毒用 18.0ml/m³ 水体，加热水 10.0ml 及高锰酸钾 10.0g（或漂白粉 12～16g）熏蒸。仓库用 3.0%～4.0% 熏蒸，渔具用 1.0% 喷雾。

【注意事项】

1）本品应保存于密闭的有色玻璃瓶中，不要用金属容器，并应存放在阴凉、温度变化不大的地方，以防发生三氯甲醛白色絮状沉淀。使用时如有白色沉淀，可将盛甲醛的瓶子放在热水中冲烫几十分钟，直至白色沉淀物消失为止。

2）用本品治疗鱼病时，水温不应低于 18℃。

3）本品有很强的腐蚀性和毒性，使用时应该避免沾在眼睛或皮肤上，用本品治疗疾病，会引起鳃组织发炎，本品为强还原剂，可明显降低水的溶解氧含量，使用中要防止水中缺氧。本品对微囊藻等浮游生物杀伤力较大，使用后常引起水质变化，对鳗鲡的摄食也有不良影响。

4）对鲤（体重 0.7～1.0g）96h 的 $LC_{50} > 100.0g/m^3$ 水体。水的硬度、pH 对其毒性无显著影响。$50.0g/m^3$ 水体对体重 1.23g 鲤作用 8 周后，与对照组相比无显著影响。对全长 1.3～1.9cm 的翘嘴鳜鱼苗的安全浓度为 $2.04g/m^3$ 水体。加州鲈鱼苗为 $42.0g/m^3$ 水体。鳗鲡 24h 的 LC_{50} 为 300.0～1000.0g/m³ 水体（随水温而变化）。对中华鳖稚鳖的安全浓度为 $45.9g/m^3$ 水体。

5）水体浸浴虹鳟 1h 和 4.5h 后，检测鱼体中的血液及各脏器甲醛浓度，在处理后 1h 略微超出检出限度值。处理 4.5h，1d 后检测超过 1.0g/m³ 水体，但是浓度渐次减少。检出浓度低于其限度值。$25.0g/m^3$ 水体，可在 48h 内完全降解，$50.0g/m^3$ 水体则需 60h 才能完全降解。食用鱼应在停药 1 个月后方可食用。全池遍洒用药在阳光作用下易分解。

6）美国禁止对食用鱼使用本品，日本对本品也予以行政指导或部分禁用。

2. 戊二醛

戊二醛（glutaraldehyde）为无色油状液体，味苦。有微弱的甲醛臭，但是挥发性较低。可与水或醇作任何比例的混溶。溶液呈弱酸性。pH 高于 9 时，可迅速聚合。戊二醛具有的广谱、高效、低毒的特点使其具有广泛的开发前景。

【药物应用】近十多年来发现其碱性水溶液具有较好的杀菌作用。当 pH 为 7.5～8.5 时，作用最强，可杀灭细菌和芽孢、真菌、病毒，其作用较甲醛强 2～10 倍。用于养殖环境及养殖工具消毒。由于价格比较高，目前多与季铵盐溶液混配后作消毒杀菌使用。

【用法与用量】浸浴消毒：2% 碱性溶液，浸浴鱼体 15～20min。

【注意事项】 ①避免与皮肤、黏膜接触，如接触后应及时用水冲洗干净。②使用过程中，不应接触金属器具。③仅用于观赏鱼类的疾病防治。

思考题

1. 常见的水产动物消毒剂有哪些种类？它们具有哪些特点？
2. 简要说明过氧化物消毒剂的作用机制，以及它相较于其他消毒剂的优势。
3. 根据当前养殖环境现状，分析选择消毒剂时需要注意什么。

参考文献

陈云瑛. 2008. 脂肽生物表面活性剂的制备、理化性质和抑菌活性研究. 青岛：中国海洋大学硕士学位论文

邱梅，郝智慧，庞云露，等. 2011. 国内外兽用消毒剂的研究现状与发展趋势. 中国兽药杂志，(6)：43-47，60

邵征翌. 2007. 中国水产品质量安全管理战略研究. 青岛：中国海洋大学博士学位论文

唐毅. 2008. 草鱼、白鲢几种细菌性疾病病原的分离及其特性研究. 重庆：西南大学硕士学位论文

赵明军，张洪玉，夏磊，等. 2011. 常用消毒剂对水产动物的毒性（连载一）. 中国水产，(5)：46-47

第八章 环境改良类药物

本章概览

1. 环境改良类药物是指能够调节水体质量，改善水体微生态，去除水体中有害物质的一类药物。
2. 环境改良类药物主要包括化学类环境改良药物和微生态类环境改良药物。
3. 化学类环境改良药物主要包括化学增氧药物和化学净化药物。
4. 微生态类环境改良药物主要指能够对水质进行改良的微生态制剂药物。

Overview of this Chapter

1. Environmental improvement drugs refer to drugs that can regulate water quality, improve water microecology, and remove harmful substances in water.
2. Environmental improvement drugs mainly include chemical environment improvement drugs and microecological environment improvement drugs.
3. Chemical environmental improvement drugs mainly include chemical oxygenation drugs and chemical purification drugs.
4. Micro-ecological environment-improving drugs mainly refer to micro-ecological preparations that can improve water quality.

学习目标

1. 掌握环境改良类药物的种类。
2. 掌握常见的环境改良类药物的基本使用方法。
3. 熟悉环境改良类药物使用的注意事项。
4. 了解生产实践中使用环境改良药物的意义。

Learning Objectives

1. Master the types of environmental improvement drugs.
2. Master the basic usage of common environmental improvement drugs.
3. Acquaint the precautions for the use of environmental improvement drugs.
4. Understand the implications of using environment-modifying drugs in the productive practice.

本章思维导图

- 环境改良类药物 Environmental Improvement Drugs
  - 化学类环境改良药物 Chemical Environmental Improvement Drugs
    - 化学增氧药物 Chemical Oxygenation Drugs
      - 过硼酸钠 Sodium Perborate
      - 过碳酸钠 Sodium Percarbonate
      - 过氧化钙 Calcium Peroxide
      - 过氧化氢 Hydrogen Peroxide
    - 化学净化药物 Chemical Purification Drugs
      - 硫代硫酸钠粉（俗称大苏打或海波）Sodium Thiosulfate Pentahydrate
      - 硫酸铝钾粉（俗称明矾或白矾）Aluminium Potassium Sulfate
      - 氯硝柳胺粉 Niclosamide
  - 微生态类环境改良药物 Micro-ecological Environment Improving Drugs
    - 光合细菌（PBS）Photosynthetic Bacteria
      - 球形红菌 Rhodobacter Sphaeroides
      - 荚膜红细菌 Rhodobacter Capsulatum
      - 胶质红假单胞菌 Rhodopseudomonas Glioma
      - 沼泽红假单胞菌 Rhodopseudomonas Bog
      - 深红螺菌 Crimson Spirochetes
      - 荧光红螺菌 Rhodospirillum Fluorescens
    - 芽孢杆菌 Bacillus
      - 枯草芽孢杆菌 Bacillus Subtilis
      - 地衣芽孢杆菌 Bacillus licheniformis
      - 蜡样芽孢杆菌 Bacillus Cereus
    - 噬菌蛭弧菌 Bdellovibrio Bacteriovorus
    - 复合微生态制剂 Compound Probiotics
      - EM菌 Effective Microorganisms
      - 玉垒菌（S30）
      - 益生菌王 Probiotics

第一节 概　　述

水是水产生物赖以生存的重要介质，养殖水环境质量的好坏可直接影响养殖品种的生长、繁殖、生理状态及品质。

近年来，用于水产养殖生产的药物的种类和数量不断增加，以我国为例，我国水产养殖生产对化学类药物的年均需求量约为1.5万t，对中草药类药物的需求量约为2万t。然而，由于水产药物学和药理学的基础理论研究相对落后，误诊误治、盲目用药、滥用药物甚至药品和非药品混杂使用的现象十分普遍。调查显示，重金属、消毒剂尤其是抗生素污染是目前我国水环境药物污染中的突出问题，其中，大部分的污染源来自于水产养殖废水中大量的药物残留。毋庸置疑，养殖水环境的治理和修复问题，已经成为制约水产养殖可持续发展的焦点。

目前，调节养殖水环境质量的方法主要有两种：一种方法是适时换水或注入新水。换水或注入新水的目的是通过上、下对流作用增加水中的氧气，补充原有池水中缺少的营养物质及减少原有池水中的菌群数量，进而减少养殖水环境中病原体的数量，促进养殖对象的新陈代谢速率。另一种方法则是通过加入药物以改善水环境。有些水产用消毒剂，如生石灰、漂白粉等，通过灭菌作用在一定程度上具有改善养殖环境的作用，也属于环境改良剂的范畴。此外，还有一类专门用于改善养殖水环境的药物——环境改良类药物（environmental improvement drugs），又称环境改良剂，是指能够调节水体质量，改善水体微生态，去除水体中有害物质的一类药物。广义上而言，环境改良剂主要包括化学类环境改良药物和微生态类环境改良药物，在接下来的两节中分别介绍。

环境改良类药物的临床应用主要包括：①通过直接或间接的方式增加水体的溶解氧浓度；②调节水体的温度、pH和盐度；③调节水体中有机物、氨态氮、硫化氢等的含量；④去除残饵、死藻、排泄物等，澄清水体的水色，增加水体透明度；⑤抑制病原菌生长，改善水环境微生物构成，改良底质，刺激水产生物免疫系统，防止疾病发生；⑥促进有益藻类的繁殖和生长，稳定养殖水体质量。

第二节　化学类环境改良药物

化学类环境改良药物包括化学增氧药物和化学净化药物。2010年7月，我国农业部公布了第一批符合国家渔药标准的水质调节药物，其中包括4种化学增氧药物和3种化学净化药物。

化学类环境改良药物主要通过物理反应和化学反应两种方式来改善养殖水环境。

物理反应主要是利用改良药物的吸附、沉淀、凝聚或絮凝作用进行水质改良，如沸石、麦饭石、聚合氯化铝等。物理反应的优势在于，在改善水质的同时，没有新物质的生成，不会造成水环境的二次污染，但其缺点是环境改良效率不高，往往造成资源的大量浪费。

化学反应主要是通过药物与水环境中呈离子状态的无机污染物发生强烈的氧化还原反应，生成不溶于水或难溶于水的沉淀物，从而达到净化和改善水质的目的，如漂白粉、氧化钙等，化学反应虽然在短期内可以产生较好的水质改善效应，但是由于反应中生成的某些物质会对水环境或养殖对象产生不良影响，因此，选用此类环境改良药物不仅容易造成水环境的二次污染，还有可能对人类的食品安全带来一定的风险。

一、化学增氧药物

1. 过硼酸钠

过硼酸钠（sodium perborate）（图8-1）又称高硼酸钠，分子式为$NaBO_3$，为白色单斜晶系结晶颗粒或粉末。可溶于酸、碱及甘油中，微溶于水，在水中稳定性较差，极易放出活性氧，其活性氧含量约为14%，具有氧化性。

图8-1　过硼酸钠的化学结构式

【药理作用与用途】水质改良，增加水体溶解氧含量。防止由缺氧而造成的鱼类浮头现象。

【用法与用量】通常将过硼酸钠粉和沸石粉以2:1混匀后直接泼洒在水体中，每立方米水体用量约为0.4g。

2. 过碳酸钠

过碳酸钠（sodium percarbonate）（图8-2）也叫过氧碳酸钠，俗称固体过氧化氢，分子式为$2Na_2CO_3 \cdot 3H_2O_2$（或$Na_2CO_3 \cdot 1.5H_2O_2$），为白色颗粒状粉末，其水溶液呈碱性，可以分解为碳酸钠和过氧化氢。

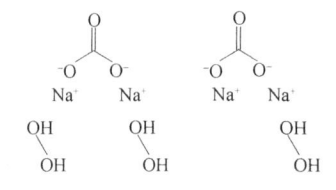

图8-2　过碳酸钠的化学结构式

【药理作用与用途】水质改良剂，过碳酸钠遇水释放出活性氧，能够增加水体溶解氧含量。主要用于缓解和解除鱼、虾、蟹等高密度养殖过程中由缺氧造成的浮头和泛塘现象。

【用法与用量】以每立方米水体使用1～1.5g计算总的使用量，称取后应先加水溶解，然后通过泼洒方法给药，如果缺氧严重，可酌情适当增加药量。

【注意事项】①本品禁与金属、有机溶剂、还原剂等接触；②本品为水体缺氧应急类药物，其产生的氧气会很快被水生生物消耗，因此要彻底解决水体缺氧问题，还要辅以其他增氧措施。

3. 过氧化钙

过氧化钙（calcium peroxide）的分子式为CaO_2，为无臭无味的白色结晶，溶于酸溶液，难溶于水，且不溶于乙醇、乙醚，具有潮解性。过氧化钙遇水生成氢氧化钙并缓慢释放出氧气。

【药理作用与用途】水质改良和增氧药物。可沉淀水体中的有机物及胶体物质,增加水体的溶氧量,提高水体的pH,产生的活性氧和氢氧化钙还具有杀菌和抑藻作用,还能够降低水中氨氮等有害物质的浓度,同时补充水生动物对钙元素的需要。

【用法与用量】①预防浮头时,每立方米水体用药剂0.4~0.8g,全池均匀施撒;②用于急救时,每立方米水体用药剂0.8~1.6g,首先在养殖对象相对集中处给药,然后将剩余部分进行全池施撒;③用于长途运输时,每立方米水体用量为8~15g,每5~6h一次或酌情增加投放次数,切勿搅拌。

【注意事项】①严禁将本品与含氯制剂、消毒剂、还原剂等混放混用;②长途运输时需同时使用增氧设备;③观赏鱼长途运输禁用。

4. 过氧化氢

过氧化氢(hydrogen peroxide)的分子式为H_2O_2,纯品为淡蓝色的黏稠液体,具有强氧化性,易溶于水,其水溶液无色透明,俗称双氧水。在一般情况下,过氧化氢会缓慢分解成水和氧气。

【药理作用与用途】增氧剂。过氧化氢遇还原剂迅速降解,释放出初生态氧,具有增氧和抗菌消毒作用。目前主要用于增加水体中的溶氧量。

【用法与用量】使用时,先将本品用水稀释100倍,以水深1m计,每亩水体用量为200~250ml,全池泼洒。

【注意事项】本品为强氧化剂、腐蚀剂,使用时注意顺风向泼洒,勿将药液接触皮肤,如接触皮肤应立即用清水洗净。

二、化学净化药物

1. 硫代硫酸钠粉

硫代硫酸钠粉的主要成分是五水硫代硫酸钠(sodium thiosulfate pentahydrate),俗称大苏打或海波,分子式为$Na_2S_2O_3 \cdot 5H_2O$,为无臭、无色的透明晶体,略有苦味,易溶于水,不溶于醇,易在酸性溶液中分解,具有很强的还原性。

【药理作用与用途】具有较强的还原性,能将氨氮、亚硝酸盐、硫化物等物质还原。主要用于池塘的水质改良。可增加水体溶氧,降低水中氨、氮、亚硝酸盐等有害物质含量,沉淀水中的悬浮物和有机物。

【用法与用量】使用时,应用水将本品充分溶解,每立方米水体用量为1.5g,全池均匀泼洒,每10d一次。

【注意事项】禁与强酸性物质混合存放、混用。本品休药期为500度日(度日=温度×天数)。

2. 硫酸铝钾粉

硫酸铝钾粉的主要成分是硫酸铝钾(aluminium potassium sulfate),俗称明矾或白矾,分子式为$KAl(SO_4)_2 \cdot 12H_2O$,为无色的结晶或粉末,略有涩味,具有抗菌、收敛作用。能溶于水,在水中解离后,可形成氢氧化铝胶状沉淀。易溶于甘油,但不溶于醇和丙酮。

【药理作用与用途】水质改良剂。在水中解离出Al^{3+},生成胶状氢氧化铝,吸附水体悬浮颗粒、重金属离子、氨氮、亚硝酸盐、有机物质、细菌等有害物质,降低水体中的污染物含量,起到澄清水体、改善水质的作用。主要用于鱼、虾、蟹等养殖水体的净化。

【用法与用量】使用时,按照每立方米水体 0.5g 用量,用水稀释至相应倍数后,均匀泼洒全池。

【注意事项】本品禁与次氯酸钠、强酸和强碱类物质混合使用;禁用金属器皿稀释盛装;避免雨淋受潮。本品休药期为 500 度日。

3. 氯硝柳胺粉

氯硝柳胺粉是国标渔药中唯一的一类用于除藻、除钉螺以净化水质的环境改良剂。该药物的主要成分是氯硝柳胺(niclosamide)(图 8-3),即 4-硝基-2,5-二氯水杨酰苯胺,别名贝螺杀、杀螺胺、清塘净、耐克螺、杀鳗剂,分子式为 $C_{13}H_8Cl_2N_2O_4$,属水杨酰胺类衍生物,一般为淡黄色结晶性粉末,置空气中容易变成黄色。氯硝柳胺可抑制虫体细胞内线粒体的氧化磷酸化过程,从而使之发生蜕变,破坏虫体的头节及体节前段等。

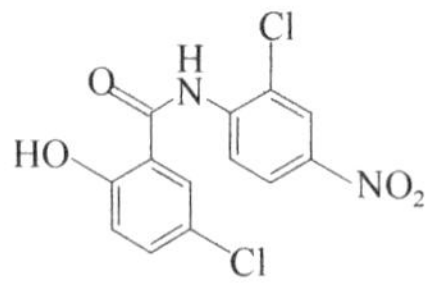

图 8-3 氯硝柳胺的化学结构式

【药理作用与用途】清塘药。该品主要用于杀灭钉螺、椎实螺和野杂鱼等。

【用法与用量】使用时,按照每立方米水体 1.25g 用量均匀泼洒全池。

【注意事项】①本品对于鱼类毒性很大,使用时,应注意用药清塘 7~10d 后需要试水,确认水体没有毒性后,方可投放苗种;②水温低于 18℃或水体偏肥时,可适当增大药量;③本品不能与碱性药物混用;④本品半衰期较短,用药时需现配现用,不可久放;⑤本药剂禁用于贝类、螺类养殖。本品休药期为 500 度日。

除了上述 7 种国标化学类水质改良药物外,我国市场上还有一些使用效果和评价不错的环境改良类药物,如聚合氯化铝、沸石粉、麦饭石、膨润土、净水宝、多效速剂、水质保护解毒剂等,这类药物一般是以非药品名义在地方质检部门注册后上市销售的(表 8-1)。

表 8-1 市售常见环境改良剂

名称	主要成分	药物应用	用法与用量
聚合氯化铝		沉淀水体中的有害物质	全池泼洒用量为 $3g/m^3$ 水体
沸石粉	二氧化硅、三氧化二铝	吸附水体中的氨氮、有机物和重金属离子;增氧;调节水体 pH	全池泼洒用量为 $20g/m^3$ 水体
麦饭石	多种元素和金属氧化物	净化水质;增氧;促生长	全池泼洒用量为 $150\sim300g/m^3$ 水体;每 15d 一次
膨润土		沉淀、吸附水中悬浮物	全池泼洒用量为 $75\sim150g/m^3$ 水体
净水宝	硫代硫酸钠	净化水质,去除水中氨气(NH_3)、硫化氢(H_2S)、沼气等有害物质,稳定水体 pH,调整水中氢离子浓度,抑制腐败细菌的繁殖,增强养殖对象的抗病能力	全池泼洒用量为 $1.5g/m^3$ 水体;每 10d 一次

续表

名称	主要成分	药物应用	用法与用量
水质保护解毒剂	聚丙烯酰胺、硫代硫酸钠、络合增效剂等	对强氯精、漂白粉、二氧化氯等含氯药物，硫酸铜、重铬酸钾、氯化铁、高锰酸钾等重金属盐类及农药杀虫剂具有解毒作用；可除去水中氨氮、亚硝酸盐、硫化氢、甲烷等有害物质；能够调节水体pH，抑制有害细菌生长，提高养殖对象免疫力，增强食欲；可以清洗网箱、地笼及水草上的污垢	1) 用于苗种放养前消除水中有害物质时，按水深1m计，每亩使用量为270～400g； 2) 用于消除由含氯药物、重金属盐类及杀虫剂引起的鱼虾浮头、狂游、靠边等药害，每亩用量（按水深1m计）为400～800g； 3) 用于由水质发黑、混浊或氨氮、亚硝酸盐、硫化氢过高等引起的浮头、靠边、躁动不安，每亩泼洒用量（按水深1m计）为500g，水质特别恶化时，可以加倍； 4) 池塘养虾，每亩用量（按水深1m计）500～1000g，直接泼洒
多效速剂	聚凝物、氧化剂、吸附剂、酸碱缓冲剂等	一是可以提高池底氧化还原能力，降低池底部氨氮、亚硝酸盐及硫化氢等有害物质的浓度；二是可以凝聚有机污物及其他悬浮物，净化水质，提高水体透明度；三是可以释放氧气，增加池塘底层的溶解氧，防止由缺氧造成的大面积死亡。多用于淤泥多、池底有机物残饵过多、水底恶臭的海参养殖	按水深1m计，每亩用本品500g。第一次使用或局部恶化区域可适量加倍

第三节　微生态类环境改良药物

微生态类环境改良药物主要是指能够对水质进行改良的微生态制剂药物。所谓微生态制剂（probiotic）是指利用正常微生物或促进微生物生长的物质，改善微生物和酶的平衡，或刺激特异性和非特异性免疫机制的活菌或死菌。从广义上来讲，按照用途的不同，微生态制剂可分为微生态饵料添加剂和水质微生态改良剂两大类。但是，严格意义上来说，水产养殖中一般把微生态饵料添加剂归为促生长剂，而将水质微生态改良剂称为微生态制剂。自1963年，Hidu发现某些细菌可以改善养殖水体环境和促进动物生长之后，人们开始尝试用细菌、光合细菌（photosynthetic bacteria，PSB）、酵母菌（yeast）和微藻（microalgae）来降解水体中的有机废物，并通过降低水体中的化学需氧量来间接增加水体中的溶氧量，以达到改善养殖水体质量的目的。目前，水产养殖中使用的微生态制剂主要包括细菌、真菌、微藻及其代谢产物。

微生态类环境改良药物目前主要是指水质微生态改良剂，这类药物是根据微生态学原理从正常微生物群落中定向筛选出来的有益菌株。水质微生态改良剂主要是通过有益细菌复杂的生物化学反应，刺激养殖对象的免疫反应，调节养殖对象机体内的微生态平衡，拮抗病原体，降解养殖过程中有机废物等作用来达到提高养殖对象抗病能力和改善养殖水环境的作用。大体来讲，水质微生态改良剂的作用机制可以归纳为以下7点。

1）光合作用（photosynthesis）：是指在可见光照射下，某些微生物（如光合细菌）利用自身光合色素，能够将水中的小分子有机物、二氧化碳等作为碳源，将铵盐、氨基酸作为氮源，通过光合作用，降解水中的氨氮、亚硝氮、硫化氢，同时增加水体中的溶氧量。

2）氨化作用（ammonification）：又叫脱氨作用，是指微生物（如假单胞菌属、芽孢杆菌属等）分解有机氮化物产生氨的过程。经氨化作用产生的氨，一部分供微生物或植物同化，另一部分被转变成硝酸盐，参与水体中的氮素循环。

3）硝化作用（nitrification）：是指氨在微生物的作用下被氧化为硝酸的过程。水产养殖过程中产生的排泄物、养殖生物尸体、腐败藻类等会被异养微生物分解成有害的氨或含氮化合物，硝化作用可以将这些氨或含氮有害物质氧化为易于生物吸收和利用的硝酸盐类物质。

4）反硝化作用（denitrification）：也称脱氮作用，是指微生物（反硝化细菌，如脱氮小球菌、反硝化假单胞菌等）在缺氧条件下，还原硝酸盐为亚硝酸，释放出分子态氮（N_2）或一氧化二氮（N_2O）的过程。

5）硫化作用（sulfofication）：是指微生物将还原态无机硫化物如 H_2S、S 或 FeS_2 等氧化生成硫酸或硫酸盐的过程。

6）反硫化作用（desulfurication）：又称硫酸盐呼吸，是指某些厌氧微生物（硫酸盐还原细菌或反硫化细菌）在严格的无氧条件下，经呼吸链递氢，将硫酸盐还原成 H_2S 的过程。

7）降解作用（degradation）：主要是指微生物的降解作用，即微生物（一般为益生菌）进入水体后，通过一系列的酶促反应，将水体中有害的有机物、亚硝酸盐等分解为其他营养盐的过程。

1. 光合细菌

光合细菌（photosynthetic bacteria，PBS）是目前水产养殖业中研究最多、应用最广泛的微生态制剂，属于一类在厌氧条件下进行不放氧光合作用的细菌。在分类上属于细菌门（Bacteriophyta）真细菌纲（Eubacteria）红螺菌目（Rhodospirillales）。迄今，红螺菌目已知的光合细菌包括 2 亚目、6 科、27 属，大概有 66 种。目前，普遍用于水产养殖实践的光合细菌大多属于红色非硫细菌科，常见种类有球形红菌（原称球形红假单胞菌）、荚膜红细菌（原称荚膜红假单胞菌）、胶质红假单胞菌、沼泽红假单胞菌、深红螺菌、度光红螺菌等。

【药理作用与用途】所有的光合细菌种类都能在无氧有光照的条件下，利用硫化氢、硫化硫酸盐、分子氢或其他还原剂（有机物）作为供氢体，利用二氧化碳作为碳源进行光合作用（通过光合磷酸化过程获得能量）。

红色非硫细菌科是光合细菌中唯一能在有氧无光照的条件下利用低级脂肪酸、氨基酸、糖类等有机物作为碳源进行光合作用的种类。此外，红螺菌科中的部分种类还可以在无光照无氧的条件下，以发酵或脱氮的方式获得能量，即在缺氧条件下，能把硝酸盐还原成氮气。

光合细菌可用于净化水质，也可用作促生长剂和防病剂使用。能迅速消除水体中氨氮、亚硝酸盐、硫化氢等有害物质，改善水环境质量，平衡酸碱度。

【用法与用量】光合细菌通常采用泼洒方式给药，使用的菌液效价（即含菌量）一般为 3×10^9 CFU/ml 的活菌。水质净化时，当水温≥20℃时，光合细菌首次使用浓度为

10～15mg/L，应视养殖对象种类酌情添加，比如养鱼池首次使用浓度为 15mg/L，虾池首次使用浓度为 10mg/L，之后一般间隔 7～15d 重复使用 1 次，浓度为 2mg/L。当利用光合细菌进行促生长和疾病预防时，一般泼洒浓度为鱼苗池 30mg/L、虾苗池 60～120mg/L、贝苗池 120～150mg/L。

2. 芽孢杆菌

芽孢杆菌（Bacillus）为革兰氏阳性菌，属于需氧芽孢菌类中的非致病菌，多数为腐生菌。目前，在水产养殖中使用的种类主要有枯草芽孢杆菌（Bacillus subtilis）、地衣芽孢杆菌（Bacillus licheniformis）和蜡样芽孢杆菌（Bacillus cereus）等。

与光合细菌等其他微生态制剂相比而言，芽孢杆菌产品都是以休眠芽孢状态存在，不需消耗饲料营养且具有稳定性好（加工过程或胃酸环境）、抗逆性强、耐酸、耐碱、耐高温（如枯草芽孢杆菌、蜡质芽孢杆菌的芽孢可以在 120～140℃条件下存活数小时）、耐挤压等优点。

【药理作用与用途】

1）净化水质芽孢杆菌能降解进入养殖水体的有机物，包括鱼类排泄物、残余饵料、腐败的浮游藻类和池底淤泥，使之转化成硝酸盐、磷酸盐、硫酸盐等无机盐类，也可转化成藻类能利用的有机物，从而有效降低水中的化学需氧量、生化需氧量，使水体中的氨氮（NH_4^+-N）与亚硝酸氮（NO_2-N）、硫化物浓度降低，进而有效地改良水质和底质，避免有机物在养殖池的沉积，维持良好的养殖水域生态环境。

2）抑制病原菌，提高养殖动物免疫力。芽孢杆菌一旦在水体菌相中占据优势地位之后，便可通过与有害菌竞争营养来抑制其生长和繁殖。芽孢杆菌进入水产动物消化道后，也可通过与消化道内的有害菌发生营养竞争及分泌类似抗生素的多肽类物质等，直接或间接地抑制水产动物消化道内有害病原菌，从而提高水产动物的抗病力。此外，芽孢杆菌可产生乙酸、丙酸、丁酸等挥发性脂肪酸，这些物质可降低肠道 pH，并且消耗大量氧气，维持肠道厌氧环境，有利于肠道内原有的乳酸杆菌生长，也可起到控制病原菌的作用。

3）产生多种酶类和维生素等营养物质，促进水产动物生长芽孢杆菌以产生多种酶类，降解饲料中蛋白质、淀粉、脂肪及一些难以降解吸收的复杂化合物，可提高水产动物的消化酶活性，促进水产动物对营养物质的吸收。此外，芽孢杆菌在生长和繁殖过程中还能产生 B 族维生素、维生素 C、维生素 K_2 等多种维生素，可为水产动物的生长提供营养物质。

【用法与用量】枯草芽孢杆菌用于水质改良时，每立方米水体 0.2～0.5g/ 次，全池泼洒，1 次 /d，连用 3～4d。

3. 噬菌蛭弧菌

噬菌蛭弧菌（Bdellovibrio bacteriovorus）简称蛭弧菌，是一类特殊的细菌。菌体呈弧形，个体很小，常以纳米为单位，能通过滤菌器。噬菌蛭弧菌具有水蛭般的吸附特点，是专门以捕食细菌为生的寄生性细菌，具有"寄生"和"裂解"细菌的生物特性。当它遇到适宜的寄主时，就能以自身的吸附器吸附在寄主的细胞壁上，并释放细胞质酸酶、溶菌酶等，将寄主的细胞壁溶解，钻入细胞内，利用寄主的营养繁殖子代，最终导致寄主细胞裂解，其子代也同时被释放出来，整个过程可在几小时内完成。

【药理作用与用途】噬菌蛭弧菌对致病菌的吞噬力（裂解）相当强，对水产动物30余种致病细菌的清除率可达90%以上；繁殖力强，4~6h可繁殖1代，在适宜环境条件下，数天内便可形成优势种群，且能较长时间地保持下去；适应性强，在海水或淡水中均能生存繁殖，适应的pH为3~9.8，生长水温为4~37℃，最适水温为20~30℃；无不良反应、无污染、无残留。

1）改善水质，促进水产动物生长噬弧菌以分解养殖水体中的残饵、代谢废物，降解水中氨氮等有害物质，改善水质环境，用药后6h就能见效。氨氮去除率可达13.8%~23.8%，除磷率可达51.5%~53.8%，使水体透明度提高3~5cm。另外，噬菌蛭弧菌的自身代谢可产生维生素、氨基酸、促生长因子及蛋白酶、脂肪酶、淀粉酶等，这些活性物质参与水产动物的代谢活动，改善其肠道内环境，增强食欲，从而促进生长。

2）抗菌谱广，能抑制水中多种致病菌。据资料介绍，对主要致病菌的清除率，嗜水气单胞菌为97.2%，点状气单胞菌为95.8%，弧菌为93%，大肠杆菌为91.8%，沙门菌为97.3%。

【用法与用量】①亲鱼、亲虾入池前，用100~200mg/L浓度药浴3~5h进行杀菌消毒，再将药液与亲鱼、亲虾一起倒入繁殖池中。②亲鱼、亲虾产卵、孵化和幼体培育期间，用4~5mg/L浓度全池泼洒，可预防细菌性疾病、改善水质、提高幼体免疫力和成活率。③苗种放养前，用100~200mg/L浓度药浴2h进行杀菌消毒，再将药液与苗种一起倒入苗种池中。④虾、蟹、鳗鲡、鳖等特种水产动物养成期，使用2~3mg/L浓度（或每667m²水面用1~2kg）全池泼洒；养虾池需要每隔15~20d使用1次。

4. EM菌

EM是英文effective（有效）和microorganisms（微生物群）的缩写，是有效微生物群的简称。该产品是由日本琉球大学教授比嘉照夫研制的，它是由光合细菌类、酵母菌类、乳酸菌类、放线菌类和发酵型丝状真菌类5科、10属、80多种有益微生物复配而成。与其他微生态制剂相比，它具有性能稳定、功能齐全等优势。常见产品为EM原露，每毫升菌液活菌数不低于10^8个，常温下保存期为0.5~1年。EM菌在水产养殖中的作用和使用方法如下。

【药理作用与用途】EM菌在水产养殖领域已被广泛使用。在养鱼、虾池中施放EM菌，能及时降解水生动物尸体、残饵等有机物，减少有机耗氧，稳定pH；同时能均衡地给单细胞藻类进行光合作用提供营养，平衡藻相和菌相，稳定池塘水色。可减少病原微生物和不良藻类，增强养殖对象的免疫力和抗病性，提高成活率；使用后浮游动物、有益藻类增多，特别是红虫明显增多；可稳定和改善水质，使水体清爽，不臭不腐，无异味，可将换水时间延长2倍；可分解鱼虾粪、下脚料等，不会变成淤泥，呈散沙状。

【用法与用量】

（1）池塘养鱼

1）底质改良：将池塘水排至尽可能低的水位，但必须保持池底湿润，按每亩1kg EM菌液的量喷洒塘底，先泼洒其中的一半，翻耕后再喷洒另一半。

2）水面处理：鱼种放养前3d每667m²水面用5~8kg；放养后每天用1kg，连用10d，以后根据水质情况，每月用3~5次。

3）用1~5mg/L浓度全池泼洒，每隔10~15d使用1次。

（2）特种水产动物养殖（鲍、甲鱼、虾、鳗、鳜等）

环境处理：放水前一周，用100倍EM菌种发酵液稀释液代替石灰等均匀喷洒净化环境。放养前3d，用EM菌种发酵液稀释液泼洒水面，浓度为二十万分之一；每10d、15d、30d喷洒一次，水质较差的地方加大浓度、缩短泼洒间隔时间。

调节水质：一天两次高密度换水的水池，不宜直接泼洒，而应泼在增氧机旁或进水口，通过机器和水流作用扩散有益微生物，以利于最短时间分解有害物质，尽快稳定水质。土塘海水养鳗宜在每次换水后泼洒EM菌种发酵液稀释液（浓度同上）。虾类、甲鱼等1个月泼洒稀释液2~3次，发病季节适当增加用量。

（3）紫菜养殖

养殖网的酸处理：用500倍EM菌种发酵液稀释液溶入酸液中按常规方法对养殖网进行酸处理，每10d处理一次。

养殖网除臭：紫菜收获后，养殖网放置期间，可用菌种发酵液除臭。方法是在养殖网上撒布EM菌种发酵液发酵料或用EM菌种发酵液发酵处理过的淘米汁（淘米水中放一撮KM菌种发酵液发酵料和等量红糖搅拌后，密闭发酵3~4d，有发酵醇香味即成），然后盖上尼龙膜，一段时间后即可去除腥臭味。

紫菜成品加工时可往槽罐中滴注10 000倍EM菌种发酵液稀释液，可消除腥味，更容易洗涤。

附：商品化复合微生态制剂

玉 垒 菌

玉垒菌是一种放线菌（真菌）。该菌分解有机物的能力极强，为一般微生物的40~60倍。

【用法与用量】室内幼鳖池第一次用20mg/L浓度泼洒，以后根据水质情况，每隔1周~1个月追加10mg/L，连用3~4次，鳖池水质状况可得到明显改善。放菌后3~4d，池水透明度由原来的15cm逐渐提高到35cm。同时，还可防治幼鳖各种疾病，并且池内出现大量水蚤，表明施菌后水体内出现良好的生物相循环。

益 生 菌 王

益生菌王由芽孢杆菌、光合细菌、噬菌蛭弧菌等制成。

【用法与用量】①在虾苗放养1个月后用1mg/L浓度全池泼洒，每周1次，共用3次，试验池对虾病毒病的发病时间比对照池延迟了10d，产量增加约40%。②用1mg/L浓度泼洒文蛤池，3个试验池均未发病，而3个对照池发病率为30%~50%。

除以上两种商品化微生态制剂以外，常见的市售复合微生态制剂还有益生素（主要成分有芽孢杆菌、枯草杆菌、硫化细菌、硝化细菌、反硝化细菌等）、益水宝（以枯草芽孢杆菌属的种类为主，含有多个共生菌株）、海肥菌（主要菌群为光合细菌、芽孢杆菌，并复配海洋微藻所需的微量元素）、生物抗菌肽（主要由纳豆菌和乳酸菌复合而成，能分泌大量纤溶酶）等。

知识拓展

化学需氧量与生化需氧量

化学需氧量（chemical oxygen demand，COD）：水样在一定条件下，以氧化1L水样中还原性物质所消耗的氧化剂的量为指标，折算成每升水样全部被氧化后，需要的氧化剂的mg数，以mg/L表示。它反映了水中受还原性物质污染的程度。该指标也作为有机物相对含量的综合指标之一。

化学需氧量高意味着水中含有大量还原性物质，其中主要是有机污染物。化学需氧量越高，就表示江水的有机物污染越严重，这些有机物污染的来源可能是农药、化工厂、有机肥料等。如果不进行处理，许多有机污染物可在江底被底泥吸附而沉积下来，在今后若干年内对水生生物造成持久的毒害作用。在水生生物大量死亡后，河中的生态系统即被摧毁。人若以水中的生物为食，则会大量吸收这些生物体内的毒素，积累在体内，这些毒物常有致癌、致畸形、致突变的作用，对人极危险。另外，若以受污染的江水进行灌溉，则植物、农作物也会受到影响，容易生长不良，而且人也不能取食这些作物。但化学需氧量高不一定就意味着有前述危害，具体判断要做详细分析，如分析有机物的种类，到底对水质和生态有何影响，是否对人体有害等。如果不能进行详细分析，也可间隔几天对水样再做化学需氧量测定，如果对比前值下降很多，说明水中含有的还原性物质主要是易降解的有机物，对人体和生物危害相对较轻。

生化需氧量（biochemical oxygen demand，BOD）是一种环境监测指标，主要用于监测水体中有机物的污染状况。一般有机物都可以被微生物所分解，但微生物分解水中的有机化合物时需要消耗氧，如果水中的溶解氧不足以供给微生物的需要，水体就处于污染状态。

化学需氧量还可与生化需氧量（BOD）比较，BOD/COD值反映出了污水的生物降解能力。生化需氧量分析花费时间较长，一般在20d以上水中生物方能基本消耗完，为便捷一般取5d时已耗氧约95%为环境监测数据，标志为BOD_5。

思考题

1. 填空题
1）化学类环境改良药物包括_____和_____。
2）化学类环境改良药物主要通过_____和_____两种方式来改善养殖水环境。
3）水产养殖中使用的微生态制剂主要包括_____、_____、_____及其_____。
4）按照用途的不同，微生态制剂可分为_____和_____两大类。

2. 名词解释
1）环境改良类药物　　2）微生态制剂

3. 判断题
1）硫酸铝钾粉可以与次氯酸钠、强酸或强碱类物质混合使用。
2）氯硝柳胺粉可以作为贝类、螺类养殖中的环境改良剂使用。

3）化学类环境改良药物主要通过化学反应来改善养殖水环境。

4）生石灰、漂白粉等消毒剂能通过灭菌作用在一定程度上改善养殖水环境。

4. 简答题

1）简述环境改良类药物在生产中的应用。

2）简述微生态类环境改良药物的作用机制。

参考文献

顾德平. 2012. 水产动物用药技术问答. 北京：金盾出版社

李清. 2014. 水生动物疾病与安全用药手册. 北京：海洋出版社

汪建国，王玉堂，战文斌，等. 2012. 鱼病防治用药指南. 北京：中国农业出版社

杨先乐. 2011. 鱼类药理学. 北京：中国农业出版社

第九章 水产生殖及代谢调节药物

本章概览

1. 水产生殖及代谢调节药物主要包括激素、维生素、矿物质、氨基酸以及一些促生长物质。
2. 激素是促进有脊椎水产动物性成熟和生长的重要物质。在渔业生产实践中,激素类药物目前仅见于亲鱼催情、催熟和催产,尤其是对性腺成熟度较差的亲鱼催熟,以保证鱼苗数量和质量。
3. 维生素是维持动物机体基本生命活动所必需的一类小分子有机化合物,包括脂溶性维生素和水溶性维生素两大类。维生素可通过调控机体代谢,以促进水产动物快速与健康生长。
4. 矿物质也称无机盐,是水产动物所需营养中的一大类无机营养物质,是构成机体组织的重要成分,同时也是水产动物维持渗透压、酸碱平衡等正常生理代谢不可缺少的营养素。矿物质主要包括常量矿物质和微量矿物质两大类。
5. 氨基酸是构成动物营养所需蛋白质的基本物质。水产动物合成精氨酸能力低,故对精氨酸的需求较高。
6. 促生长药物是一类水产中常用的添加剂,其作用为加快水产动物代谢、促进水产动物生长。常用促生长药物包括天然物产品、化学合成产品和微生物发酵产品。

Overview of this Chapter

1. Aquatic reproductive and metabolic regulation drugs mainly include hormones, vitamins, minerals, amino acids and some growth-promoting substances.
2. Hormones are important substances that promote the sexual maturation and growth of vertebrate aquatic animals. In fishery production practice, hormone drugs are currently only used in broodstock to induce estrus, ripening and labor, especially for broodstock with poor gonad maturity to ensure the quantity and quality of fry.
3. Vitamins are small-molecule organic compounds necessary to maintain the basic life activities and activities of animal bodies, including fat-soluble vitamins and water-soluble vitamins. Vitamins can promote the rapid and healthy growth of aquatic animals by regulating the body's metabolism.
4. Minerals, also known as inorganic salts, are a large category of inorganic nutrients in the nutrients required by aquatic animals. They are important components of body tissues and are also indispensable nutrients for aquatic animals to maintain normal physiological metabolism such as osmotic pressure and acid-base balance. Minerals mainly include macro minerals and trace minerals.

5. Amino acids are the basic substances that constitute the protein required for animal nutrition. The ability of aquatic animals to synthesize arginine is low, so the demand for arginine is higher.
6. Growth-promoting drugs are a kind of additives commonly used in aquatic products. Their functions are to accelerate the metabolism of aquatic animals and promote the growth of aquatic animals. Commonly used growth promoters include natural products, chemical synthesis products and microbial fermentation products.

学习目标

1. 掌握水产生殖及代谢调节药物的种类。
2. 掌握常见水产生殖及代谢调节药物的基本使用方法。
3. 熟悉各类水产生殖及代谢调节药物的使用禁忌及注意事项。
4. 了解生产实践中水产生殖及代谢调节药物的应用实例。

Learning Objectives

1. Master the types of aquatic reproductive and metabolic regulation drugs.
2. Master the basic use of common aquatic reproductive and metabolic regulation drugs.
3. Acquaint the contraindications and precautions for the use of various aquatic reproductive and metabolic regulation drugs.
4. Understand the application examples of aquatic reproductive and metabolic regulation drugs in production practice.

本章思维导图

水产生殖及代谢调节药物 Aquatic Reproductive and Metabolic Regulation Drugs

- 生殖类药物 Reproductive Drugs
  - 激素 Hormone
    - 绒促性素 Chorionic Gonadotrophin
    - 促黄体素释放激素（LH-RH）Luteinizing Hormone Releasing Hormone
    - 复方制剂

- 代谢调节药物 Metabolic Regulation Drugs
  - 维生素 Vitamin
    - 脂溶性维生素 Fat-soluble Vitamin
    - 水溶性维生素 Water-soluble Vitamin
  - 矿物质 Minerals
    - 常量矿物质 Macrominerals
    - 微量元素 Microelement
  - 氨基酸 Amino Acid
    - DL-蛋氨酸 DL-methionine
    - L-赖氨酸盐酸盐 L-lysine Hydrochloride
    - 苏氨酸 Threonine
    - 色氨酸 Tryptophan
    - 甘氨酸 Glycine

- 促生长药物 Growth-promoting Drugs
  - 牛磺酸 Taurine
  - 卵磷脂 Lecithin
  - 大蒜素 Garlicin
  - 虾青素 Astaxanthin
  - 甜菜碱 Betaine
  - L-肉碱盐酸盐 L-carnitine Hydrochloride

水产养殖过程中，为了改善养殖对象机体代谢、补充代谢过程必需物质、增强体质、促进水产生物生长，同时提高饲料转换率，常会在饲料中添加一些调节代谢和促进生长的药物。常用的调节水生动物代谢和生长的药物主要包括激素、维生素、氨基酸、微量元素、促生长药物等几大类。添加剂要求不得危害人或动物的身体健康，主要作为改进饵料利用率的添加剂，不具有诊断和治疗疾病的作用。

第一节 激 素

一、概述

激素类药物对维持生物机体正常生理功能和稳定内环境有重要作用。与人类和陆生动物不同，目前，在水产动物中，仅在鱼类体内发现比较明确的激素类物质，而其他大部分水产动物进化地位上仍属于低等动物范围，其体内并没有发现比较明确的激素类物质，甚至有些水产动物（比如海参、海胆）只有在生殖期才会出现性别分化。因此，在渔业生产实践中，激素类药物目前仅见于亲鱼催情、催熟和催产，尤其是对性腺成熟度较差的亲鱼催熟，以保证鱼苗数量和质量。

大多数鱼类通过卵生进行繁殖，当最终成熟的卵母细胞脱离滤泡膜进入卵巢腔或体腔即为排卵（ovulation）。排入卵巢腔或体腔的成熟卵母细胞，随着卵巢壁平滑肌和腹壁肌的收缩，从泄殖孔排出体外，即为产卵（spawning）。鱼类产卵主要有自然产卵和人工诱导产卵两种。

自然条件下，鱼类繁殖受光照、水流、水温、溶氧、水位变化、性引诱及产卵场等环境因子的刺激，通过鱼类的多种感受器，把刺激信号经传入神经传至中枢，特别是下丘脑各神经核团，诱导它们分泌神经激素，调节垂体激素的分泌活动，促使性激素合成与分泌，进而影响鱼类性腺发育、成熟及自然排卵、产卵的全过程。在人工水产养殖过程中，由于缺乏相应的自然繁殖生态条件，常使亲鱼性腺难以发育成熟（如卵黄与原生质极化）；即使在人工养殖的条件下，性腺发育能够成熟的鱼类，如果外界环境达不到产卵所需生态条件，也会影响鱼类排卵、产卵的数量与质量，甚至使已发育成熟的性腺功能退化。

因此，在人工养殖的过程中常常会在上述的某一个环节给予外源激素、强化培育、环境因子刺激等因素，增强或加速亲鱼性腺的发育过程，并获得成熟的配子。达到鱼类人工繁殖（包括人工诱导排卵、排精），满足生产养殖的需要。此外，一般情况下，经过激素处理的动物的体重明显增加，增重率为20%～35%，饲料转化率可提高20%～30%。但激素药物会在体内残留，因此对于食用型动物来说，为了保障食品安全，避免激素类药物在水产生物体内残存，给食用者造成危害，国家对激素类药物的使用有严格的规定和限制。

思政阅读

二、激素类常用药物

1. 绒促性素

绒促性素（chorionic gonadotrophin）又称绒膜激素、绒毛膜促性素、类垂体促性腺激素，是胎盘滋养层细胞分泌的一种促性腺激素，常见绒促性素药物为白色或类白色粉末，易溶于水，不溶于乙醇、丙酮或乙醚。

【药理作用与用途】绒毛膜促性腺激素能促进性腺活动，与促黄体生成素（LH）相似，而促卵泡成熟素（FSH）样作用甚微。对雌性能促使卵泡成熟及排卵，并使破裂卵泡转变为黄体，促使其分泌孕激素。对雄性则具有间质细胞激素（ICSH）的作用，能促进曲细精管功能，特别是睾丸间质细胞的活动，使其产生雄激素，促使性器官和副性征发育、成熟，促使睾丸下降并促进精子生成。消除 $t_{1/2}$ 为 5.6h。

用于促进亲鱼性腺发育成熟，常与促黄体素释放激素 A_3、促黄体素释放激素 A_2 等组成复方制剂，主要用于鲢、鳙的亲鱼催产。一般在推荐剂量下，未见不良反应。还可用于其他动物性功能障碍、习惯性流产及卵巢囊肿等。

【用法与用量】亲鱼胸鳍或腹鳍基部腹腔注射：一次量，每千克体重，雌性鲢、鳙亲鱼 1000~2000IU，雄性鲢、鳙亲鱼剂量减半。

【注意事项】用药后的亲鱼禁止供人食用。剂量过大可能导致催产失败。

2. 促黄体素释放激素

促黄体素释放激素（luteinizing hormone releasing hormone，LH-RH）是丘脑下部释放的几种激素之一，起调节垂体促黄体素（LH）和促卵泡素（FSH）的释放与合成作用，并以此来影响整个生殖系统的活动。LH-RH 的发现、提纯、人工合成，以及对其生物学作用、分泌的调节等方面的研究不仅使人们对生殖生理有了新的认识提高，也一直是生殖生理学的一个重要领域。近年来，大量的实验研究证明，LH-RH 对垂体以外的其他组织和器官也能够发挥作用。目前，人工合成的 LH-RH 及其类似物已达上千种之多，广泛地应用于提高家畜的繁殖效率和治疗母畜科疾病等方面。目前在水产养殖中常用的主要是促黄体素释放激素 A_2 和促黄体素释放激素 A_3。

（1）促黄体素释放激素 A_2　　水产养殖中常用本品加赋形剂制备的白色冻干块状物或粉末。

【药理作用与用途】属激素类药。能促使鱼类垂体释放促性腺激素（GTH），促使雌鱼卵泡释放雌激素，促进卵泡成熟、排卵和生成黄体。促进雄鱼合成精子与成熟，是一种鱼用高效催产剂。

主要用于鱼类催情、诱发排卵。

【用法与用量】腹腔注射：一次量，草鱼 5μg/kg；二次量，鲢、鳙 5μg/kg，第一次 1μg，余量 12h 后注射；三次量，第一次提前 15d 左右，每尾注射 1~2.5μg，第二次，每尾 2.5μg/kg 注射给药，20h 后，再给予每尾 5μg/kg 促黄体素释放激素 A_2 和鱼脑垂体 1~2mg 注射给药。鱼类催产时，雄鱼剂量比雌鱼少一半。

【注意事项】一般使用本品后不再使用其他激素；剂量过大，会导致催产失败，亲鱼眼睛失明。

（2）促黄体素释放激素 A_3　　常用药物为本品加适宜赋形剂经冷冻干燥制成的无菌制品，为白色冻干块状物或粉末。

【药理作用与用途】属激素类药。作用类似促黄体素释放激素 A_2。此外，还能促使动物垂体前叶释放促黄体素（LH）和促卵泡素（FSH），用于治疗奶牛排卵迟滞、卵巢静止、持久黄体、卵巢囊肿及早期妊娠诊断；也可用于鱼类的诱发排卵。

【用法与用量】肌内注射，一次量，草鱼 2～5μg，鲢、鳙 3～5μg。

【注意事项】一般使用本品后不再使用其他激素；对性腺未发育鱼类诱导无效；剂量过大，会导致催产失败，亲鱼眼睛失明；不可降低剂量多次使用，容易引起免疫耐受、性腺萎缩等不良反应，减弱疗效。

附：我国用于水产养殖激素类药物复方制剂

目前列入国家兽药质量标准的催产激素除绒促性素、促黄体素释放激素 A_2 和促黄体素释放激素 A_3 外，尚包括一些复方制剂如注射用复方绒促性素 A 型、注射用复方绒促性素 B 型以及注射用复方鲑促性腺激素释放激素类似物。

注射用复方绒促性素 A 型

注射用复方绒促性素 A 型（compound chorionic gonadotrophin a type for injection）为绒促性素、促黄体素释放激素 A_2 混合物，加入适当赋形剂制备的白色或类白色的冻干块状物或粉末。

【药理作用与用途】绒毛膜促性腺激素能促进性腺活动，有促黄体生成素和促卵泡成熟素样作用。促使卵泡成熟及排卵，并使破裂卵泡转变为黄体，促使其分泌孕激素。对雄性动物能促进雄激素产生，促使性器官和副性征发育、成熟，促使睾丸下降并促进精子生成。促黄体素释放激素 A_2 能促使鱼类垂体释放促性腺激素（GTH），促使雌鱼卵泡释放雌激素，促进卵泡成熟、排卵和生成黄体。促进雄鱼合成精子与成熟。

二者合用是一种鱼用高效催产剂，促进亲鱼性腺发育成熟，主要用于鲢、鳙亲鱼的催产。

【用法与用量】腹腔注射，一次量，雌鱼按绒促性素计 400IU/kg，雄鱼剂量减半。

【注意事项】使用本品后一般不能再用其他类激素；剂量过大可能导致催产失败。

注射用复方绒促性素 B 型

注射用复方绒促性素 B 型（compound chorionic gonadotrophin b type for injection）为绒促性素、促黄体素释放激素 A_3 混合物，加入适当赋形剂制备的白色或类白色的冻干块状物或粉末。

药理作用、用途、用法与用量、注意事项均与注射用复方绒促性素 A 型类似。

注射用复方鲑促性腺激素释放激素类似物

本品为鲑促性腺激素释放激素类似物和多潘立酮混合物。

【药理作用与用途】鲑促性腺激素释放激素类似物（S-GnRHa）能促进鱼类释放促性腺激素；多潘立酮是多巴胺神经递质拮抗剂，阻断多巴胺对鱼类促性腺激素释放的抑制作用，进一步促进促性腺激素的释放。

主要用于诱发鱼类排卵和排精。

【用法与用量】胸鳍腹侧腹腔注射：按鲑促性腺激素释放激素类似物计算，每 0.2mg 溶于 10ml 注射用水，制备成混悬液。一次注射，草鱼、鲢、鳙、鳜 0.5ml/kg；团头鲂、翘嘴红鲌 0.3ml/kg。二次注射，青鱼，第一次 0.2ml，第二次 0.5ml，间隔 24～48h。雄鱼剂量酌减。

【注意事项】用药后的亲鱼禁止供人食用。

> **知识拓展**
>
> **鱼类脑垂体**
>
> 鱼类脑垂体是水产养殖生产上广泛使用的一种有效的催产剂,许多常见的鲤科鱼类如鲤、鲫、鲢、鳙、草鱼等都可摘取脑垂体。①摘取脑垂体的时间:摘取脑垂体最好选择在鱼体接近性成熟时,雌雄都可以。性成熟鱼体的脑垂体中,促性腺激素含量随性周期而有变化,一般在临近生殖季节或冬季进行摘取最好,此时垂体中促性腺激素含量较高,所制的干制品颗粒也饱满。摘取脑垂体的鱼体一定要新鲜。②垂体的摘取方法:脑垂体位于间脑下面的蝶鞍里。摘取时,先用刀劈去鱼头盖骨,将脑腔中的脂肪拔除,使鱼脑整个暴露。然后将连在脑后的脊髓挑起,轻轻将脑翻开,即可看到耳骨内有一颗乳白色小颗粒,即脑垂体。用镊子将脑垂体旁边的结缔组织包膜轻轻别开,然后将镊子伸到垂体下边,将其轻轻托出。取脑垂体时一定要细心操作,使其保持完整不破。取出后把脑垂体放在手背上用镊子翻滚数次,去掉附在脑垂体上的血丝和脂肪等。这便完成了脑垂体的摘取过程。③脑垂体的处理和保存方法:若要用新鲜的脑垂体催产,则将刚取出的脑垂体制成注射悬液,保存在阴凉干燥处备用。若要长期保存,须用纯丙酮或无水乙醇进行脱脂、脱水。

第二节 维 生 素

维生素(vitamin,又名维他命)是维持动物机体基本生命活动所必需的一类小分子有机化合物,维生素虽然在机体中含量很少,但在动物的生长、发育过程中却发挥着重要作用。各类维生素的化学结构和作用都不相同,但它们具有以下共同点:①大多数维生素机体常常合成不足,因此需通过食物从外界获得,食物中的维生素主要以维生素原形式存在。②机体对维生素的需求量很少,常以毫克或微克计算,一旦长期缺乏,就会对机体造成损害,甚至死亡。③维生素不产生能量,大多是某些酶的辅酶(或辅基)的组成部分,在机体代谢中发挥调控作用。水产养殖添加维生素的意义在于通过发挥维生素的代谢作用,使水产动物快速与健康生长(表9-1)。

表9-1 部分水产动物饲料中维生素最低需要量

维生素	草虾	冷水鱼类	鲑鳟	鲤	斑点叉尾鮰
水溶性/(mg/kg 饲料)					
维生素 B_1	13~14	5~10	10	NT	1.0
维生素 B_2	22.5	5~15	40	7	9.0
维生素 B_6	?	5~15	10	5~6	3.0
维生素 B_5(泛酸)	101~139	10~20	80	30~50	10~20
维生素 B_3(烟酸)	2.0~2.4	100~150	150	28	14.0

续表

维生素	草虾	冷水鱼类	鲑鳟	鲤	斑点叉尾鲴
维生素 H（生物素）	7.2	0.5~1.1	1.0	N	?
维生素 B_{11}（叶酸）	1.9~2.1	2~5	3.0	N	N
维生素 B_{12}	0.2	0.01~0.02	0.02	N	?
胆碱	6000	2000~3000	800	4000	?
肌醇	?	200~400	40	440	N
维生素 C	100~200	100~800	100	NT	60
脂溶性/（IU/kg 饲料）					
维生素 A	3000~5000	2000~300	4000	10000	1000~2000
维生素 D	?	2000~3000	?	N	500~1000
维生素 E	50~80	20~40	400	200~300	30
维生素 K	30~40	5~10	40	N	?

注："?"表示需要，但不知需要量；"N"表示实验条件下不需要；"NT"表示暂无数据

常见的维生素有14种，根据其溶解性可分为脂溶性维生素和水溶性维生素两大类（表9-2）。

表9-2 常见维生素分类

脂溶性维生素	水溶性维生素
维生素 A、维生素 D、维生素 E、维生素 K	维生素 B_1、维生素 B_2、维生素 B_3、维生素 B_4、维生素 B_5、维生素 B_6、维生素 B_{12}、维生素 B_{11}、维生素 H、维生素 C

此外，还有一些类维生素物质，如乳清酸（维生素 B_{13}）、肌醇、硫辛酸、芦丁（维生素 P）、生物活素 I、黄嘌呤（维生素 B_{14}）、肉碱（维生素 B_T）、潘氨酸（维生素 B_{15}）、泛醌（辅酶 Q）及一些未命名生长因子等。在饲料工业中，添加维生素不是为了治疗某些维生素缺乏症，而是为了增强水产动物的抗病或抗应激反应能力，或为了促进生长，提高水产品产量和质量。

维生素的化学性质不稳定，易受氧、潮湿、热、光照、金属离子等因素的影响而降低活性。在水产养殖过程中，因为应用环境的特殊，几乎所有的维生素添加剂都需要经过特殊加工处理，常用乳化、包被、吸附、固化等措施以保持维生素的稳定性和活性。

一、脂溶性维生素

脂溶性维生素（fat-soluble vitamin）是一种低分子有机化合物，包括维生素 A、维生素 D、维生素 E 和维生素 K，由长的碳氢链或稠环组成的聚戊二烯化合物。含有环结构和长的脂肪族烃链，为高度疏水结构。在体内主要以辅酶或催化剂的形式参与体内营养素的合成与降解，保证正常机体的结构与功能。当鱼类等水产动物缺乏该类维生素或其过量时均能引起鱼类的代谢紊乱，影响动物健康及水产养殖业的正常生产。

1. 维生素A

维生素A(vitamin A)又称抗干眼醇,是一类具有视黄醇生物活性的化合物,包括视黄醇、视黄醛和视黄酸3种形式。其中视黄醇活性最高,结构为β-紫罗酮环的类异戊二烯醇。鱼类缺乏维生素A,会引起食欲减退、视力较差、眼干燥症、夜盲症、皮肤与眼睛出血、上皮组织角化、鳍基部出血、鳃瓣畸形、鳃瓣常连成一体、尖端肥大、骨骼发育不正常、生长缓慢。

【生理作用】

1)维持视觉的正常功能。维生素A的主要作用是参与合成视紫红质,促进视觉细胞内感光色素的形成,对视力调节起重要作用。

2)维持上皮的正常生长与分化,促进黏多糖的合成,维持皮肤、黏膜和上皮组织的完整性。

3)调节体内脂肪、糖和蛋白质的代谢,维持骨骼的正常形成,促进动物生长发育;大多数鱼类自身不能合成维生素A,必须由外界获得。维生素A的过量或缺乏都会引起体内维生素A水平的变化,导致基因表达异常,细胞增殖和鱼骨分化异常。

4)促进类固醇激素的合成,提高免疫蛋白的生成,增强机体的抗病力。维生素A能影响动物体液和细胞免疫功能,对维持水产动物免疫系统正常功能是必需的。适量维生素A能提高鱼体淋巴细胞的吞噬能力、血清溶菌酶活力及特异性补体活力。

【药物应用】实际生产过程中,维生素A主要作为饲料添加剂补充,用于预防治疗维生素A缺乏症。

【用法与用量】不同鱼类或者同种鱼类在生长的不同阶段,对维生素A的需求量也是不同的,在实际过程中可根据实际情况进行添加。通常推荐量:鲤10 000IU/kg(饲料),鲑12 000IU/kg(饲料),虹鳟12 000IU/kg(饲料),鳗15 000IU/kg(饲料)。

【不良反应】饲料中如添加过量维生素A时,可能会导致维生素A在肝或其他脂肪组织中累加,产生毒性,表现为生长缓慢、死亡率增加、脊柱弯曲、骨骼畸形、鳍坏死等。

【注意事项】①食用过量会引起中毒,急性中毒主要表现为动物兴奋、脑水肿、视力模糊、呕吐;慢性中毒表现为动物厌食、皮肤病变、脱鳞、内脏受损害。②维生素A遇光、氧、酸易被破坏。

【常用制剂】维生素A乙酸酯粉末。

2. 维生素D

天然来源的维生素D(vitamin D)主要是麦角钙化醇(维生素D_2,主要存在于植物中)和胆钙化醇(维生素D_3,存在于动物中)。两种形式的维生素D在肝经羟基化作用形成25-羟基-胆钙化醇,经肾进一步羟基化形成1,25-2-羟基-胆钙化醇。1,25-2-羟基-胆钙化醇是维生素D的生物活性形式,在甲状腺素和降钙素的协同作用下,促进钙磷动员、转运、吸收和利用,完成骨的矿化。

【生理作用】鱼类对维生素D的需求量不高,少量维生素D即可满足鱼类正常生长。促进仔稚鱼发育后期骨化作用;调节肠道对钙、磷的吸收。维生素D是钙跨膜吸收的调节因子,能诱导细胞内钙离子的运输,维生素D_3能提高肠道对钙离子的吸收能力[25-OH-D_3和24,25-(OH)$_2D_3$能有效调节肠道对钙离子的转运];对Na^+依赖性磷离子通道具有调节作用。

适量维生素 D 可以提高幼鲍软体部碱性磷酸酶的活力，能增加幼鲍的生长及软体部的水分、脂肪和蛋白质，但对成活率无影响。

【用法与用量】通常情况下，鱼类对维生素 D 需要量推荐值为：鲤鱼 2000IU/kg；虹鳟 1800IU/kg；鲑鱼 2400IU/kg；鳗鱼 1800IU/kg。

3. 维生素 E

维生素 E（vitamin E）是一组结构相似、有生物活性的酚类化合物的总称，为淡黄色黏稠油状液，不溶于水，易溶于乙醇、植物油、有机溶剂。目前已知至少 8 种，其中以 D 型 α-生育酚分布最广泛，活性最高，最具代表性。

【生理作用】

1）维生素 E 在动物体内功能众多，主要在生物体内作为最重要的阻断自由基链反应的脂溶性抗氧化剂，可清除机体自由基。因主要分布于生物膜上，在膜上发挥其抗氧化作用，阻止不饱和脂肪酸氧化成水合过氧化物，从而保护生物膜的结构与功能。使组织器官免受自由基损伤。

2）维生素 E 还在参与正常的磷酸化过程，调节细胞 DNA、维生素 C 的合成，形成辅酶，含硫氨基酸代谢，核酸代谢等方面发挥重要作用。它能促进水产动物生长，提高饲料利用率。

3）维生素 E 能提高水产动物机体免疫力，降低虹鳟血清总免疫球蛋白和噬菌体活性，提高血清补体数量、溶菌酶活性及头肾白细胞产生的活性氧含量。

4）维生素 E 促进性腺发育，提高繁殖力。该作用可能与维生素 E 调节动物内脏和性腺中类固醇激素合成，促进亲体性腺成熟，调控胚胎发育，从而改善亲体繁殖能力有关。提高雌性性腺系数、产卵率、孵化率等。

【用法与用量】大多数水产饵料中，DL-α-生育酚乙酸酯的添加量为每吨饲料添加 150～300g。

【注意事项】①摄食过量，大部分可在肝中与葡糖醛酸结合由尿排出，或以生育酚状态通过肝随胆汁排到消化道，同粪便一同排出。②维生素 E 易被氧化，DL-α-生育酚乙酸酯对空气中氧稳定。维生素 E 影响维生素 K 的吸收，维生素 E 过量时凝血时间延长。

4. 维生素 K

维生素 K（vitamin K）是一类具有甲萘醌结构衍生物的总称，包括维生素 K_1、维生素 K_2、维生素 K_3 三种，维生素 K_1 是在植物中生成的叶绿醌，维生素 K_2 是由微生物和动物合成的甲基萘醌，维生素 K_3 是人工合成的 2-甲基萘醌。一般用维生素 K_3 与亚硫酸氢钠的加成物即亚硫酸氢钠甲萘醌。

【生理作用】

1）促进血液凝固：维生素 K 是 γ-羧化酶的辅酶，是肝合成凝血因子Ⅱ、Ⅶ、Ⅸ、Ⅹ，抗凝血蛋白 C 和抗凝血蛋白 S 等的必需物质。维生素 K 能促进上述因子前体 γ-羧化作用，使之活化，转化为具有活性的产物，从而参与动物的凝血过程。水产饲料中缺乏维生素 K_3 会延长凝血时间。但也有某些品种如鳕，凝血时间与饲料是否添加维生素 K 无明显关系。

2）对骨骼的影响：维生素 K 对机体胶原组织，尤其是骨组织代谢有影响。维生素 K 依赖性骨蛋白参与骨代谢过程，主要包括骨-γ羧化谷氨酸蛋白、基质-γ羧化谷氨酸蛋白和蛋白S。维生素K通过调节维生素K依赖性骨蛋白的翻译后羧化修饰过程而参与骨代谢。

3）此外，维生素K还具有利尿、强化肝解毒功能等作用。

【药物应用】缺乏时动物贫血，鳃、眼、血管、消化道、腹腔、泌尿生殖系统等器官组织出血或尿血。常用于治疗动物出血不止、体内出血、胃肠痉挛等。

【用法与用量】一般鱼类对维生素K需要量推荐值为：鲤6mg/kg、虹鳟10mg/kg、鲑10mg/kg、鳗9mg/kg。

【不良反应】投喂高水平维生素K_3会引起鱼骨异常率升高，骨发育畸形。

【注意事项】维生素K见光、酸分解，在空气中缓慢氧化，对热稳定。

二、水溶性维生素

水溶性维生素（water-soluble vitamin）是一类能溶解在水中的维生素，包括B族维生素和维生素C两大类。其中B族维生素包括维生素B_1、维生素B_2、维生素B_3、维生素B_4、维生素B_5、维生素B_6、维生素B_7、维生素B_{11}和维生素B_{12}。水溶性维生素的吸收过程较为简单，机体对水溶性维生素的储存能力有限，每日经由尿液排出大量水溶性维生素。水溶性维生素的生理作用与能量传递有关，是维持鱼类正常生长、繁殖不可缺少的一类营养素。

1. 维生素B_1

维生素B_1（vitamin B_1，硫胺素）是一种白色晶状粉末，对碱特别敏感，主要为含有核糖醇基的黄色物质，为橙黄色针状晶体或结晶性粉末。维生素B_1及其衍生物是所有鱼类生长所必需的水溶性维生素。鱼类缺乏维生素B_1会导致如食欲减退、存活率下降、酶活降低和体色异常等。

【生理作用】维生素B_1能促进亲鱼健康并保证繁殖卵的数量与成活率；维生素B_1对建鲤白细胞、补体C4数量和白细胞吞噬作用有明显刺激作用，能明显提高血清IgM水平，提高鱼类非特异性和特异性免疫应答。

不同水产生物对维生素B_1的需求量不相同，如建鲤维生素B_1需求量为1.02mg/kg，而皱纹鲍可达到60mg/kg。实际生产中应该根据实际情况进行饲料添加。

2. 维生素B_2

维生素B_2（vitamin B_2，核黄素）是由异咯嗪+核糖醇侧链组成的化合物。在酸性溶液中稳定，大多数食物中的核黄素主要呈结合形式（与磷酸和蛋白质结合），在加工和蒸煮过程中损失较少。但在碱性环境或紫外线照射下易遭到破坏。

【生理作用】维生素B_2的主要功能是参与碳水化合物、蛋白质、核酸脂肪代谢，强化肝功能，调节肾上腺素分泌，防止毒物入侵，并影响视力。

维生素B_2作为辅酶促进代谢，经ATP磷酸化产生的FMN与FAD是许多脱氢酶的辅酶，是重要的递氢体。可促进生物氧化作用，对糖、脂和氨基酸的代谢都很重要。维生素B_2在机体内为黄酶的辅酶，参与细胞氧化还原过程，与糖、蛋白质、脂肪代谢有关。具有提高蛋白质在体内的沉积、提高饲料利用率、促进动物正常生长发育的作用。

维生素B_2也具有保护皮肤、强化肝功能的作用，对维持鱼类皮肤颜色具有重要作用，是动物组织修复所必需的。缺乏时动物患白化病、皮炎、胃肠机能紊乱、供给失调、眼出血、贫血、厌食、呕吐、水肿、生长阻滞。

【用法与用量】①冷水性肉食性鱼类，每次 5～15mg/kg（饵料），拌饲投喂。②斑点叉尾鮰，每次 30IU/kg（饵料），拌饲投喂。

【注意事项】①过量的维生素 B_2 可从粪便中排出，无毒。②溶液易变质，在碱性溶液中变质更快，遇光分解。

3. 维生素 B_6

维生素 B_6（vitamin B_6，吡哆素）在自然界中以吡哆醇、吡哆醛、吡哆胺三种形式存在，人工合成的为盐酸吡哆醇。本品为白色至微黄色结晶或粉末，无臭，味酸苦，易溶于水，微溶于乙醇，不溶于氯仿和乙醚。对热敏感，遇光和紫外线易分解变质。不同种类的鱼对维生素 B_6 的需求差异很大，当缺乏维生素 B_6 时，会导致厌食、抽搐、疯狂游动等神经紊乱的症状。

【生理作用】

1）对氨基酸代谢的影响：以磷酸吡哆素的形式作为几种酶的辅酶参加氨基酸的转氨、脱羧、内消旋等作用。为体内转氨酶和脱羧酶的辅酶，参与氨基酸和脂肪的代谢，含硫氨基酸和色氨酸正常代谢时必须有维生素 B_6 参与，并且其在色氨酸转变为烟酸的过程中也具有重要的作用。能促进携带抗体抵御疾病的球蛋白的合成。缺乏时动物氨基酸代谢紊乱，使动物痉挛、兴奋、白细胞减少、生长慢、影响脂肪的代谢。

2）对免疫系统的影响：当饲料中缺乏维生素 B_6 时，大黄鱼体色苍白、鳞片松散、嘴部腐烂、下颌断裂、游泳不正常和易受惊；斑点叉尾鮰出现神经失调、抽搐、死亡率高、体呈蓝绿色等不正常现象。这表明维生素 B_6 对鱼类免疫系统具有保护作用。

3）维生素 B_6 对酶活的影响：维生素 B_6 对鱼胰蛋白酶的分泌有明显的促进作用，同时也提高了鱼类对饲料中蛋白质的消化率；而不添加或者添加过量的维生素 B_6，鱼类的胰蛋白酶活性则会下降，同时蛋白质的消化率也随之下降。

【药物应用】维生素 B_6 可用于治疗鱼类神经系统紊乱，视觉及运动失调，烦躁，贫血，厌食，不活泼，生长缓慢等；并可作为维生素 B_1、维生素 B_2、维生素 B_5 缺乏症的辅助治疗药物。

【用法与用量】①冷水性肉食性鱼类，每次 5～10mg/kg 饵料，拌饲投喂。②斑点叉尾鮰，每次 3mg/kg 饵料，拌饲投喂。③鲤鱼，每次 5～6mg/kg 饵料，拌饲投喂。

【注意事项】①大剂量（超过 3～4g/kg 体重）应用时会引起痉挛。②维生素 B_6 见光、热、碱易分解。

4. 维生素 B_7

维生素 B_7（vitamin B_7，维生素 H、辅酶 R）与硫胺素类似，为含硫环状化合物。维生素 B_7 为长针状白色结晶粉末，无臭味，微溶于水和乙醇，不溶于脂肪等大多数有机溶剂，对光、热稳定，不耐高温和氧化剂。

【生理作用】作为羧化酶的辅酶，以共价键同羧酶连接起 CO_2 载体的作用。参与机体的糖、脂肪和蛋白质的代谢。为羧化酶系的辅酶，参与代谢中羧化反应，影响脂肪的合成；也为碳水化合物、蛋白质代谢的辅酶。

【药物应用】对维生素 B_7 缺乏所导致的动物活力下降、鱼骨短粗、厌食、色素沉着、抽搐、红细胞破碎、皮肤损害、肌肉萎缩、运动失调、生长缓慢等有治疗作用。

【用法与用量】冷水性肉食性鱼类，每次 0.5～2mg/kg 饵料，拌饲投喂。

【注意事项】遮光，密闭保存。

5. 维生素 B_{11}

维生素 B_{11}（vitamin B_{11}，叶酸）是指含有蝶酰谷氨酸结构的一类化合物。化学名称为 N-｛4-[（2-氨基-4-氧代-1,4-二氢-6-蝶啶）甲氨基]苯甲酰基｝-L-谷氨酸。本品为黄色或橙色结晶性粉末，稍溶于水、乙醇、丙酮、乙醚，溶于碱或碳酸盐的稀溶液中；熔点为250℃。酸性条件下，对热不稳定，水溶液中易被光分解。

【生理作用】以 FH_4 形式与甲酰基结合，起一碳基团转移作用，参加腺嘌呤核苷酸的生物合成。叶酸在体内经维生素C作用转变成四氢叶酸，四氢叶酸为碳基团转移酶的辅酶，影响核酸的合成，促进蛋白质和新细胞的形成，可提高卵的孵化率。

【药物应用】对维生素 B_{11} 缺乏导致的昏睡、贫血、尾鳍脆而易断、颜色发暗、生长停滞、免疫力下降等有缓解作用。

【用法与用量】冷水性肉食性鱼类，每次 2～5mg/kg 饵料，拌饲投喂。

【注意事项】pH 低于 5 时，稳定性较差。

6. 维生素 B_{12}

维生素 B_{12}（vitamin B_{12}，钴维素、钴胺素、氰钴胺素）是一组含钴的类钴咻化合物。本品为深红色结晶粉末，具有吸湿性，暴露于空气中能吸收 12% 的水分。高温至 210～220℃会出现碳化。稍溶于水，不溶于丙酮、乙醚、氯仿、脂肪或有机溶剂。在 pH4.5～5 的水溶液中最稳定。化学名称为 Coα-[α-（5,6-二甲基苯并咪唑基）]-Coβ 氰钴酰胺。

【生理作用】以钴胺酰胺形式作为辅酶参加多种代谢反应，如维生素 B_{12} 参与碳水化合物、脂肪和蛋白质的代谢；维生素 B_{12} 辅酶参与髓磷脂的合成，维持神经组织的正常功能；维生素 B_{12} 辅酶还参与血红蛋白的合成，控制恶性贫血等。

【药物应用】对维生素 B_{12} 缺乏所导致的动物厌食、血红蛋白低、贫血、红细胞破碎、生长不良等有治疗作用。

【用法与用量】每次 1～3mg/kg 饵料，拌饲投喂。

7. 维生素 C

维生素 C（vitamin C）又名抗坏血酸（ascorbic acid），是一种酸性己糖衍生物。为含 6 个碳原子的 α-酮基内酯的酸性多羟基化合物。维生素 C 纯品无色、无臭、有酸味，溶于水，不溶于脂溶剂，极易氧化，在碱性环境、加热或与铜、铁共存时极易被破坏，在酸性条件下稳定。

【生理作用】维生素 C 为羧基化酶的辅酶，能促进胶原蛋白的生物合成。维生素 C 参与机体氧化还原过程，影响核酸的形成、铁的吸收、造血机能、解毒及免疫功能。其本身又可成为氧化还原系统参加生物氧化反应。维生素 C 能提高水产动物受精率和孵化率，促进生长。缺乏时水产动物患肠炎、贫血、瘦弱、肌肉侧突、前弯、眼受损、皮下弥漫性出血、体重下降、缺乏食欲、抵抗力下降、丧失活力。

【药物应用】它是一种非特异性辅助药。主要用于防治坏血病，防治 Pb、Hg、As 中毒，增强免疫功能。

【用法与用量】①冷水性肉食性鱼类，每次 0.1～0.8g/kg 饵料，拌饲投喂。②斑点叉尾鮰，每次 60mg/kg 饵料，拌饲投喂。③对虾，每次 1mg/kg 饵料，拌饲投喂。

【注意事项】维生素 C 水溶液不稳定，有强还原性，遇空气、碱、热变质失效，干燥较稳定。与维生素 A、维生素 D 有拮抗作用。

第三节 矿 物 质

矿物质也称无机盐，是水产动物所需营养中的一大类无机营养物质，是构成机体组织的重要成分，同时也是水产动物维持渗透压、酸碱平衡等正常生理代谢不可缺少的营养素。鱼、虾等水产动物在生长繁育过程中，矿物质营养起着重要的作用，但其含量过高时，也会抑制酶的生理活性，影响鱼、虾的生长，甚至会引起水产动物的慢性中毒，同时矿物质过度富集的水产动物被人食用后，也会对人体造成危害。

动物机体内存在的矿物质中，有一些是动物生理过程和体内代谢必不可少的，在营养学上称为必需矿物元素，其在体内的分布和数量由其生理功能决定。大部分的矿物质作为骨骼的主要组成部分，另一部分可通过与蛋白质或其他有机基团结合，形成酶、激素、维生素等生物大分子，发挥重要的生理生化功能。矿物元素也是体内重要的载体和电子传递系统。也有一些矿物质的生理意义至今尚未完全明确。

根据动物体内矿物元素的含量多少，可以将体内矿物质大致分为两类：一般将在动物体内含量高于 0.01% 的元素称为常量矿物元素，主要包括钙、磷、钠、钾、氯、镁、硫等 7 种。在动物体内含量低于 0.01% 的元素称为微量元素，目前查明必需的微量元素有铁、锌、铜、锰、碘、硒、钴、钼、氟、铬、硼等。

鱼体中存在着多种矿物元素，其中含量最多的是钙，其次是磷，微量元素则以铁及锌的含量较高。根据对成年鲤及虹鳟整个鱼的灰分分析发现，除一部分微量元素外，鲤及虹鳟之间各种矿物元素不存在大的差异。但微量元素中，鲤中锌的含量约为虹鳟的 2 倍，表现出种属特异性。不同规格的同种鱼类，其微量元素的含量也存在较大的差异。鱼体的矿物质组成不但因鱼种而存在差异，同一鱼种中也会因年龄、栖息环境、饲料的矿物质组成等的不同而有所差异。

水产养殖过程中，水产动物不仅从水环境中吸收矿物质，也可以从饵料中获取矿物质。淡水养殖动物吸收矿物质的部位主要是鳃和体表，而海水鱼类主要通过肠道和体表吸收。

除极少的几种元素外，大多数矿物元素仅靠水环境摄取矿物质往往难以满足鱼类营养的需求。因此，常需在饵料中添加矿物质来满足机体需要。水产生物缺乏矿物元素的表现症状与陆生养殖的畜禽相似，但水中矿物质的吸收因矿物元素种类而存在差异，也与其在水中溶解度的不同有关。

一、常量矿物质

1. 磷酸氢钙

磷酸氢钙（calcium phosphate，dibasic）又称磷酸二钙。

钙（calcium）是构成骨质的主要矿物元素，99% 的钙存在于骨和牙齿中，其余存在于软组织和体液中，血液中的钙几乎都存在于血浆中。

【生理与药理作用】细胞外液中的钙参与骨骼形成、神经冲动传导、肌肉收缩及血液的凝固作用。钙元素参与骨骼和牙齿的组成，为机体起支持保护作用；控制神经传递物质释放，调节神经兴奋性、神经冲动传导、肌肉收缩；通过神经体液调节，改变细胞膜通透性，使 Ca^{2+} 进入细胞内触发肌肉收缩；细胞内液中的钙作为辅助因子参与酶促反应，激活多种酶的活性，并作为第二信使在细胞膜内外的信息传递中起重要作用；促进胰岛素、儿茶酚胺、肾上腺皮质固醇，甚至唾液等的分泌；钙还具有自身营养调节功能，在毛细血管正常渗透压的维持、体内的酸碱平衡等方面发挥作用。

在实际生产情况下，由于水产动物可以从水环境中摄取大量的钙，因此几乎不出现钙缺乏症。

【药物应用】补充钙、磷。治疗动物骨骼弯曲、机体生长发育不良、痉挛。可解救镁盐中毒，与 Mg^{2+} 有竞争性拮抗作用，可促进凝血酶纤维蛋白的形成。

【用法与用量】每次 0.18g/kg 体重，拌饵投喂。

【注意事项】本品有一定的毒性，过量摄入有害。储存于阴凉、通风、干燥处。

【其他常用制剂】葡萄糖酸钙、氢氧化钙、氯化钙、氧化钙、磷酸二氢钙、磷酸钙。

2. 磷酸二氢钠

磷酸二氢钠（natrii dihydrogen phosphas）常用于补充磷元素缺乏。

磷（phosphorus）是除钙以外含量最多的矿物元素，也是构成骨质的主要组分，骨中灰分中钙占36%，磷占18%，镁占0.5%~1.0%，钙磷比为2∶1，80%的磷存在于骨和牙齿中，其余存在于软组织和体液中，在血液中磷含量较高。

【生理与药理作用】磷是机体活细胞的主要成分之一，参与几乎所有重要有机物的合成和降解代谢；参与体内能量代谢，是 ATP 和磷酸肌酸的组成成分，高能磷酸化合物则在能量的贮存、释放和转换中起着极为重要的作用，也是底物磷酸化的重要参加者；通过磷脂的方式促进脂类物质和脂溶性维生素的吸收，促进营养物质的吸收；磷脂是细胞膜不可缺少的成分，保证了生物膜的完整；磷作为重要生命遗传物质 DNA、RNA 和一些酶的结构成分，参与许多生命活动过程。

当水产动物机体摄磷不足时，会出现厌食、饲料利用率下降、生长速度下降、骨钙化差和变形、头骨变形、脊柱弯曲并成蜂窝状扩大、钙及磷含量下降及鱼体脂质积聚、增加内脏脂肪沉积量等各种异常现象。

【药物应用】用于治疗鱼背部、头部畸形，头骨、鳃盖骨生长减缓等。

【用法与用量】每次 0.12g/kg 体重，拌饲投喂。

【注意事项】储存于阴凉、通风、干燥处。

【其他常用制剂】磷酸氢钙、磷酸氢钠、磷酸氢钾、磷酸二氢钾。

3. 硫酸镁（magnesium sulfas）

镁（magnesium）广泛分布在鱼体各组织中，但含量低。动物体约含 0.05% 的镁，骨镁 1/3 以磷酸盐形式存在，2/3 吸附在矿物质元素结构表面。存在于软组织中的镁占总体镁的 30%~40%，主要存在于细胞内亚细胞结构中，细胞质中绝大多数镁以复合形式存在，其中 30% 左右与腺苷酸结合。鱼体中镁的分布和代谢与钙和磷密切相关，骨骼中的含量较高，约占 70%。海水中溶有较高浓度的镁，淡水中也常含有镁。因此，骨骼的含钙量与含镁量（Ca/Mg 值）是判断饲料的镁含量是否满足鱼类营养需求的重要指标。

斑点叉尾鮰对镁的需要量为 0.04mg/kg，虹鳟对镁的需要量为 0.05mg/kg，鲤对镁的需要量为 0.05mg/kg，罗非鱼对镁的需要量为 0.06mg/kg。

【生理与药理作用】①镁在机体内是焦磷酸酶、胆碱酯酶、ATP 酶和肽酶等多种酶的活化剂；②在糖和蛋白质代谢中起着重要作用；③维持肌肉、神经的正常兴奋性。

【药物应用】用于治疗食欲减退、生长受阻、昏迷、脊柱变形等。

【用法与用量】每次 12μg/kg 体重，拌饲投喂。

【不良反应】当采用镁含量低的饲料饲养鲤或虹鳟稚鱼时，在比较短的饲养期间就会出现生长不良、死亡率高、游泳状态异常、骨骼钙增加、脊椎弯曲等异常现象，虹鳟甚至出现肾结石。

【注意事项】储存于阴凉、通风、干燥处。

【其他常用制剂】碳酸镁和氯化镁等。

二、微量元素

1. 硫酸亚铁（ferrosi sulfas）

各种动物体内含铁（iron）30~70mg/kg。铁在不同组织和器官中分布差异很大，铁主要储存于动物的肝、脾和骨髓中。60%~70% 的铁分布于血红蛋白中，2%~20% 分布于肌红蛋白中。与细胞色素、过氧化酶的组成有关，作用于呼吸反应，担任氧的转运。

【生理与药理作用】铁主要存在于血红素中，是构成血红蛋白、肌红蛋白、细胞色素酶等多种氧化酶的成分，在体内与造血机能、氧的运输及细胞内生物氧化具有密切的关系；铁还参与载体组成、转运和贮存营养素；参与体内物质代谢和生理防卫机能，维持机体免疫系统正常运行。

多数情况下，铁缺乏对生长没有明显影响。有些可引起肝脏颜色变化，由正常变至黄色。还能引起一龄鲤出现典型的小细胞低色素型贫血症状。

【药物应用】常用于水产动物补铁。

【用法与用量】不同种属鱼对铁元素的需求不同，如斑点叉尾鮰对铁的需要量为 30%，虹鳟对铁的需要量为 60%，鲤对铁的需要量为 150%。应根据实际情况进行补充。硫酸亚铁每次 3.6mg/kg 体重，拌饲投喂。

【不良反应】铁元素含量不宜过高，一般在饵料中含量超过 1380mg/L 即可引起中毒，水中铁含量过高也会引起中毒。中毒表现为：生长受阻，死亡率高，肝细胞出现病理性的损害。

【注意事项】储存于阴凉、通风、干燥处。本品易氧化变质，如果颜色变成褐色，表明不可利用的 Fe^{3+} 的含量增加，质量下降。

【其他常用制剂】柠檬酸铁、延胡索酸铁、碳酸亚铁、氯化亚铁、葡萄糖酸铁。

2. 氯化钴（cobalt chloridum）

【生理与药理作用】钴（cobalt）是维生素 B_{12} 的组成部分。维生素 B_{12} 为红细胞生成所必需的。在代谢中作为某些酶的辅助因子也起着重要作用。钴能刺激骨髓的造血机能，参与维生素 B_{12} 的合成，有很强的抗贫血作用。

缺乏钴与缺乏维生素 B_{12} 的症状相似：造成鱼体虚弱、食欲减退、贫血等。

【药物应用】用于生产养殖过程中补钴。

【用法与用量】钴是鱼类的必需营养物质。鱼对钴的需求量甚低，但缺乏则造成生长速度下降，宜用低钴含量的饲料喂养。3μg/kg 体重，拌饲投喂。

【不良反应】钴过量可引起中毒症状：食欲减退、贫血，与白血病相似。

【注意事项】储存于阴凉、通风、干燥处。

【其他常用制剂】乙酸钴、碳酸钴、硫酸钴、氧化钴等。

3. 硫酸铜（cuprum sulfuricum）

动物体内含铜（copper）量不高，体内平均含铜 2～3mg/kg，但分布广，多存在于肌肉、肝、脊髓等组织中，肝是铜在鱼体内的主要贮存器官。铜为血红素、细胞色素氧化酶、酪氨酸酶等酶的组成成分之一，铜的不足会造成贫血、抑制生长。铜在鱼体肝中含量较高。不同鱼种间对铜的需求量也有差异。铜是鱼饲料中必需的矿物元素，需求量为 3mg/kg 左右。

【生理与药理作用】①能促进骨髓生成红细胞，也是机体利用铁合成血红蛋白所必需的物质，维持铁的正常代谢，有利于血红蛋白合成和红细胞成熟；②它能维持骨的生长和发育，参与骨形成，铜是骨细胞、胶原和弹性蛋白形成不可缺少的元素；③直接参与体内能量和物质代谢；④为苄胺氧化酶、细胞色素氧化酶、二胺氧化酶、过氧化物歧化酶和铜蓝蛋白质等多种酶的组分，能促进磷脂的形成及大脑、脊髓的神经髓鞘正常发育。

【药物应用】补充水产养殖过程中的铜。铜对血的生成、结缔组织和骨的正常生长、初生动物髓磷脂的形成都起着重要作用。

【用法与用量】120μg/kg 体重，拌饲投喂。

【不良反应】不同的水产动物中毒剂量有差异，水中铜含量为 0.8～1.0mg/L 可以引起许多种鱼中毒，鲢饲料含量为 1000mg/kg 时可中毒，虹鳟饲料含量为 730mg/kg 时可以引起中毒，中毒表现为生长受阻。

【注意事项】储存于阴凉、通风、干燥处。饲料中添加铜会促进不饱和脂肪酸氧化酸败，同时对维生素有破坏作用。

【其他常用制剂】碱式碳酸铜、氯化铜、氧化铜、葡萄糖酸铜等。

4. 亚硒酸钠（sodium selenite）

硒是机体内有特殊作用的微量元素之一，红细胞、白细胞和几种酶中均含有硒，是谷胱甘肽过氧化酶的成分之一。

【生理与药理作用】硒是机体内有特殊作用的微量元素之一。斑点叉尾鮰对硒的需要量为 0.25mg/kg，虹鳟对硒的需要量为 0.3mg/kg。可防止肌肉萎缩，防止脂肪过氧化对细胞膜的损害，维持细胞膜和微血管壁的机能，参与维持胰腺、心肌和肝的正常结构和功能。

硒还具有保证肠道脂肪酶活性、促进脂类及脂溶性物质的消化吸收作用。

硒与维生素 E 同时存在，能防止鱼初期死亡率升高及肌肉营养不良现象发生。

【药物应用】补硒。

【用法与用量】每次 3μg/kg 体重，拌饲投喂。

【不良反应】硒在饲料中添加量大于 5mg/kg 时易引起中毒，导致鱼体生长减慢，饲料转化率降低。

【注意事项】储存于阴凉、通风、干燥处。

【其他常用制剂】亚硒酸钠、硒酸钠等。

5. 硫酸锌（zinc sulfate）

锌（zinc）在动物体内各组织存在广泛。锌在体内的分布不均衡，按单位干物质浓度计算，眼角膜最高（达14%），其次是骨、雄性器官、心和肾等。锌和铁一样，是鱼体中含量最多的微量矿物元素。

【生理与药理作用】①锌为结晶胰岛素、碳酸脱水酶、碱性磷酸酶等许多酶的组成成分；②参与核酸和蛋白质的代谢，在细胞繁殖中具有调节作用；③硫酸锌与生长、繁殖、机体免疫系统有关，维持激素的正常作用。

【药物应用】治疗皮肤粗糙、角化不全、生长受阻、掉鳞、活动不便、易受伤。

【用法与用量】每次1.2mg/kg体重，拌饲投喂。

【不良反应】当鱼饲料中锌的含量低于1mg/kg时，会出现生长不良、死亡率高、皮肤及鳍患炎症并糜烂等锌缺乏症。在虹鳟的养殖实验中会出现鱼患白内障、蛋白质消化吸收率受到影响等现象。过量添加，会导致鱼中毒。

【注意事项】储存于阴凉、通风、干燥处。锌与铜、钙、铁等在生物体内有拮抗作用。

【其他常用制剂】乙酸锌、碳酸锌、氯化锌、氧化锌等。

6. 硫酸锰（manganese sulfate）

锰（manganese）遍布动物全身。骨、肝、肾、胰腺锰含量较高，为1~3mg/kg，肌肉中含量较低，为0.1~0.2mg/kg。骨中锰占总体锰量的25%，主要沉积在骨的无机物中，有机基质中含量少。它是骨骼中软骨的必需成分，是许多酶的辅助因子，是丙酮酸羧化酶的组成部分。锰对动物的代谢和繁殖起着重要作用。锰与鱼类骨骼的正常形成有关，鱼体中骨骼的锰含量高。锰在鱼类饲料中含量应为13mg/kg左右。

【生理与药理作用】①锰与骨骼的形成、色素细胞、胆固醇及其前体的合成、性激素及类固醇的合成、凝血酶原的合成有关；②对类脂、碳水化合物的代谢有影响；③锰是丙酮酸脱羧酶的组成部分，对多种酶有激活作用。

【药物应用】用于治疗佝偻病、性发育障碍、不育、骨变形弯曲、水肿、痉挛等。

【用法与用量】0.6mg/kg体重，拌饲投喂。

【不良反应】用每千克含量低于4mg的饲料喂养虹鳟和鲤时，鲤仅出现生长不良，虹鳟除了生长不良外，还出现鱼体尾柄部生长异常，呈侏儒状，骨骼发生异常。

【注意事项】存于阴凉、通风、干燥处。

【其他常用制剂】碳酸锰、氧化锰、碳酸氢锰、磷酸氢锰等。

7. 碘化钾（potassium iodide）

碘（iodine）在动物体内分布不均。动物体内平均含碘0.2~0.3mg/kg，分布于全身组织细胞，70%~80%存在于甲状腺内，是单个微量元素在单一组织器官中浓度最高的元素。血中碘以甲状腺素形式存在，主要与蛋白质结合，少量游离存在于血浆中。碘与酪氨酸合成甲状腺素，通过甲状腺素参与几乎所有的生命物质代谢过程，是动物生长繁殖的必需物质。在0.2μg/L碘水环境中用不同含碘量的饲料（每克含0.1~10.1μg碘）喂养大鳞大麻哈鱼稚鱼进行试验，0.46g的稚鱼经168d饲养期后，各实验区之间的生长及死亡率均无差异，但是从甲状腺的碘积蓄量及死亡率来看，体重0.4~0.6g大鳞大麻哈鱼的碘需求量为每克干燥饲料需碘 0.6μg；体重 8.5～50g 鱼则需 1.1g 的碘。

【生理与药理作用】碘是动物生长繁殖的必要物质，对基础代谢有调节作用，通过甲状腺激素参与几乎所有物质的代谢过程。

【药物应用】用于治疗甲状腺肿大等。

【用法与用量】每次 3μg/kg 体重，拌饲投喂。

【不良反应】高碘饲料喂养的鱼类，甲状腺的碘积蓄量显著减少。如长期高碘饲料喂养，会大幅度提高鱼类死亡率。

【注意事项】储存于阴凉、通风、干燥处。

【其他常用制剂】碘酸钙、碘化钠和碘酸钾。

第四节 氨 基 酸

氨基酸（amino acid）是构成动物营养所需蛋白质的基本物质，自然界中现已发现的氨基酸有 200 多种，其中，参与蛋白质合成的氨基酸有 20 种，称为蛋白质氨基酸。水产动物对各种氨基酸的利用具有一定差异。凡在水产动物体内能够合成，不必由饲料中供给即可满足机体需要的氨基酸称为非必需氨基酸。而在体内不能合成或合成量较少，不能满足机体需要，如果不从食物中摄取，就不能维持生长及正常成体新陈代谢，必须由外源性饲料中提供的氨基酸，称为必需氨基酸。水产动物是排氨型动物，尿素循环不发达，合成精氨酸能力低，因此对精氨酸的需求高。此外，研究显示，鱼类的必需氨基酸有异亮氨酸、亮氨酸、缬氨酸、苏氨酸、蛋氨酸、色氨酸、苯丙氨酸、精氨酸、组氨酸和赖氨酸 10 种。

1. DL-蛋氨酸

【生理与药理作用】DL-蛋氨酸（DL-methionine，甲硫氨酸）为含硫氨基酸，参与体内的甲基转移及肾上腺素、胆碱、己酸的合成，在体内可形成胱氨酸，参与肝内脂肪和磷脂的代谢。

【药物应用】用于治疗动物发育不良、体重减轻、肌肉萎缩及肝和肾机能不足。添加过量会导致氨基酸组成失调，降低饲料蛋白质利用率，严重时会导致中毒。

【用法与用量】每次 15～60mg/kg 体重，拌饲投喂。

【注意事项】储存于阴凉、通风、干燥处。

2. L-赖氨酸盐酸盐

【生理与药理作用】L-赖氨酸盐酸盐（L-lysine hydrochloride）是碱性氨基酸，参与合成脑神经、生殖细胞等。

【药物应用】用于促进生长、调节氮平衡、强化骨骼等。赖氨酸过量添加有副作用，并可能抑制动物生长。

【用法与用量】每次 30～150mg/kg 体重，拌饲投喂。

【注意事项】储存于阴凉、通风、干燥处。

3. 苏氨酸

【生理与药理作用】苏氨酸（threonine）有抗脂肪作用。缺乏时，动物体重急速下降。过量添加会抑制动物生长。

【药物应用】补充苏氨酸，平衡氨基酸组成。

【用法与用量】每次 6～600mg/kg 体重，拌饲投喂。

【注意事项】储存于阴凉、通风、干燥处。

4. 色氨酸

【生理与药理作用】色氨酸（tryptophan）参与血浆蛋白质的更新，促进核黄素发挥作用，还有助于烟酸、血红素的合成。动物缺乏色氨酸时表现为生长停滞、体重下降、脂肪积累降低等症状。此外，色氨酸还可以增加动物体内 γ-球蛋白的含量。

【药物应用】补充色氨酸，平衡氨基酸组成。

【用法与用量】每次 15～60mg/kg 体重，拌饲投喂。

【注意事项】储存于阴凉、通风、干燥处。

5. 甘氨酸

甘氨酸（glycine）的结构在氨基酸中是最简单的，多存于动物蛋白质中，植物蛋白质中几乎没有。甘氨酸可以在体内合成，但合成的量不能满足成长期的需要。

【生理与药理作用】调节体内氨基酸平衡。

【药物应用】添加剂和引诱剂。

【用法与用量】每次 9～60mg/kg 体重，拌饲投喂。

【注意事项】储存于阴凉、通风、干燥处。

第五节 促生长药物

促生长药物是一类水产中常用的添加剂，其作用为加快水产动物代谢、促进水产动物生长。常用促生长剂包括三大类：天然物产品（如中草药、海藻、生态制剂、饲用矿产等）；化学合成产品；微生物发酵产品（如泰乐菌素、杆菌肽锌、维吉尼亚霉素、盐霉素、莫能霉素等）。

1. 牛磺酸

牛磺酸（taurine）在常温常压下表现为无色、四周针状结晶，微溶于酸、水，溶于乙酸，不溶于无水乙醇、乙醚或丙酮，具有抗氧化功能，可作润湿剂和生化试剂。

【药理作用】①参与胆汁酸的合成，促进脂类的消化吸收；②对肝细胞、心肌细胞和红细胞等具有保护作用；③可调节神经内分泌的紊乱，对某些激素的分泌有调节作用；④促进淋巴细胞的增殖，维持机体正常的免疫功能。

【药物应用】水产动物中牛磺酸的应用集中于诱食作用，能促进甲壳类的摄食。

【用法与用量】每次 1～3g/kg 体重，拌饲投喂。

【注意事项】储存于阴凉、通风、干燥处。

2. 卵磷脂

黄色颗粒状物质。含有卵磷脂（lecithin）、脑磷脂及肌醇磷脂，并混合有三甘油酯及少量的生育醇、配糖物等。

【药理作用】①是构成生物体的必需要素，在生物膜和亚细胞结构上起作用；②是甲壳类体液中最主要的运输性脂质，由磷脂组成的必需脂肪酸会参与其他脂类的运输，可以促进脂肪的溶解和吸收，改善维生素 A 和胡萝卜素的吸收；③磷脂参与钠离子和钾离子的活动性来激活一些神经组织；④磷脂参与胆固醇的运输与吸收，也影响甲壳类的脱壳。

【药物应用】促进鱼类在孵化后的短期快速生长；抗氧化剂。

【用法与用量】①幼鱼，每次5g/kg体重，拌饲投喂。②成鱼，每次2g/kg体重，拌饲投喂。③虾蟹，每次1～2g/kg体重，拌饲投喂。

【注意事项】储存于阴凉、通风、干燥处。

3. 大蒜素

大蒜素（garlicin）固体剂型为白色至浅黄色流动性粉末，液体剂型为淡黄到棕色挥发性液体。具有浓烈的大蒜气味。不溶于水、甘油和丙二醇等，部分溶入乙醇，溶入大部分非挥发性油。

【药理作用】①对大肠杆菌、沙门菌、金黄色葡萄球菌、痢疾杆菌、伤寒杆菌、肺炎球菌、链球菌等有害菌均有明显抑制和杀灭作用，对有益菌则无抑制作用；②散发独特的大蒜香味，使动物产生食欲感，使之摄食迅速，提高动物摄食量；③可显著降低汞、氰化物、亚硝酸盐等有害物质的毒性；④通过防霉驱虫，延长饲料保质期，可提高动物的免疫力；⑤促进肠胃蠕动，调节动物体中各种酶的分泌，可促进生长。

【药物应用】抑菌杀菌剂、诱食增食剂，用于水产品的解毒保健，增强免疫，促进生长。

【用法与用量】每次200～300g/kg饲料，拌饲投喂。

【注意事项】大蒜素遇碱易失效，不能与碱性物质混置。避热避光，通风干燥，密封保存。

4. 虾青素（astaxanthin）

本品易溶于二硫化碳、丙酮、苯及氯仿等有机溶剂。它除以游离形式或酯形式存在外，还与蛋白质结合在一起，以色素蛋白质形式存在。

【药理作用】①增加对虾的色泽，提高对虾的成活率；②能促进抗体产生，增强动物的免疫力，提高繁殖性能；③具有较强的抗氧化性能。

【药物应用】增色剂、促繁殖及抗氧化剂，主要应用于对虾和鱼饲料。

【用法与用量】每次0.4～1g/kg饲料，拌饲投喂。

【注意事项】避热避光，通风干燥，密封保存。避免与有机溶剂混合。

5. 甜菜碱

甜菜碱（betaine）为微棕色流动性结晶粉末，其盐酸盐为白色至淡黄色结晶状粉末，有甜味，易溶于水、乙醇，难溶于乙醚、氯仿。具有吸湿性，极易潮解，并释放出三甲胺。熔点为293℃，能耐高温。

【药理作用】①有供甲基功能，可节省部分蛋氨酸，调节体内渗透压，缓和应激，促进脂肪代谢和蛋白质合成；②具有诱食作用；③添加于饲料中使用，可代替部分DL-蛋氨酸；④刺激采食，促进生长。

【药物应用】促生长剂、诱食剂。

【用法与用量】每次1～3g/kg饲料，拌饲投喂。

【注意事项】避热避光，通风干燥，密封保存。

6. L-肉碱盐酸盐

L-肉碱盐酸盐（L-carnitine hydrochloride）为白色结晶或结晶性粉末，有轻微特殊性气味。

【药理作用】①参与脂肪酸 β-氧化，促进脂肪分解代谢，并能清除肌肉组织中的酰基物质，保护肌肉细胞免受酰基残留的破坏；②可以促进长链脂肪酸的氧化，从而提高动物的活力、增加采食率、提高饲料利用率。

【药物应用】可用于各种鱼、虾、甲壳类饲料，改善养殖效果。

【用法与用量】每次 0.5～1.5g/kg 体重，拌饲投喂，幼体建议按最高量添加。

【注意事项】吸湿性强，暴露于空气中会潮解直至氧化，储存于阴凉、通风、干燥处。

思考题

1. 填空题

1）水产生殖及代谢调节药物，主要包括_____、_____、_____、_____以及一些促生长物质。

2）维生素是维持动物机体基本生命活动所必需的一类小分子有机化合物，包括_____和_____两大类。

3）矿物质是水产动物维持_____、_____等正常生理代谢不可缺少的营养素。

4）在氨基酸合成方面，由于水产动物合成_____能力低，因此对_____的需求较高。

2. 不定项选择题

1）目前列入我国兽药质量标准的催产激素类药物有（　　）。

　　A. 促黄体素释放激素　　　　　　B. 绒促性素

　　C. 复方绒促性素 A 型　　　　　　D. 复方鲑促性腺激素释放激素类似物

2）维生素的化学性质不稳定，因此，作为水产饲料添加剂使用时常常会进行特殊加工，如（　　）。

　　A. 乳化　　　　　　　　　　　　B. 包被

　　C. 吸附　　　　　　　　　　　　D. 固化

3）维生素 C 与下列哪些维生素具有拮抗作用（　　）？

　　A. 维生素 B　　　　　　　　　　B. 维生素 A

　　C. 维生素 K　　　　　　　　　　D. 维生素 D

4）下列不属于促生长类药物的是（　　）。

　　A. 牛磺酸　　　　　　　　　　　B. 虾青素

　　C. 生石灰　　　　　　　　　　　D. 大蒜素

3. 判断题

1）维生素的化学性质稳定，因此，所有的维生素添加剂都不需要经过特殊加工处理。

2）大蒜素遇碱易失效，不能与碱性物质混置。

3）长期高碘饲料喂养，不会对养殖鱼类产生影响。

4）为了保障食品安全，避免激素类药物在水产生物体内残存，给食用者造成危害，我国对激素类药物的使用有严格的规定和限制。

4. 简答题

请结合所学知识谈一谈在水产养殖中严格控制使用激素类药物的意义。

参考文献

顾德平. 2012. 水产动物用药技术问答. 北京：金盾出版社

郭秀平，邓国成，杨小静. 2014. 我国现行水产养殖动物使用国标兽药的种类. 海洋与渔业，3：57-59

李清. 2014. 水生动物疾病与安全用药手册. 北京：海洋出版社

泰弗-布朗 KM. 2016. 鱼类应用药理学. 肖丹，汪开毓译. 北京：中国农业出版社

汪建国，王玉堂，战文斌，等. 2012. 鱼病防治用药指南. 北京：中国农业出版社

杨世峰. 1998. 鱼类脑垂体的摘取、处理和保存方法. 当代水产，8：15

杨先乐. 2011. 鱼类药理学. 北京：中国农业出版社

战文斌. 2004. 水产动物病害学. 北京：中国农业出版社

周定刚. 2011. 动物生理学. 北京：中国林业出版社

第十章 免疫调节类药物与疫苗

本章概览

1. 免疫调节类药物主要包括免疫刺激剂和免疫佐剂。
2. 免疫刺激剂是一类用于激活机体非特异性免疫，增强机体免疫应答的添加剂，主要是用于增强机体的免疫功能，从而降低水产动物患病的概率，促进水产动物生长。
3. 免疫佐剂主要包括：①无机佐剂，指本身无抗原性，但与抗原一起接种时，可增强机体免疫原性或改变免疫反应类型的无机物；②有机佐剂，指本身无抗原性，但与抗原一起接种时，可增强机体免疫原性或改变免疫反应类型的微生物及其产物；③合成佐剂，指本身无抗原性，但与抗原一起接种时，可增强机体免疫原性或改变免疫反应类型的双链多聚核苷酸、尿苷酸、异丙肌苷；④油剂佐剂，指本身无抗原性，但与抗原一起接种时，可增强机体免疫原性或改变免疫反应类型的黏稠度较高的液体。
4. 疫苗是将病原微生物及其代谢产物，经过人工减毒、灭活或利用转基因等方法制成的用于预防或治疗的免疫制剂。水产动物疫苗主要包括活疫苗和灭活疫苗，按照疫苗的用途，也可分为预防性疫苗和治疗性疫苗。

Overview of this Chapter

1. Immunomodulatory drugs mainly include immune stimulants and immune adjuvants.
2. Immune stimulants are additives used to activate the body's non-specific immunity and enhance the body's immune response. They are mainly used to enhance the body's immune function, thereby reducing the probability of aquatic animals getting sick and promoting the growth of aquatic animals.
3. Immune adjuvants mainly include: ① inorganic adjuvants have no antigenicity, which can enhance the immunogenicity of the body or change the type of immune response when inoculated together with antigens; ② organic adjuvants are microorganisms and their products that have no antigenicity, which can enhance the immunogenicity of the body or change the type of immune response when vaccinated with antigens; ③ synthetic adjuvants have no antigenicity, which can enhance the body or change the type of immune response when vaccinated with antigens, such as double-stranded polynucleotides, uridylic acid, isoprolinosine that are immunogenic ; ④ oil adjuvants have no antigenicity,which are fluids with higher viscosity that can enhance immunity or alters the type of immune response when inoculated with antigens .

4. Vaccines are immunization preparations for prevention or treatment, which are prepared by artificially attenuating, inactivating or using transgenic methods of pathogenic microorganisms and their metabolites. Aquatic animal vaccines mainly include live vaccines and inactivated vaccines. According to the use of vaccines, they can also be divided into preventive vaccines and therapeutic vaccines.

学习目标

1. 掌握水产免疫刺激剂和免疫佐剂的主要种类及使用方法。
2. 熟悉水产疫苗的概念及主要类型。
3. 了解免疫反应的类型及反应机制。
4. 了解生产实践中使用免疫调节类药物和疫苗的意义。

Learning Objectives

1. Master the main types and application methods of aquatic immune stimulants and immune adjuvants.
2. Acquaint the concept and main types of aquatic vaccines.
3. Understand the types and mechanisms of immune responses.
4. Understand the significance of using immunomodulatory drugs and vaccines in manufacturing practice.

本章思维导图

免疫调节类药物与疫苗
Immunomodulatory Drugs and Vaccines

- 免疫概述 Immunity Overview
  - 非特异性免疫（先天免疫或固有免疫）Non-specific Immunity
  - 特异性免疫（获得性免疫）Specific Immunity

- 免疫刺激剂 Immunologic Stimulant
  - 植物血凝素（PHA）Phytohemagglutinin
  - 葡聚糖 Dextran
  - 肽聚糖 Peptidoglycan
  - 脂多糖（LPS）Lipopolysaccharide
  - 左旋咪唑 Levamisole

- 免疫佐剂 Immunologic Adjuvant
  - 弗氏佐剂 Freund Adjuvant
  - 矿物油佐剂 Mineral Oil Adjuvant
  - 铝佐剂 Aluminium Adjuvant
  - 蜂胶佐剂 Propolis Adjuvant
  - 脂质体 Liposome
  - 免疫刺激复合物（ISCOM）Immunostimulating Complex

- 水产动物疫苗 Aquatic Animal Vaccines
  - 全球商品化水产疫苗已超过140种。There are more than 140 kinds of commercial aquatic vaccines in the world.
  - 活疫苗 Activated Vaccine
  - 灭活疫苗 Inactivated Vaccine

第一节 免疫概述

免疫系统是机体识别、清除异物，抵御细菌和病毒侵扰的重要防线，其主要生理功能是维持和保障机体内环境的稳定。机体的免疫系统由免疫器官和免疫细胞组成，免疫能力的高低决定了生物的抗病、抗逆能力的强弱。一般来说，机体免疫应答可分为非特异性免疫和特异性免疫两大类。

一、非特异性免疫

非特异性免疫（non-specific immunity）又称先天免疫或固有免疫，是指不需要抗原物质刺激，生来就具有的免疫。非特异性免疫系统主要由表皮、吞噬细胞、补体等组成。非特异性免疫的特点主要有：①作用对象广泛，没有专一性和特异性；②免疫反应迅速，即一旦受到抗原刺激立即产生反应；③稳定性好，不受抗原种类和数量的影响；④具有可遗传性，能够传递给后代；⑤是特异性免疫发展的基础。水产动物中的大部分种类如棘皮类、贝类、虾蟹类等属于无脊椎动物的甲壳动物和软体动物，因缺乏免疫球蛋白等特异性免疫的体液免疫因子，只具有非特异性免疫系统而不存在特异性免疫功能，因此，在渔业生产实践中，对棘皮类、贝类、虾蟹类疾病的预防一般是通过采用免疫刺激剂提高养殖对象的非特异性免疫力。

二、特异性免疫

特异性免疫（specific immunity）又称获得性免疫，是指需要抗原物质（如疫苗等）刺激才能产生的免疫反应，是免疫系统经感染（病愈或无症状的感染）或人工预防接种（菌苗、疫苗、免疫球蛋白等）而使机体获得抵抗感染的能力。特异性免疫的突出特点有：①特异性，即只针对某种特异性抗原物质；②免疫期限，一般为1～2个月，也可产生长达数年甚至终生的免疫；③免疫记忆，机体对某抗原发生反应，则在下一次同样的抗原刺激时，可看到更强烈的免疫反应。

机体在抗原的刺激下所产生的以排除抗原为目的的一系列生理生化变化称为免疫应答（immune response）。特异性免疫包括体液免疫和细胞免疫两类，分别由不同类型的细胞介导，同时，有多种与免疫相关的细胞因子参与。体液免疫（humoral immunity）是由B细胞介导的免疫应答，即在抗原的刺激下，B淋巴细胞转化为浆细胞分泌产生具有抗体性质的免疫球蛋白（immunoglobulin，Ig），免疫球蛋白可分布于血液（血清）、淋巴液、组织液及其外分泌液（如黏液）中。细胞免疫（cellular immunity）是由T细胞介导的免疫应答反应，可分为感应、反应和效应三个阶段，即T细胞受到抗原刺激后，通过增殖、分化、转化为效应T细胞，当相同抗原再次进入机体的细胞中时，效应T细胞对抗原具有直接杀伤作用，同时效应T细胞所释放的细胞因子对抗原还具有协同杀伤作用。广义的细胞免疫还包括吞噬细胞的吞噬作用和K细胞、NK细胞等介导的细胞毒作用。

依据获得方法的不同，特异性免疫可分为自动免疫和被动免疫两种。自动免疫（active immunity）是指机体与抗原之间因相互作用而产生的特异性免疫应答，一般具有一定的潜伏期，但维持时间较长。根据获得方式的不同，自动免疫又可分为天然自动免疫和人工自动免疫。天然自动免疫是指机体在自然条件下感染某种病原体耐过后而获得的对该种病原体的抵抗能力，比如人类患天花痊愈后可以终身获得对该病的抵抗能力。人工自动免疫是通过接种疫苗、类毒素等而使机体获得的特异性免疫。例如，人类接种牛痘疫苗获得抗天花病毒的免疫力；草鱼接种柱状嗜纤维菌灭活疫苗可以预防细菌性烂鳃病等。

被动免疫（passive immunity）是指生物体被动接受抗体等而获得的特异性免疫，其突出特点是无潜伏期、起效快、维持时间短。按照获得方式的不同，被动免疫可分为天然被动免疫和人工被动免疫。天然被动免疫是指机体在天然状态下被动获得的免疫。例如，母体内的抗体可在胚胎发育期通过胎盘或在出生后经过乳汁传递给子代，使子代获得免疫力。有研究表明，鱼类可通过受精卵将母体的抗体传递给仔鱼。人工被动免疫是采用人工方法将制备好的免疫物质［如抗毒素、抗病毒（菌）血清、干扰素等］直接注入人或动物体内，使之被动获得免疫力，这种免疫的产生较快，维持时间较短，一般用于疾病的治疗。

非特异性免疫应答是机体免疫的基础防线，主要由单核巨噬细胞、粒细胞、自然杀伤细胞、补体等参与。其特异性低，不需要特异性抗原激活，反应迅速，反应面广，参与吞噬和清除异物过程。在免疫反应初期，以非特异性免疫应答为主，活性最强。特异性免疫应答主要由B淋巴细胞、T淋巴细胞和抗原提呈细胞参与，需特异性抗原激活，通过体液免疫和细胞免疫最终清除病原体，在免疫应答后期逐渐占据主导地位。

在水产养殖过程中，人们也常常利用免疫调节类药物来调节机体免疫功能，增强机体抗病能力，预防水产病害的发生。目前渔业生产中主要应用的免疫调节药物包括免疫刺激剂、免疫佐剂和水产动物疫苗三大类，将分别在以下各节介绍。

第二节 免疫刺激剂

免疫刺激剂（immunologic stimulant）是水产中经常使用的一类用于激活机体非特异性免疫、增强机体免疫应答的添加剂，主要是用于增强机体的免疫功能，从而降低水产动物患病的概率，促进水产动物生长。免疫刺激剂的作用机理主要包括以下几个方面：①提高血淋巴中吞噬细胞的吞噬能力；②增强血淋巴中的溶菌酶活性；③激活酚氧化酶原系统，产生识别信号及介导吞噬；④激活嗜中性粒细胞和白细胞的吞噬作用；⑤诱发抗体及补体的产生等。免疫刺激剂的主要优势是效果明显、无副作用或副作用小、无残留等，其主要缺点是维持时间较短。目前，在渔业生产中普遍使用的免疫刺激剂主要有生物提取物、微生物衍生物和化学合成剂等。

1. 植物血凝素

植物血凝素（phytohemagglutinin，PHA）是一种从豆科植物种子中提取的高分子糖蛋白，是低聚糖（主要是D-甘露糖和氨基葡糖醛酸衍生物等）与蛋白质结合形成的复合物。

【药理作用与用途】植物血凝素能够刺激淋巴细胞转化，同时释放淋巴因子、促进有丝分裂，以及提高巨噬细胞吞噬能力等。植物血凝素能够刺激硬骨鱼类拟淋巴组织的前肾细胞进行分裂增殖，同时激活淋巴细胞产生淋巴因子或干扰素等，进而达到杀伤靶细胞和调节周围免疫细胞功能的作用。对周围的免疫细胞起到调节作用或对靶细胞起到杀伤作用。诱导外周淋巴细胞产生干扰素，刺激细胞免疫功能。

【用法与用量】在渔业生产实践中，植物血凝素的用法与用量需要结合给药方式来进行确定（表10-1）。

表10-1 植物血凝素在水产养殖中的使用

给药途径	用量	用法	疗程
注射	2~8mg/(kg·次)		
拌饲投喂	2~4mg/(kg·次)	隔日一次	4d
浸浴	3~6g/(m³水体·次)	隔日一次，每次30min	4d

植物血凝素应密封保存于通风干燥处，且需避光避热。

2. 葡聚糖

葡聚糖（dextran）是一类以葡萄糖为结构单元由糖苷键连接而形成的同型多糖（图10-1）。根据糖苷键类型的不同，葡聚糖可分为α-葡聚糖和β-葡聚糖，其中以β-葡聚糖的生物活性最强。β-葡聚糖为无臭无味的淡黄色或白色粉末，是葡萄糖分子以β-1,3-糖苷键和β-1,6-糖苷键连接而成的链状分子，广泛存在于各种真菌（如酵母等）及多种植物（如香菇、灵芝、燕麦等）中。目前，不含内毒素的β-1,3-葡聚糖已被美国FDA批准可以添加于一般食品内。

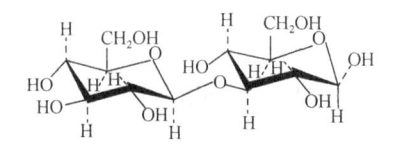

图10-1 葡聚糖的结构式

【药理作用与用途】β-葡聚糖能够活化巨噬细胞与中性粒细胞等，提高白细胞素、细胞分裂素和特殊抗体含量，全面刺激机体免疫系统。葡聚糖可增强多种水产动物的免疫功能，通过刺激补体产生、提高溶菌酶及巨噬细胞吞噬活性，增强鱼、虾、贝类的抗菌抗病能力，同时促进鱼、虾、贝类等的生长，还有降低饲料系数的作用。

β-葡聚糖可促进鱼类体内巨噬细胞向病灶区域转移，提高活性氧自由基产量和血细胞溶解作用，从而发挥杀菌、杀虫的功效，同时提高鱼类的抗病毒能力。

β-葡聚糖可激活虾、蟹等甲壳类和贝类机体内酚氧化酶还原系统，提高酚氧化酶活性，提高机体的抗应激能力。

葡聚糖与疫苗共用，能明显提高疫苗效价。此外，还能加速水产动物体重，提高存活率，降低饲料系数。

【用法与用量】通常情况下，利用葡聚糖增强水产动物免疫力采用拌饲投喂方式给药，每次用量为0.5~1g/kg饲料。

【注意事项】避热避光，密闭保存，通风干燥。间隔投喂以避免产生免疫疲劳。

3. 肽聚糖

肽聚糖（peptidoglycan）又称黏质复合物（mucocomplex）或胞壁质（murein），为原核生物细胞壁的特有组分，是由 N-乙酰葡糖胺（N-acetylglucosamine，G）和 N-乙酰胞壁酸（N-acetylmuramic acid，M）通过 β-1,4-糖苷键连接形成的线状聚糖骨架及其交联形成的多层网状分子结构。肽聚糖一般为无臭无味的淡黄色或白色粉末，可调节多种生物免疫系统的免疫功能。

【药理作用与用途】肽聚糖可刺激脊椎动物体内的 B 淋巴细胞和 T 淋巴细胞的转化，提高巨噬细胞的吞噬能力，进而增强机体的特异性免疫和非特异性免疫能力。

肽聚糖可有效降低虾、蟹、贝类等水产无脊椎动物致病菌感染引起的死亡，预防病毒病的感染与发生，防控寄生虫病的感染与蔓延，其作用机制主要是通过直接和间接地激活机体内的非特异性免疫应答：一是直接激活无活性的丝氨酸蛋白酶原转化成有活性的丝氨酸蛋白酶，有活性的丝氨酸蛋白酶可进一步激活机体的酚氧化酶系统，参与应急防御过程；二是使机体内的小颗粒细胞脱颗粒，进而分泌出有抗菌功能的抗菌肽，同时激发细胞的黏附和包囊作用，促进活性氧产生，提高透明细胞的吞噬能力。

肽聚糖与抗生素具有协同作用，提高使用效果；与疫苗一同使用，促进抗原应答细胞产生更多的信号分子，激活免疫细胞产生更多的特异性抗体，提高疫苗使用效率。

此外，肽聚糖还具有促进水产动物机体生长、存活和提高饲料利用率的作用。

【用法与用量】与葡聚糖的使用方法类似，肽聚糖也是采用拌饲投喂方式给药，每次用量为 0.2～2g/kg 饲料。

【注意事项】避热避光，密闭保存，通风干燥。间隔投喂以避免产生免疫疲劳。

4. 脂多糖

脂多糖（lipopolysaccharide，LPS）是革兰氏阴性菌细胞壁的特有组分，只有细菌细胞破坏后才能释放，属于细菌内毒素的一种。本品多为白色或淡黄色粉末状。脂多糖为脂质和多糖形成的复合物，其核心结构主要包括 O-特异性侧链（O-抗原）、核心多糖和类脂 A。

【药理作用与用途】脂多糖可激活 B 淋巴细胞有丝分裂原及巨噬细胞，能够刺激巨噬细胞释放出 T 淋巴细胞活化因子，同时促进 T 辅助淋巴细胞抗原特异性分化。

脂多糖可通过提高巨噬细胞的吞噬能力和过氧化物阴离子的产量，促进鱼类特异性免疫应答，增强鱼类机体的噬菌能力。

通过激发噬菌作用、黑色素沉着、包囊和凝结作用等细胞防御过程而提高虾、蟹、贝类等的非特异性免疫，进而提高其抗菌抗病能力。

【用法与用量】脂多糖可通过注射和拌饲投喂两种方式进行给药，采用注射方式给药时，使用剂量为每次 0.01～0.05mg/kg 体重，采用拌饲投喂方式给药时，使用剂量为每次 0.2～2g/kg 饲料。

5. 左旋咪唑

左旋咪唑（levamisole）由消旋四咪唑与 d-樟脑-10-磺酸环合，再水解成盐而得，化学名称为（S）-(-)-6-苯基-2,3,5,6-四氢咪唑并[2,1-b]噻唑盐酸盐，分子式为 $C_{11}H_{12}N_2S \cdot HCl$，相对分子质量为 240.76，是一种无臭、味苦的白色、类白色或微黄色针状结晶或结晶性粉末，水中溶解度为 1∶2，甲醇中的溶解度为 1∶5，不溶于乙醚。在碱性溶液中容易变质分解。

【药理作用与用途】以注射给药方式将左旋咪唑与不完全佐剂混合注入银鲑、虹鳟等鱼体，可增强机体中性淋巴细胞的吞噬活性，提高机体内溶菌酶及非特异性体液因子的活性，进而增强鱼类的抗菌抗病能力。

【用法与用量】一般情况下，左旋咪唑的使用疗程为7～14d，可通过注射和拌饲投喂两种方式进行给药，采用注射方式给药时，使用剂量为每次1.0～2.0mg/kg体重，采用拌饲投喂方式给药时，使用剂量为每次5mg/kg饲料。

【注意事项】为避免出现免疫疲劳或抑制现象，应严格左旋咪唑的使用剂量，不可过量给药。

此外，除上述常见免疫刺激剂外，在水产养殖实践中，诸如来自蛋清发酵产物的EF203（商品名）、乳糖多肽［FK-565（商品名），庚酮-Y-D-谷氨酸-L-内消旋-二氨基庚二基-D-丙氨酸（化学名）］等也常常被作为免疫刺激剂使用，用于提高鳗鲡、虹鳟等鱼类吞噬细胞的吞噬能力，进而达到调节免疫、提高抗病能力的效果。

第三节 免疫佐剂

免疫佐剂（immunologic adjuvant）又称为非特异性免疫增生剂，是指本身不具有抗原性，但是当与抗原一起接种时，能增强机体的免疫原性或改变免疫反应类型的一类物质。关于免疫佐剂的分类尚无统一的标准，目前最常见的免疫佐剂主要有无机佐剂、有机佐剂、合成佐剂和油剂佐剂四大类（表10-2）。

表10-2 常见免疫佐剂类型及产品名称

类型	产品名称
无机佐剂	氢氧化铝、明矾
有机佐剂	微生物及其产物
合成佐剂	双链多聚核苷酸、尿苷酸、异丙肌苷
油剂佐剂	弗氏佐剂、花生油乳化佐剂、矿物油佐剂

一般来说，一种良好的免疫佐剂必须具备以下条件。

1）可增加抗原表面积，改变抗原活性基团构型，增强抗原的免疫原性。

2）能延长抗原在靶组织的存留时间，降低抗原的分解速度，使抗原缓慢释放至淋巴系统中，持续刺激机体产生高滴度的抗体。

3）可直接或间接激活免疫活性细胞，促进其增生和分化，增强机体的非特异性免疫和特异性免疫功能。

4）没有毒副作用或毒副作用较低。

目前，免疫佐剂已被广泛地应用于人类及家畜免疫接种当中，在水产动物免疫辅助方面也有一定的应用，其发挥的主要生物作用如下。

1）改变抗原的物理性状，延缓抗原在机体内的降解和排除，延长抗原作用时间，避免频繁免疫造成的免疫抑制或疲劳。

2）增加抗原的表面积，使抗原易于被巨噬细胞吞噬。

3）促进吞噬细胞对抗原的处理和提呈能力。

4）促进淋巴细胞之间的接触，增强辅助T细胞的作用。

5）刺激致敏淋巴细胞的增殖、分裂及向浆细胞的转化，可使无免疫原性的物质转化成有效的免疫原。

6）提高机体初次和再次免疫应答的抗体滴度。

7）改变抗体的产生类型及产生迟发型变态反应。

1. 弗氏佐剂

弗氏佐剂（freund adjuvant）是目前实验室最常用的免疫佐剂之一，是一种由矿物油（如液体石蜡）、乳化剂（如羊毛脂）和灭活的分枝杆菌（通常为卡介苗或死的结核分枝杆菌）组成的淡黄色半透明状"油包水"型乳化液。按照是否含有灭活的分枝杆菌成分，弗氏佐剂可分为不完全弗氏佐剂和完全弗氏佐剂，其中，不完全弗氏佐剂（freund's incomplete adjuvant，FIA）只含有矿物油和乳化剂成分［组分比为（1～5）∶1］，若在不完全弗氏佐剂中添加终浓度为2～20mg/ml的卡介苗或死的结核分枝杆菌，则称为完全弗氏佐剂（freund's complete adjuvant，FCA）或分枝杆菌佐剂。

【药理作用与用途】延缓免疫原在体内的停留时间，刺激有脊椎鱼类机体产生强而较持久的B细胞介导的体液免疫反应，还能增强T细胞介导的细胞免疫应答。

【用法与用量】首次注射接种时，疫苗与弗氏佐剂的比例为6∶4或7∶3。由于弗氏佐剂对动物的刺激性较大，不符合食品安全的要求，因此，一般不用于食品性动物的免疫接种使用。

2. 矿物油佐剂

矿物油佐剂（mineral oil adjuvant）是由94%（V/V）矿物油（白油）、6%（V/V）司盘-80及质量体积比为2%（m/V）硬脂酸铝加热溶解后形成的淡黄色油状液体。虽然矿物油佐剂是目前动物用灭活疫苗免疫中较为常见的佐剂之一，但是，由于矿物油无法在动物体内代谢转化，且矿物油佐剂的黏稠度较高，因此，在有些实践当中，常常用植物油或动物油代替矿物油进行使用。

【药理作用与用途】延缓免疫原在体内的停留时间，增加巨噬细胞吞噬和杀菌能力。

【用法与用量】当采用注射接种免疫方法时，矿物油佐剂每次与疫苗一起以体积比2∶3配制，同时加96%体积的吐温-80水溶液进行乳化。

3. 铝佐剂

铝佐剂（aluminium adjuvant）是一种乳白色的冻胶状半固体物质，主要由氢氧化铝、磷酸铝、硫酸铝、铵明矾[$AlNH_4(SO_4)_2·12H_2O$]及钾明矾[$AlK(SO_4)_2·12H_2O$]等制成。

【药理作用与用途】铝佐剂增强免疫的主要作用机制是作为抗原的吸附剂，在溶液中，铝佐剂可以吸附抗原蛋白形成沉淀，在机体内形成"抗原缓释库"，从而有效延长抗原在机体内的有效停留时间，同时还可促进免疫部位（注射部位）巨噬细胞的免疫应答。铝佐剂具有无毒、成本低、使用方便等优点，是目前唯一被FDA批准可用于人类疫苗的佐剂。

【用法与用量】铝佐剂每次与疫苗按2∶8或3∶7的比例进行乳化，也可以采用浸浴与口服方式给予，但是这两种方式建立免疫应答的时间要长于注射方式。

4. 蜂胶佐剂

蜂胶佐剂（propolis adjuvant）是蜜蜂将从植物的芽孢或树干上采集的树脂与其上腭腺、蜡腺的分泌物混合而成的一种具有芳香气味的胶状固体物质。蜂胶成分复杂，主要包括黄酮类化合物、芳香挥发油、烯萜类化合物、有机酸类、黄烷醇类、醚类化合物、酶类及无机盐等，其中最具生理活性的为黄酮类化合物。蜂胶作为一种天然的、毒性作用较小的免疫佐剂，具有增进机体免疫功能和促进组织再生的作用。

【药理作用与用途】蜂胶佐剂配合抗原注入机体，能快速激发机体免疫系统的全面启动，既能增强特异性免疫应答，又能激发非特异性防御机制，提高丙种球蛋白活性，增加抗体产量，提高补体活性和吞噬细胞的吞噬能力。以蜂胶佐剂制成的禽霍乱菌苗具有快速、高效、持久等特点，免疫后5d即可产生坚强的免疫力（与弱毒苗相同或接近），免疫保护率高达95.5%，免疫期长达6个月，且无毒副作用。

【用法与用量】在实际应用时，蜂胶佐剂每次与疫苗以1:1比例混合，注射给予。

5. 脂质体

脂质体（liposome）是单层磷脂或由数层可溶性物质隔开的呈同心圆状排列的连续多层磷脂所组成的脂质小囊，类似于生物膜结构。脂质体既可以作为抗原载体，同时兼具免疫佐剂功能。

【药理作用与用途】脂质体作为佐剂，辅助增强非特异性和特异性免疫应答，其主要机制包括：①脂质体能增强B细胞介导的体液免疫应答，显著增加抗体数量；口服免疫时，能显著增加组织局部IgA分泌；通过增加记忆细胞形成及回忆反应的强度来增强免疫记忆。②增强T细胞介导的细胞免疫应答。③增强巨噬细胞的吞噬作用，增强非特异性免疫应答，增强抗原提呈作用。④作为半抗原的载体，诱发机体对半抗原的免疫应答。

脂质体易于被组织吸收，口服或浸浴免疫均可以增强鱼黏膜对抗原的吸收；作为抗原载体在机体具有缓释和控释的作用，延长疫苗作用时间。

【注意事项】由于脂质体磷脂中的不饱和脂肪酸在贮存过程中会逐渐氧化产生溶血磷脂，当溶血磷脂含量超过磷脂总量的1%时，则能造成其他生物膜的损伤和破坏。另外，当小脂质体相互融合成大脂质体时，可导致包入其中的抗原外释，因此，脂质体佐剂目前仅限于实验室使用。

6. 免疫刺激复合物

免疫刺激复合物（immunostimulating complex，ISCOM）是由抗原物质与糖苷QuilA及胆固醇按1:1:1混合后经超声波结合透析处理形成的一种具有较高免疫活性的类似天然病原的颗粒状脂质小泡，主要用于提高亚单位疫苗的免疫原性。

【药理作用与用途】ISCOM是一种全新的抗原提呈系统，对免疫系统的三种抗原特异性淋巴细胞（辅助性T细胞、细胞毒性T细胞和B细胞）具有活化作用，对体液免疫应答和细胞免疫应答具有增强作用。

ISCOM除了具有抗原提呈作用外，还含有佐剂成分，提高免疫应答，可刺激机体产生强烈而持久的"全面"的免疫应答反应。

ISCOM的黏膜穿透性好，能有效通过黏膜给药，提高黏膜免疫功能，用于抗呼吸道感染。ISCOM 还具有明显提高 DNA 疫苗免疫效果的作用。

此外，ISCOM 疫苗还具有亚单位疫苗的所有优点，能克服母源抗体的封闭作用，用其免疫动物，可提高免疫效力，比单独的抗原蛋白聚合物至少高 10 倍。

【用法与用量】ISCOM 为佐剂时，每次与疫苗的配比为 1∶100，以注射方式给予。

除上述常见免疫佐剂外，大量关于中草药免疫佐剂（如莨菪等）、霍乱毒素（CT）佐剂、大肠杆菌不耐热肠毒素（LT）佐剂、细胞因子免疫佐剂（如白细胞介素、干扰素等）等的研究已全面开展。多途径、多来源研发活性强、可生物降解、对机体无毒副作用，甚至具备治疗作用的新型佐剂正逐渐成为当前佐剂研究的热点。

第四节　水产动物疫苗

疫苗（vaccine）是将病原微生物（如细菌、立克次体、病毒等）及其代谢产物，经过人工减毒、灭活或利用转基因等方法制成的用于预防或治疗的免疫制剂。按照疫苗的用途，可将其分为预防性疫苗和治疗性疫苗两大类。

1942 年，加拿大学者 Duff 首次将灭活的鲑鱼产气单胞菌口服免疫应用于鳟鱼（*Salmo gairdneri*）获得成功，标志着水产疫苗开发和研制的开始，在水产疫苗发展史上具有里程碑式意义。20 世纪 70 年代，北欧和北美鲑鱼工业化养殖初期，养殖病害问题日益严重，水产疫苗的开发和研制进入快速发展时期，在这一阶段，荷兰 Intervet 公司率先推出了首例商品化的用于防治鲑鱼弧菌病（vibriosis）和肠型红嘴病（enteric redmouth disease）的福尔马林细菌性灭活疫苗，该疫苗产品投放北美鲑鱼养殖市场后立即取得了巨大成功，由此，在全球范围内拉开了水产疫苗商业化的序幕。自 1988 年以来，抗冷水弧菌病细菌灭活三文鱼疫苗、疖点病细菌灭活鱼疫苗、传染性鲑鱼贫血病（infectious salmon anaemia，ISA）病毒疫苗和传染性造血坏死（infectious haematopoietic necrosis，IHN）病毒疫苗等在欧美等水产发达国家被相继开发，这些疫苗的使用有效地控制了欧洲鲑鱼养殖业的重大传染性病害的传播和蔓延，同时也显著减少了抗生素在水产养殖中的使用，进一步提高了水产品的质量安全性。

近年来，随着基因工程技术的飞速发展和对水产疫苗安全性基础研究的不断深入，以基因工程疫苗为主要特点的水产疫苗相继问世，如英特威公司（荷兰）开发的鲶鱼肠败血病减毒活菌疫苗和鲶鱼柱形病减毒活疫苗等。据不完全统计，目前，全球范围内已经获得商业许可并已经投入商业化生产的水产疫苗已超过 140 种（表 10-3）。

表 10-3　世界各国已批准使用的水产疫苗

国家和地区	水产疫苗
中国	草鱼出血病灭活疫苗
	嗜水气单胞菌败血症灭活疫苗
	牙鲆溶藻弧菌、鳗弧菌和迟缓爱德华菌病多联抗独特型抗体疫苗
	鲫鱼格氏乳球菌病灭活疫苗
	草鱼出血病活疫苗
	鱼虹彩病毒病灭活疫苗
	大菱鲆迟钝爱德华氏菌活疫苗

续表

国家和地区	水产疫苗
中国	鳜传染性脾肾坏死病灭活疫苗
	大菱鲆鳗弧菌基因工程活疫苗
日本	香鱼弧菌病灭活疫苗
	鲑科鱼类弧菌病灭活疫苗
	鰤属鱼类 α-溶血性链球菌病和 j-0-3 型弧菌病二联疫苗
	鰤弧菌病灭活疫苗
	添加油性佐剂的鰤鱼和长吻鲹 α-溶血性链球菌和类结节症二联灭活疫苗
	鰤鱼和长吻鲹虹彩病毒病、弧菌病、α-溶血性链球菌三联灭活疫苗
	鱼类虹彩病毒灭活疫苗
	鰤属鱼类的虹彩病毒和 α-溶血性链球菌疫苗
	鰤属鱼类的 α-溶血性链球菌疫苗
	牙鲆 β-溶血性链球菌疫苗
	添加油性佐剂的鰤鱼 α-溶血性链球菌病、类结节症、弧菌病的三混灭活疫苗
	红甘鲹 α-溶血性链球菌病、j-0-3 型弧菌病、异乳链球菌病三混灭活疫苗
美国	杀鲑气单胞菌疫苗（Biojec 1500J，FurogenJ）
	杀鲑气单胞菌-鳗弧菌-杀鲑菌疫苗（Biojec 1900J）
	自生菌疫苗（Autogenous BacterinJ）
	爱德华菌疫苗（EscogenJ）
	鳗弧菌-奥德弧菌疫苗（Biovax 1300J，VibrogenJ，Vibrogen-2J）
	鳗弧菌-杀鲑菌疫苗（Biovax 1600J）
	杀鲑弧菌疫苗（Biovax 1200J）
	鳗弧菌-奥德弧菌-耶尔森菌疫苗（Biovax 1700J）
	鲁氏耶尔森菌疫苗（Biovax 1100J，Biovax 1150J，ErmogenJ）
欧洲	气单胞菌苗
	杀鲑气单胞菌苗
	自生菌苗
	传染性胰坏死病疫苗
	巴斯德菌苗
	鳗弧菌苗
	鲑鱼弧菌苗
	病毒性出血败血症疫苗
	耶尔森菌苗
加拿大	杀鲑气单胞菌苗
	杀鲑气单胞菌浸泡疫苗
	杀鲑气单胞菌和弧菌联苗
	杀鲑气单胞菌-鳗弧菌-杀鲑菌联苗（Biojec 1800J）
	杀鲑气单胞菌-鳗弧菌-杀鲑菌联苗（Biojec 1900J）
	弧菌菌苗
	鳗鱼弧菌-海鱼弧菌联苗
	鲁克耶尔森菌苗
挪威	抗冷海水弧菌（vibriosis）疫苗
	抗疖病（furunculosis）疫苗
	鲑鱼传染性胰坏死病和冬季溃疡病六联疫苗
	三文鱼虱子（lice）浸泡疫苗
	抗鲑鱼传染性胰坏死病疫苗
	养殖鳕鱼抗弧苗三联疫苗

国家和地区	水产疫苗
智利	自生菌疫苗
	传染性胰坏死病疫苗
	链球菌疫苗
	弧菌疫苗
	柱状屈桡杆菌疫苗
	细菌性肾病疫苗
	piscirickettsicsis 疫苗

知识拓展

水产疫苗面临的挑战与机遇

水产疫苗因具有不污染环境、在水产动物体内无残留、不产生耐药性等诸多优点，而在水产养殖疾病防控中占有重要位置。随着水产养殖规模的不断增大和养殖密度的逐步提高，使用水产疫苗对水产病害尤其是流行性疾病的防控具有重要意义，虽然目前灭活疫苗、弱毒疫苗及基因工程疫苗的使用已经对某些疾病实现有效防控，但是在水产疫苗的研发和使用过程中还存在一系列难题尚待解决。

第一，低等无脊椎水产动物及仔、幼鱼免疫防病技术的开发。低等无脊椎水产动物（如棘皮类、贝类等）尚未进化出特异性免疫功能，其非特异性免疫系统的形成也因其进化地位的高低而各有不同，就鱼类而言，处于早期发育阶段的仔、幼鱼的免疫系统尚未完全形成，也不能对抗原性物质产生特异性免疫应答，而且由于机体尚处于不能识别自我与非我的阶段，因而就可能诱导其产生免疫耐受，造成其免疫系统完善后也不能再对同种抗原产生免疫应答，对病原体的入侵失去防御反应。因此，如何避免由免疫接种诱导的免疫耐受现象，尤其是对鱼类的仔、幼鱼时期免疫防病技术尚待进行深入研究。

第二，高效免疫途径的探索。由于水产动物多栖息于水中，养殖水环境因素对免疫效果的影响不容小觑。例如，水质条件、养殖密度、其他水产药物等都会对水产动物的免疫应答及疫苗的免疫效果产生不同程度的影响，因此，应进一步寻找更为安全、经济、有效的疫苗接种方式和免疫途径。

第三，专一性更强的免疫保护性抗原的寻找。用福尔马林灭活的菌体免疫后，可以产生针对全菌体各类抗原成分的免疫应答，然而，菌体 LPS 的免疫效果与全菌体苗相比并无差异，甚至有的 LPS 比全菌体的免疫效果更好。因此，寻找免疫保护性抗原并制备出更好的重组亚单位疫苗很有必要。目前，对多种病原的膜蛋白、菌体内外毒素、蛋白酶、核糖体等成分的免疫效果研究显示，鲁氏耶尔森（ERM）疫苗和弧菌病的 LPS 是免疫保护性抗原；IHN 的结构蛋白、VHS 的囊膜糖蛋白是免疫保护性抗原。

思考题

1. 填空题

1）免疫刺激剂的主要优势是_____、_____、_____等，其主要缺点是_____。

2）目前最常见的免疫佐剂主要有_____、_____、_____和_____四大类。

3）按照疫苗的用途，可将其分为_____和_____两大类。
2. 名词解释
1）免疫刺激剂　　　2）免疫佐剂　　　3）疫苗　　　4）免疫刺激复合物
3. 不定项选择题
1）下列属于免疫刺激剂的有（　　　）。
　　A. 植物血凝素　　B. 葡聚糖　　C. 肽聚糖　　D. 脂多糖
2）下列不属于油剂佐剂的是（　　　）。
　　A. 尿苷酸　　B. 弗氏佐剂　　C. 氢氧化铝　　D. 矿物油
4. 简答题
1）简述良好的免疫佐剂必须具备的条件。
2）简述我国水产疫苗研发的发展历史及意义。

参考文献

顾德平. 2012. 水产动物用药技术问答. 北京：金盾出版社

李清. 2014. 水生动物疾病与安全用药手册. 北京：海洋出版社

李学钊, 洪炀, 王治仓, 等. 2014. 免疫佐剂研究进展及前景展望. 中国动物传染病学报, 22（4）: 81-86

潘杭君, 孙红祥. 2004. 免疫佐剂的研究进展. 中国兽药杂志, 38（1）: 32-37

王璐瑶, 李宁求, 张鹏, 等. 2018. 渔用疫苗灭活剂研究进展. 中国生物制品学杂志, 31（12）: 1402-1408

王忠良, 王蓓, 鲁义善, 等. 2015. 水产疫苗研究开发现状与趋势分析. 生物技术通报, 31（6）: 55-59

杨先乐. 2011. 鱼类药理学. 北京：中国农业出版社

Helgeby A, Robson NC, Donachie AM, et al. 2006. The combined CTA1 - DD/ ISCOM adjuvant vector promotes priming of mucosal and systemic immunity to incorporated antigens by specific targeting of B cell. J Immunol, 176: 3697-3706

第十一章　水产解毒类药物

本章概览

1. 水产解毒类药物是指用于解除水体中或水产动物体内的毒物或有害物质的药物。
2. 水产解毒类药物包括两层含义：一是破坏毒素的分子结构；二是减少毒素的吸收或者减轻中毒的症状。
3. 水产解毒类药物可按照作用对象、作用特点和用途、治疗毒物的种类、基本组成、作用机理等进行分类。
4. 常见毒物及其解毒药物有：①重金属与类金属中毒，常用重金属螯合剂解毒；②农药中毒，常用硫代硫酸钠、硫酸阿托品、生石灰等解毒；③氰化物中毒，常用硫代硫酸钠等解毒；④亚硝酸盐中毒，常用三氯异氰脲酸等解毒；⑤氨中毒，常用强氧化剂等解毒。

Overview of this Chapter

1. Aquatic detoxification drugs refer to the medicine used to remove poisons or harmful substances in water bodies or aquatic animals.
2. Aquatic detoxification drugs include two meanings: one is to destroy the molecular structure of toxins; the other is to reduce the absorption of toxins or alleviate the symptoms of toxicosis.
3. Aquatic detoxification drugs can be classified according to the object of action, the characteristics and uses of the action, types of poisons to be treated, the basic composition, and the mechanism of action.
4. Common poisons and their antidotes include: ① heavy metal and metalloid toxicosis, commonly used heavy metal chelators for detoxification; ② pesticide toxicosis, commonly used sodium thiosulfate, atropine sulfate, quicklime and other detoxification; ③ cyanide toxicosis, commonly used sodium thiosulfate and other detoxification; ④ nitrite toxicosis, commonly used trichloroisocyanuric acid and other detoxification; ⑤ ammonia toxicosis, commonly used strong oxidants and other detoxification.

学习目标

1. 掌握水产解毒类药物的概念、分类。
2. 熟悉常用水产解毒类药物及其作用机制。
3. 了解水产解毒类药物的注意事项及用法用量。

Learning Objectives

1. Master the concept and classification of aquatic detoxification drugs.
2. Acquaint common aquatic detoxification drugs and their mechanism of action.
3. Understand the precautions, usage and dosage of aquatic detoxification drugs.

本章思维导图

- 水产解毒类药物 Aquatic Detoxification Drugs
  - 基本概念 Definition
    - 解毒药 Antidote
    - 毒物 Poison
    - 中毒 Toxicosis
    - 外毒 Exotoxin
    - 内毒 Endotoxin
    - 非特异性解毒药 Non-specific Antidote
    - 特异性解毒药 Specific Antidote
  - 中毒原因 Cause of Toxicosis
    - 水污染 Water Pollution
    - 杀虫剂等药物 Insecticides and Other Drugs
    - 饲料污染 Feed Pollution
  - 缓解中毒措施 Toxicosis Mitigation Measures
    - 换水 Water Change
    - 消除毒源 Poison Removement
    - 对症下药 Prescription of the Right Medicine
    - 提除有害藻类 Beware of Harmful Algae
  - 水产解毒类药物的分类 Classification of Aquatic Detoxification Drugs
    - 作用对象 Action Objects
    - 作用特点和用途 Features and Usage
    - 基本组成 Basic Component
    - 作用机理 Mechanism of Action
  - 常见毒物 Common Poisons
    - 重金属与类金属中毒 Heavy Metals and Metalloids Toxicosis
    - 农药中毒 Pesticide Toxicosis
    - 其他毒物中毒 Other Toxicosis
  - 常见的解毒类药物 Common Aquatic Detoxification Drugs
    - 物理作用解毒渔药 Physical Action Aquatic Detoxification Drugs
    - 化学作用解毒渔药 Chemical Action Aquatic Detoxification Drugs
    - 生物作用解毒渔药 Biological Action Aquatic Detoxification Drugs

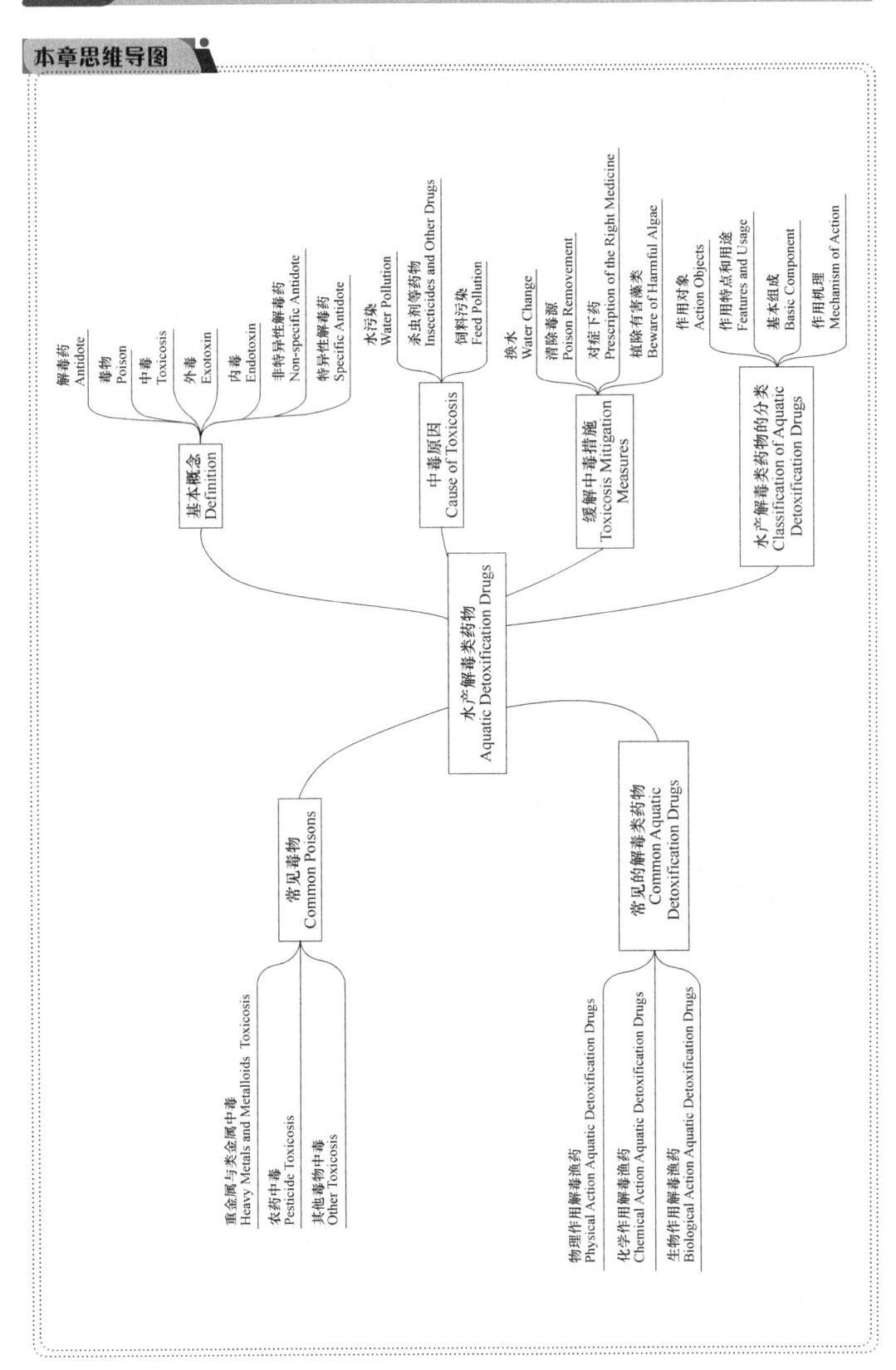

第一节　水产解毒类药物的概念及分类

一、水产解毒类药物的基本概念

通常药理学意义的毒药是指治疗量与中毒量比较接近或相当，超过中毒量即可引起不良反应甚至死亡的药物。毒物的概念随着医疗实践的发展和进步，逐渐由广义转向狭义，专指具有使用不当会产生副反应甚或致人死亡特征的药物。而本书的毒物（poison）专指在水产品养殖过程中对水产品本身、水体及底质等产生毒性损害的物质。水产解毒类药物（aquatic detoxification drugs）是指用于解除水体中或水产动物体内的毒物或有害物质的药物，以下简称解毒渔药。这是通过药物将影响养殖管理的有毒有害物质（如藻毒素、余氯、重金属、氨氮、亚硝酸盐等）降低或消除的过程。在此过程中使用的药物被称为解毒药（antidote）。中毒（toxicosis）是指由于某种毒物进入机体后，引起相应病理变化的过程。非特异性解毒药（non-specific antidote）是指非特异性地阻止毒物继续危害水产动物的药物，如吸附剂、沉淀剂及氧化剂等，适用于多种毒物或药物的应急解毒，尤其适合在不知道何种毒物的情况下使用。这类药物具有安全可靠、快速且价廉易得的特点。因不具特异性，常用于缓解毒性。特异性解毒药（specific antidote）是指可特异性地对抗或阻断毒物或药物的效应，而其本身并不具备与毒物相反的效应。该类药物特异性强、解毒效果好，是针对毒物中毒的病因，消除毒物在水体中及水产动物体内的毒性作用的药物。借助药物高度专属药理性能、拮抗毒物的作用，在实施抢救急性中毒中具有特殊重要的意义。常见的如金属配位剂、胆碱酯酶复活剂、高铁血红蛋白还原剂、氰化物解毒剂等。外毒（exotoxin）主要是指侵害直接与水接触的水产动物的体表黏膜，一般鳃组织受害最大。水产动物中毒后将首先分泌黏液以黏结毒物，从而达到清除毒物的作用。如果外毒浓度大及作用时间长，这种保护能力将失去效力。内毒（endotoxin）是指进入水产动物体内，干扰其新陈代谢的正常进行，如与酶类反应使之变性失活、促进体内 ATP 的分解或结合成螯合物或不溶物、与细胞膜结合而改变其通透性等。

解毒渔药包括两层含义：一是破坏毒素的分子结构，比如污染了过量的福尔马林的水体，我们可以用双氧水破坏福尔马林的结构而达到解毒的目的。二是减少毒素的吸收或者减轻中毒的症状，比如有机磷中毒可以使用阿托品化解毒素。

思政阅读

二、中毒的原因和缓解中毒的措施

在养殖过程中，水产动物中毒现象时常发生，尤其在水温升高的季节，其原因主要包括以下几个方面：①水作为水产养殖的载体，易受工农业生产污染，特别是重金属等有毒物质的污染，从而导致水产动物中毒。②在水产养殖过程中常用药物如杀虫剂、清塘药等具有很高的毒性，它们的安全浓度范围较窄，使用不当就会导致水产动物中毒。③饲料污染，如添加不当或是添加过量，也能引起水产动物中毒。此外，淡水养殖水体中常见生长的一些有毒藻类，如鱼腥藻、颤藻、念珠藻等，这些常见的蓝藻能产生神经毒素和肝毒素。藻毒素是细胞内毒素，在细胞内合成，细胞破裂后释放出来才表现出毒性。也就是说，只有藻细胞死亡并溶解后，藻毒素才会释放到周围的环境中，对水产造成一定的影响。

了解毒物进入机体的途径和中毒时处理的办法，对水产养殖来说至关重要。毒物进入机体主要有三种途径：一是直接通过体表黏膜从水环境进入体内；二是摄食时随饵料进入体内；三是饮水调节渗透压而进入体内。在水产养殖中，如果水产动物中毒，实施解毒急救时，最有效的方法是先解除水体中毒物的毒性，待水质处理好后，再施用药物解除水产动物体内残留毒物的毒性。使用解毒药前，首先要关注水质与水温。未经过对天气、水质、气温、水产品病情分析，就盲目用药，很容易造成水产品的中毒死亡。大多数水产品疾病的发生与池塘水质恶化有关，发现疾病后，首先要对水质进行处理。如果在水质恶化或者缺氧的情况下盲目用药，极易加快病情，严重时会引起泛塘。因此，为了防止发生水产品药物中毒，当水质恶化或缺氧时，应禁止使用外用消毒、杀虫剂。解除水产动物体内毒物时，解毒药通过鳃进入血液循环参与代谢或通过拌饲内服被机体吸收参与代谢，从而达到解毒的目的。根据水产养殖的实际情况，通过内服解毒药达到解毒效果非常困难，其原因是急性中毒个体很少摄食或不摄食，且在治疗过程中死亡率很高。解决慢性蓄积中毒，最好的办法是在彻底清除或阻断水体和饵料毒物源后，采取长期投喂营养调节与免疫增强类药物的方法，调节水产动物的生理机能使毒物通过代谢排出体外。此外，水温是影响药物毒性的一个重要因素，一般规律是，水温越高，毒性越大。但有些杀虫剂却相反，如阿维菌素，在春天水温低时，毒性反而增大，所以春天使用此类药物要适当减量。

如果池塘在用药后产生较重的中毒死亡现象，可采取如下紧急缓解鱼类中毒的技术措施：①立即适量换水，引进洁净水源。同时，应使用增氧剂或开增氧机，保证水质清新、溶氧充足。如果中毒较重，应把鱼转到新的池塘内，使病鱼脱离中毒环境。发现中毒时，千万不能乱用药，否则会加速死亡。②发现中毒后，要正确判断毒物源，要采取正确的措施，清除毒源。可采用氧化、中和、沉淀等措施，酸性物质对解毒有良好作用，生姜类渔药如泼洒姜可以洗去鳃部毒素，阻止鱼虾对毒物的进一步吸收，保证鱼的呼吸顺畅。③缓解鱼类中毒症状。对症下药，及时施用药物，恢复鱼儿由中毒引起的各种机能障碍，恢复生理机能。对于已经吸收的毒物，应及时内服各种解毒和增强免疫力的药物，降低血液中的毒物浓度，阻断毒物作用，促进毒物排泄。④蓝藻等有害藻泛滥时，慎用杀藻和消毒的方法杀灭水体里有害藻，避免养殖水体的有害藻毒素浓度忽然升高。尽可能调整水体的理化条件，让球藻等无害的藻慢慢占优势，同时在这个藻转变过程中让浓度不高的藻毒素靠水体的自净能力通过氧化和光催化氧化消除。目前用有机酸、大苏打、络合剂等不能够完全破坏水体里的大量藻毒素。

三、水产解毒类药物的分类

水产养殖中毒物来源较广、种类繁多，虽然解毒渔药的种类也很多，但专用的制剂却很少。常见的分类方法有以下几种。

按照解毒渔药作用对象的不同，可将其分为水产解毒药、水体解毒药和底质解毒药。水产解毒药是指针对水产品的中毒症状及中毒诊断所使用的相关解毒药品。例如，有机氯导致的水产品中毒，常用硫代硫酸钠、碳酸氢钠等来解毒。水体解毒药主要针对影响水体的外源性毒性物质和内源性毒性物质解毒。外源性毒性物质如直接向养殖水体中过量施用的杀虫剂、消毒剂类物质。内源性毒性物质主要是指向水体中施用的物质，如饲料、渔药、有机肥等。底质解毒药是指解毒型底质改良剂，具有温和改变水环境、分解池塘底质与水体中的有机质及有毒物质、络合重金属离子、打破池底淤泥封土层，使塘底泥中的营养成分得以释放，肥水保水等特点。

按照解毒渔药的作用特点和用途，可将其分为非特异性解毒渔药和特异性解毒渔药。化学作用解毒渔药大部分是特异性解毒渔药，品种多。中药解毒渔药有特异性解毒渔药如甘草，也有非特异性解毒渔药如白陶土、沸石粉等。

按治疗毒物的种类，可将其分为有机磷类农药解毒渔药、金属类中毒解毒渔药、氰化物中毒解毒渔药、药物类解毒渔药及其他解毒渔药。

按解毒渔药的基本组成，可将其分为化学药解毒渔药、中药解毒渔药和微生态制剂解毒渔药等。微生态制剂解毒渔药是通过细菌的作用使药物得以降解，如复合光合细菌制剂、复合芽孢杆菌制剂。

按解毒渔药作用机理进行分类，可以分为物理作用解毒渔药、化学作用解毒渔药和生物作用解毒渔药。物理作用解毒渔药是一类应用最广泛的解毒药，主要通过吸附和沉淀作用解毒，具有价廉易得、安全可靠、适用范围广等优点。其缺点是有时效果较差，往往不能完全解除毒物。常见的吸附剂有沸石粉、活性炭等，沉淀剂有聚丙烯酰胺、硫酸铝钾等。化学作用解毒渔药种类很多，应用范围广泛，主要是通过氧化、还原和配位反应而解毒。常见配位剂有依地酸二钠、五倍子（含单宁）、羧甲基淀粉钠等，还原剂有维生素C，氧化剂如二氧化氯等常用于解除水体中的有毒物质。生物作用解毒渔药是指通过水生植物或微生物对水体中有毒有害物质（如氨、亚硝酸盐、有机酸、低级脂肪酸、重金属或类金属等）的吸收、降解、转移等作用，减少或最终消除某些有毒有害物质。例如，水生植物包括水生维管束植物（俗称水草）和藻类植物、水花生、水葫芦等均具有这些作用。

四、常见毒物的中毒效应及其解毒

（一）重金属与类金属中毒及其解毒

重金属是水产养殖中一种广泛存在的污染性毒物，也是导致水产动物急性中毒死亡常见的化学毒物。常见的重金属有汞、铬、铅、镉、锰、锌、镍、铜等，类金属有砷、磷、汞等。其中水体中重金属毒物不易被微生物分解，大部分沉积于底泥中，只有少部分以可溶态及颗粒存在于水体。重金属离子在水体的迁移转化与水体的酸碱条件、氧化还原条件有着密切的关系。通常离子型化合物容易溶解，可形成各种配位化合物。某些重金属离子易被水生物吸收并通过食物链逐级累积。重金属进入机体后，能与细胞酶系统结合，抑制酶的活性从而使水产动物出现一系列中毒症状。重金属中毒对应的解毒剂一般为配位剂［螯合剂（chelating agent）］，它们能与金属或类金属离子配位，解除其毒性。但在水产养殖中，水产动物中毒后通常食欲下降，甚至完全不能进食，或螯合剂本身的口服吸收差，或药物本身的副作用较大，致使螯合剂应用于水产动物中毒后的解毒受到一定限制。鱼类常见的中毒物质、中毒后的主要症状及中毒的解救措施参见表11-1。

表 11-1　鱼类常见的中毒物质、中毒后的主要症状及中毒的解救措施

中毒物质	主要症状	中毒的解救措施
重金属	鳃部呈灰白色，并分泌大量黏液，形成絮状沉积物。常浮游在水表层	一般采用对症疗法，在缓解中毒症状的同时要加速毒物的排泄，中和、分解水体内未被鱼体吸收的毒物，用专用解毒剂或葡萄糖、维生素C、甘草、绿豆、绵茵陈、氯化钠浸浴或使用螯合剂等综合手段处理
铅	体色明显呈黑色	
铜	体色呈灰白色，鳃丝呈浅绿色	
铬	体表呈深黄色，鳃丝呈黄褐色	

常用的重金属螯合剂有二巯基丙醇和依地酸钙钠。

二巯基丙醇（dimercaprol）主要用于含砷或含汞毒物的解毒，也可用于某些重金属（如铋、锑、镉等）中毒的解毒。它进入生物体后能与毒物结合形成无毒物质。由于二巯基丙醇能与铁形成有毒性的复合物，故禁止用于铁（如硫酸亚铁）中毒的解毒。

依地酸钙钠（calcium disodium edetate）能与多种金属结合成为稳定而可溶的络合物，故用于一些金属中毒的解毒，尤其对无机铅中毒的解毒效果好，主要用于铅中毒的解毒。对钴、铜、铬、镉、锰及放射性元素如镭、铀、钍等均有解毒作用，但对锶无效。本品与汞的络合力不强，很少用于汞中毒的解毒。

此外，五倍子因含有鞣酸可与若干金属形成不溶解化合物，故常用作解毒剂。鞣酸是广泛存在于植物中的一类多元酚化合物。

（二）农药中毒及其解毒

农药品种繁多，其大量使用造成了严重的环境污染，水体因此也会受到农药的影响，最终影响到水产养殖业。这类毒物常见的如有机氯、有机磷、菊酯类等。其性质、中毒症状和解毒措施参见表 11-2。

表 11-2　常见农药的性质、中毒症状和解毒措施

常见农药	性质	中毒症状	解毒措施
有机氯	剧毒农药，通过食物链在水产动物体内富集，在脂肪、肝、肾、心脏中蓄积，当水产动物营养不足时，蓄积的有机氯农药也会释放到血液中，使水产动物中毒死亡	急剧游动，无目的地上蹿下跳、横冲直撞，中毒鱼类在死亡前有钻入草丛、紧靠岸边的习惯	硫代硫酸钠、食盐、碳酸氢钠、酸性白土等
有机磷	不稳定，降解速度快，在鱼体内残留不明显	急躁不安，狂游冲撞之后游动缓慢，出现侧游，头部向下、尾部向上等症状，最后沉入水中死亡	硫酸阿托品、绿豆、甘草、葡萄糖等
菊酯类	属于高效、低毒、低残留农药。杀伤力强，作用速度快	烦躁不安，鳃盖张开，死亡后眼球突出，眼底有出血点，腹腔内有积水，鳃部颜色灰白	生石灰、活性炭、维生素C、甘草、葡萄糖等

（三）其他毒物中毒及其解毒

除常见的重金属、农药等中毒物质外，有些氰化物、亚硝酸盐、氨和藻毒素等也是水产养殖中常见的毒物，其性质或来源、中毒症状及解毒措施参见表 11-3。

表 11-3 其他常见毒物的性质或来源、中毒症状和解毒措施

常见毒物	性质或来源	中毒症状	解毒措施
氰化物	毒性极大且作用迅速	鳃盖鲜红,死鱼体表尤其是鳃部常附着一些污染物	硫代硫酸钠、亚甲蓝、维生素 C
亚硝酸盐	由氨转化而来,进一步氧化成硝酸盐	鱼体色发黑,成群浮在水面上,严重者把头伸出水面呼吸空气	三氯异氰脲酸全池泼洒
氨中毒	易溶于水,在高密度的集约化养殖条件下,特别容易发生氨浓度急剧升高的情况	游动急促,上下窜动、冲撞旋转,进而靠近池边,游动缓慢、失去平衡,反应呆滞、惊吓无反应,眼球突出、口腔开大以至死亡	二氧化氯全池泼洒法
藻毒素	藻类发生大量死亡时,将释放大量对水产动物毒性强的藻毒素	鱼卵变异,鱼类行为异常,不吃食,生长缓慢	控制蓝藻水华的较好方法是施入足够浓度的枯草芽孢杆菌或其复合制剂

第二节 常见的水产解毒类药物

水产类中毒一旦发病便可能出现暴发性死亡,给广大水产养殖者造成惨重损失,因此除坚持"加强日常管理,做好预防工作"外,及时合理地应用解毒药可以加快毒物清除速率,积极治疗,减轻毒物对机体造成的危害,方能最大限度地降低经济损失。使用解毒药时需要了解解毒药物的使用剂量、适应对象及药物的作用机制,避免解毒药产生二次中毒。

一、物理作用解毒渔药

物理作用解毒渔药是一类应用最广泛的解毒药,具有价廉易得、安全可靠、适用范围广等优点。但有时效果较差,不能完全清除毒物。多用于预防性或急救时对水体初步解毒。这类解毒药通常都有很大的比表面积和较强吸附能力,通过吸附水体中毒物或其他物质,从而阻止毒物继续危害水产动物。或通过与水体中的有毒有害物质粘连产生絮凝状沉淀物,沉入水底而达到解毒目的。其作用机制主要是通过药物的吸附作用、沉淀作用等进行解毒,对水产动物无害或安全性好,在水产养殖解毒方面的应用十分广泛。同时也能净化水产养殖中的水质、池塘底质,对防治赤潮和缓解养殖池内缺氧浮头等都有显著作用。物理作用解毒渔药又分为吸附剂和沉淀剂。常见的吸附剂有沸石粉、麦饭石等,沉淀剂有聚丙烯酰胺、硫酸铝钾等。

常用的物理作用解毒渔药参见表 11-4。

二、化学作用解毒渔药

化学作用解毒渔药的种类很多,应用范围比较广泛。大多数的化学作用解毒渔药都属于特异性解毒药,可分为氧化剂、还原剂和配位剂。它们的作用原理主要是通过氧化、还原和配位反应能够迅速消除毒物在水体中及水产动物体内的毒性。氧化剂可通过氧化作用,使有毒物质转化为无毒物质,并由肾排出体外。还原剂与毒物形成无活性的物质,从而起到解毒作用。例如,维生素 C 在谷胱甘肽还原酶作用下,使氧化型谷胱甘肽还原为还原型谷胱甘肽。还原型谷胱甘肽的巯基能与重金属如铅离子、砷离子和某些毒素

表 11-4　常用的物理作用解毒渔药

药物	药理作用	作用机制	药物应用	注意事项	用法与用量
沸石粉（natural zeolite）	解毒	沸石粉为多孔隙颗粒，故具有良好的吸附性、吸水性、可溶性	①对氨氮、有机物质和重金属离子等有害物质有吸附和交换能力。②能有效地降低池底硫化氢毒性的影响。③提高水底酸碱度的缓冲性能，减轻毒物的危害程度。④间接增加水中溶氧。⑤为浮游植物生长繁殖提供充足的碳素，为多种动植物提供生长所必需的具有生物活性的元素	①储存于干燥处。②不要与化肥或其他药物一起存放或混用	在养殖池中每立方米水体一次量30~50g，全池泼洒。化养殖时用于去除NH_4^+，每立方米水体一次量50~60g，全池泼洒。在对虾育苗池中，每立方米水体0.5~1.0g，2d 1次，全池泼洒
麦饭石（maifan stone）	解毒	质地松软，表面致密，具特殊微孔结构，有众多的空隙和通道，通过吸附水体中毒物或其他物质从而阻止毒物继续危害水产动物	①用于净化水质，消除水中毒物（水中的氨、亚硝酸、药物残留等有害物）。②排除生物体内毒素和促进藻类的活力。③增加水中溶氧，防止缺氧浮头。④提高池水酸碱缓冲能力	①应单独储存于干燥处。②用化后可更新。③用10‰海水彻底浸泡冲洗后，能重新恢复效力，但这种情况只适用于淡水养殖。④在海水养殖中，其粒度应在100目以上	一次量，每立方米水体150~300g，全池泼洒，10~15d 1次
膨润土（bentonite）	解毒	透气性能较好，具强烈的吸水性。人水后能迅速成微小颗粒（体积能涨大10~30倍），膨润土在水中呈悬浮和凝胶状，并兼有良好的阴离子交换性能和黏结力。通过交换和黏合作用阻止毒物继续危害水产动物	①用于净化水质。具有吸附和聚集水中悬浮物，使其沉淀和覆盖池底，减弱底层耗氧，控制营养盐类溶出速度的作用。②对防治赤潮和缓解养殖池内缺氧浮头有显著作用	①应单独储存于干燥处。②不同产地的组分和化学性能不尽相同，使用时要结合环境。③提早或定期投放效果好	一次量，每立方米水体75~150g，全池泼洒
酸性白土（fuller's earth）	解毒	通过吸附作用产生解毒作用	①有吸附作用。能吸附肠内气体和细菌毒素，阻止毒物在胃肠道的吸收，并对发炎黏膜有保护作用，用于治疗各种中毒症。②外用可有效吸附水中的藻类毒素、重金属、农药等化学毒物，起到解毒作用	不与消毒剂、杀虫剂、营养盐类等药物混用或同用	解毒与净化。一次量，每立方米水体1.5~3g，全池泼洒
聚丙烯酰胺（polyacrylamide）	解毒	通过与水体中的有毒有害物质粘连产生絮凝状沉淀物，沉入水底而达到解毒目的	是水产高密度养殖池常用水体解毒剂之一，也常与硫代硫酸钠等配伍使用，可解除多种常见毒物，如消毒剂、杀虫剂、亚硝酸盐、氨、重金属等	①聚丙烯酰胺本身没有毒性，只有当吸入量大于5‰时因肠胃黏膜对营养的吸收被黏阻而有害。②聚丙烯酰胺中残留的丙烯酰胺单体有毒，食品应用要严格控制、储存、运输应注意防潮	重金属中毒解毒，一次量，每立方米水体0.15~0.45g，全池泼洒

（如苯、蓝藻毒素）相结合而排出体外，保护含巯基酶和其他活性物质不被毒物破坏。配位剂通过与某些有毒元素的离子螯合，形成可溶性无毒或低毒的螯合物，经肾排出，缓和或解除中毒症状。本类药物的特异性强、解毒效果好，其中配位作用解毒药种类最多、用量最大。此外，还兼有凝聚、絮凝、螯合等作用。主要用于预防和治疗早期重金属对养殖水体的污染；防治对虾无节幼体由重金属离子引起的畸形病、烂肢病；降低或消除鱼、虾、蟹养殖池中重金属离子；以及用于池塘的水体解毒，如亚硝酸盐、氨、重金属、杀虫剂中毒。

常见的化学作用解毒渔药有硫代硫酸钠、依地酸钠钙、维生素C等。

1. 硫代硫酸钠

【药理作用及机制】解毒作用，硫代硫酸钠（sodium thiosulfate）为无色、透明的结晶或结晶性细粒。具有活泼的硫原子，能供给硫，在硫氰酸酶作用下，可与体内游离的氰离子或与高铁血红蛋白结合的氰离子相结合，形成无毒的硫氰酸盐而解毒。硫代硫酸钠在血液中还可生成亚硫酸钠，硫代硫酸钠是钡盐中毒的特效解毒药，亚硫酸根离子可与钡离子化合为无毒的亚硫酸钡而解毒。

【药物应用】主要用于池塘的水体解毒，如亚硝酸盐、氨、重金属、杀虫剂中毒等。

【用法与用量】水体解毒，一次量，每立方米水体1.5g，用水充分溶解，稀释1000倍，全池泼洒，10d 1次。

【注意事项】①不可泛用，选用与硫代硫酸钠的合剂较好。②经常使用也有一定的毒性。③不可与消毒剂、杀虫剂、水体营养性调节剂及生物制剂同用，应根据实际情况间隔数日。④应储存在阴凉干燥的库房内。避光、密封保存，运输中应避免暴晒、受潮、雨淋。

2. 依地酸钠钙

【药理作用及机制】解毒作用，依地酸钠钙（calcium disodium edetate）为白色结晶性粉末或带有颗粒状。易溶于水，不溶于醇、醚和氯仿。能与许多金属离子作用生成配合物。形成可溶性无毒或低毒的螯合物，排出体外，缓和或解除中毒症状。

【药物应用】①预防和治疗早期重金属对养殖水体的污染。②防治对虾无节幼体由重金属离子引起的畸形病、烂肢病。③降低或消除鱼、虾、蟹养殖池中重金属离子。

【用法与用量】①对虾无节幼体的中毒解毒：全池泼洒，每立方米水体5~10g。②鱼、虾、蟹养殖中的特效解毒：一次量，每立方米水体0.5~2g，全池泼洒。

【注意事项】密封保存。

此外，常见的属于化学作用解毒渔药的还有维生素C、葡萄糖（glucose）等，参见表11-5。

表11-5 其他化学作用解毒渔药

药物	药理作用	作用机制	药物应用	用法与用量
维生素C	解毒	通过还原剂的作用如在谷胱甘肽还原酶作用下，使氧化型谷胱甘肽还原为还原型谷胱甘肽。还原型谷胱甘肽的巯基能与重金属如铅离子、砷离子和某些毒素（如苯、蓝藻毒素）相结合而排出体外，保护含巯基酶和其他活性物质不被毒物破坏	用以治疗因重金属（铅、汞）、有机磷类和某些化学物质（如苯、砷、喹乙醇等）引起的中毒病	①冷水性肉食性鱼类：一次量，每千克体重3~24mg，拌饲口服。②对虾：一次量，每千克体重30mg，拌饲口服

续表

药物	药理作用	作用机制	药物应用	用法与用量
葡萄糖	解毒	葡萄糖增强肝解毒能力，肝解毒能力与肝内糖原的含量密切相关，肝内葡萄糖含量高，能量供应充足，肝细胞的各种生理功能（包括解毒功能）就能得到充分发挥。此外，肝进行结合代谢解毒的一些原料，如葡萄糖醛酸和乙酰基等，就是由葡萄糖代谢提供的	主要用作因化学药品及农药或水产杀虫剂中毒、蓝绿藻毒素中毒等的解救药物。内服解毒，可增强养殖动物抗应激能力，预防毒物危害。也可化水泼洒于养殖池中进行解毒，但成本较高。用作渔用内服药制剂的辅料	①外用解毒，一次量，每立方米水体0.45～0.75g，全池泼洒。②口服解毒，一次量，每千克体重35～65mg，口服

三、生物作用解毒渔药

生物作用解毒渔药大多是利用已开发的有益菌当作药物来使用，通过有益菌的作用，达到解毒目的。有益菌群在水体中降解农药及水产用杀虫剂方面起着极为重要的作用。微生物通过水解作用能把有机磷杀虫剂酯键部分分解成无毒产物；通过还原作用使枯草芽孢杆菌将杀螟松还原成氨基衍生物；假单胞菌通过微生物代谢的氧化作用降解滴滴涕（DDT）生成DDMU［化学名称：2,2-双-（对氯苯基）-1-氯乙烯］，再还原成DDMS［化学名称：2,2-双-（对氯苯基）-1-氯乙烷］，再脱去氯化氢而生成DDNU［化学名称：2,2-双-（对氯苯基）-乙烷］，最终氧化成DDA［化学名称：双-（对氯苯基）乙酸］。

水产上常用的生物作用解毒渔药是枯草芽孢杆菌，在动物体内通过还原作用，较常见的是脱氢作用达到解毒的目的，用于净化改良水质，解除水体中毒。

除了以上三类解毒药外，在水产养殖中还有用阿托品（atropine）、甘草（glycyrrhiza）等药物进行解毒的。其中阿托品为特异性解毒药，主要通过阻断M胆碱受体，解除乙酰胆碱的中毒。用于有机磷中毒及急性毒蕈碱（muscarin）中毒治疗。甘草历来就有"百草之王"之称，具有调和诸药、解百药之毒的功效。甘草素是药用植物甘草中的一种黄酮类化合物，对某些毒物有类似于葡糖醛酸的解毒作用。甘草酸水解后释放出的葡糖醛酸可与含羧基、羟基的毒物结合，阻止毒物被吸收；通过物理、化学作用沉淀毒物以减少吸收。

知识拓展

近年来，由于养殖户养殖密度过大，导致养殖水质严重下降，养殖生物的发病率大幅上升，对水产的产量及质量都产生了十分恶劣的影响。目前养殖户主要采用各种抗生素药品来加以控制，但各类药品的使用无疑是饮鸩止渴，各类的残留药物成为制约水产养殖持续发展的新问题。益生菌是一种微生物试剂，可以有效改善肠道微生物的平衡，当益生菌进入生物体内时可以改善养殖生物的新陈代谢，当益生菌存在于水中时则可以降解水中的有机物，对残饵、动植物的残骸以及各类有害物质，对水质的改善有着很大的帮助。益生菌用于饵料中的主要目的便是促进养殖生物对饵料的消化与吸收，从而提高饲料的利用率。对产品的幼苗存活率的提高也有着一定影响。此外，还是很好的免疫激活剂，可以有效抑制病菌的产生。

益生菌在水产养殖中的应用是水产养殖领域根据时代要求做出的必然选择，对水产养殖业的进一步发展有着重要意义。加强对益生菌在水产养殖中应用的研究，使益生菌的使用越发科学合理，从而促进水产养殖行业的进一步发展，不断为我国人民群众提供优质的水产，在保证产量的同时让人民吃得安心、吃得放心。

思考题

1. 名词解释
1）中毒　　　　　　　2）水产解毒类药物　　　3）非特异性解毒药
4）特异性解毒药　　　5）外毒　　　　　　　　6）内毒

2. 填空
毒物进入机体主要有三种途径：一是_____，二是_____，三是_____。

3. 简答题
1）简述解毒渔药的含义。
2）在养殖过程中，水产动物中毒的原因主要包括哪些方面？
3）紧急缓解鱼类中毒死亡现象的技术措施有哪些？
4）解毒渔药常见的分类方法有哪些？
5）水产养殖中常见毒物有哪些？
6）简述物理作用解毒渔药的特点及其作用机理。
7）简述化学作用解毒渔药的种类及其作用机理。

参考文献

杨先乐. 2011. 鱼类药理学. 北京：中国农业出版社

赵敬友. 2021. 益生菌在现代水产养殖中的应用研究与展望. 农业灾害研究，11（3）：178-179，181

第十二章　水产中草药类药物

本章概览

1. 中草药通常按自然分类系统、天然属性及药用部分、化学成分和功效或药理作用等多种方法进行分类。渔用中草药通常具有增强免疫、促进生长、改良品质和诱食等药理作用。同时具有多功能性、毒副作用小，不污染环境和抗药性小等特征。
2. 渔用中草药常含有生物碱、苷类等有效成分。渔用中草药组方时注意药物七情和配伍禁忌。药物的组方目的是增效、减毒。中草药的量效关系具有自身的特点。中草药的药效学包括主要药效学研究和一般药理学研究两部分。
3. 渔用中草药使用常有投喂法、泼洒法、糖化法、浸泡法和浸洗法等。常见的具有抗病毒、抗细菌、抗真菌、驱（杀）虫和调节水产动物生理机能的中草药参见本章正文。

Overview of this Chapter

1. Chinese herbal medicines are usually classified according to various methods such as natural classification system, natural properties and medicinal parts, chemical composition and efficacy or pharmacological action. Chinese herbal medicines for fishing usually have pharmacological effects such as enhancing immunity, promoting growth, improving quality and attracting food. At the same time, it has the characteristics of versatility, small toxic and side effects, no environmental pollution and low drug resistance.
2. Fishing Chinese herbal medicines often contain active ingredients such as alkaloids and glycosides. When formulating Chinese herbal medicines for fishing, pay attention to the seven emotions and incompatibilities of drugs. The purpose of the formulation of the drug is to increase efficacy and reduce toxicity. The dose-response relationship of Chinese herbal medicine has its own characteristics. The pharmacodynamics of Chinese herbal medicine include two parts: main pharmacodynamics research and general pharmacology research.
3. Fishing Chinese herbal medicines are often used by feeding method, splashing method, saccharification method, soaking method and soaking method. Common Chinese herbal medicines with anti-virus, anti-bacterial, anti-fungal, expelling (killing) insects and regulating the physiological functions of aquatic animals are shown in the text of this chapter.

第十二章 水产中草药类药物

学习目标

1. 掌握渔用中草药的药理作用及其作用特点；掌握中草药的使用方法。
2. 熟悉中草药的量效关系及中草药药效学、中草药代谢动力学内容。
3. 了解中草药的成分；了解常用的中草药。

Learning Objectives

1. Master the pharmacological effects and functional characteristics of Chinese herbal medicines for fishing; master the usage of Chinese herbal medicines.
2. Acquaint the dose-response relationship of Chinese herbal medicine, pharmacodynamics of Chinese herbal medicine, and metabolic kinetics of Chinese herbal medicine.
3. Understand the composition of Chinese herbal medicines; understand commonly used Chinese herbal medicines.

本章思维导图

水产中草药类药物 Aquatic Chinese Herbal Medicine

中草药分类 Classification of Chinese Herbal Medicine
- 自然分类系统分类 Natural Classification System
  - 天然属性及药用部分分类 Natural Properties and Medicine Classification
  - 化学成分分类 Chemical Component Classification
  - 功效或药理作用分类 Efficacy or Pharmacological Action Classification

渔用中草药药理作用 Pharmacological Action of Chinese Herbal Medicine for Fishing
- 增强免疫、防治疾病 Boost Immunity and Prevent Disease
- 促进生长，降低饵料系数 Promote Growth and Reduce Bait Coefficient
- 改良品质，提高产品质量 Improve Quality and Product Quality
- 诱食作用 Phagocytosis

渔用中草药特征 Characteristics of Fishery Chinese Herbal Medicine
- 多功能性 Versatility
- 毒性作用小，不污染环境 Less Toxic and No Environmental Pollution
- 抗药性小 Less Drug Resistance

中草药的有效成分 Active Ingredients of Chinese Herbal Medicine
- 生物碱 Alkaloids
- 苷类（配糖体）Glycoside
- 内酯和香豆素 Lactones and Coumarin
- 挥发油 Volatile Oil
- 有机酸 Organic Acid
- 糖类 Carbohydrate
- 鞣质 Tannin
- 氨基酸、蛋白质和酶 Amino Acids Proteins and Enzymes
- 植物色素 Phytochrome
- 油脂和蜡 Greases and Waxes
- 树脂、树胶及黏液质 Resins, Gums and Mucilages
- 无机成分 Inorganic Ingredients
- 动物性药的成分 Ingredients of Animal Medicine

中草药组方 Prescriptions of Chinese Herbal Medicine
- 概念 Concept
- 组方原则 Formulation Principle

中草药量效关系的特点 Characteristics of Dose-effect Relationship of Chinese Herbal Medicine
- 中草药的量效关系 Dose-effect Relationship of Chinese Herbal Medicine
- 中草药的药效学 Pharmacodynamics of Chinese Herbal Medicine

中草药的代谢动力学 Metabolic Kinetics of Chinese Herbal Medicine
- 概念 Concept
- 研究的内容 Research Content
- 研究的方法 Research Method
- 研究的特点 Research Feature

常见的中草药 Common Chinese Herbal Medicine
- 抗病毒中草药 Antiviral Chinese Herb Medicine
- 抗细菌中草药 Anti-Bacterial Chinese Herb Medicine
- 驱（杀）虫中草药 Chinese Herbal Medicine for Repelling (Killing) Insects
- 调节水产动物生理机能的中草药 Chinese Herbal Medicine for Regulating the Physiological Function of Aquatic Animals

中草药使用方法 Usage of Chinese Herbal Medicine
- 投喂法 Feeding Method
- 泼洒法 Splash Method
- 糖化法 Saccharification
- 浸泡法 Immersion
- 浸洗法 Dipping Method

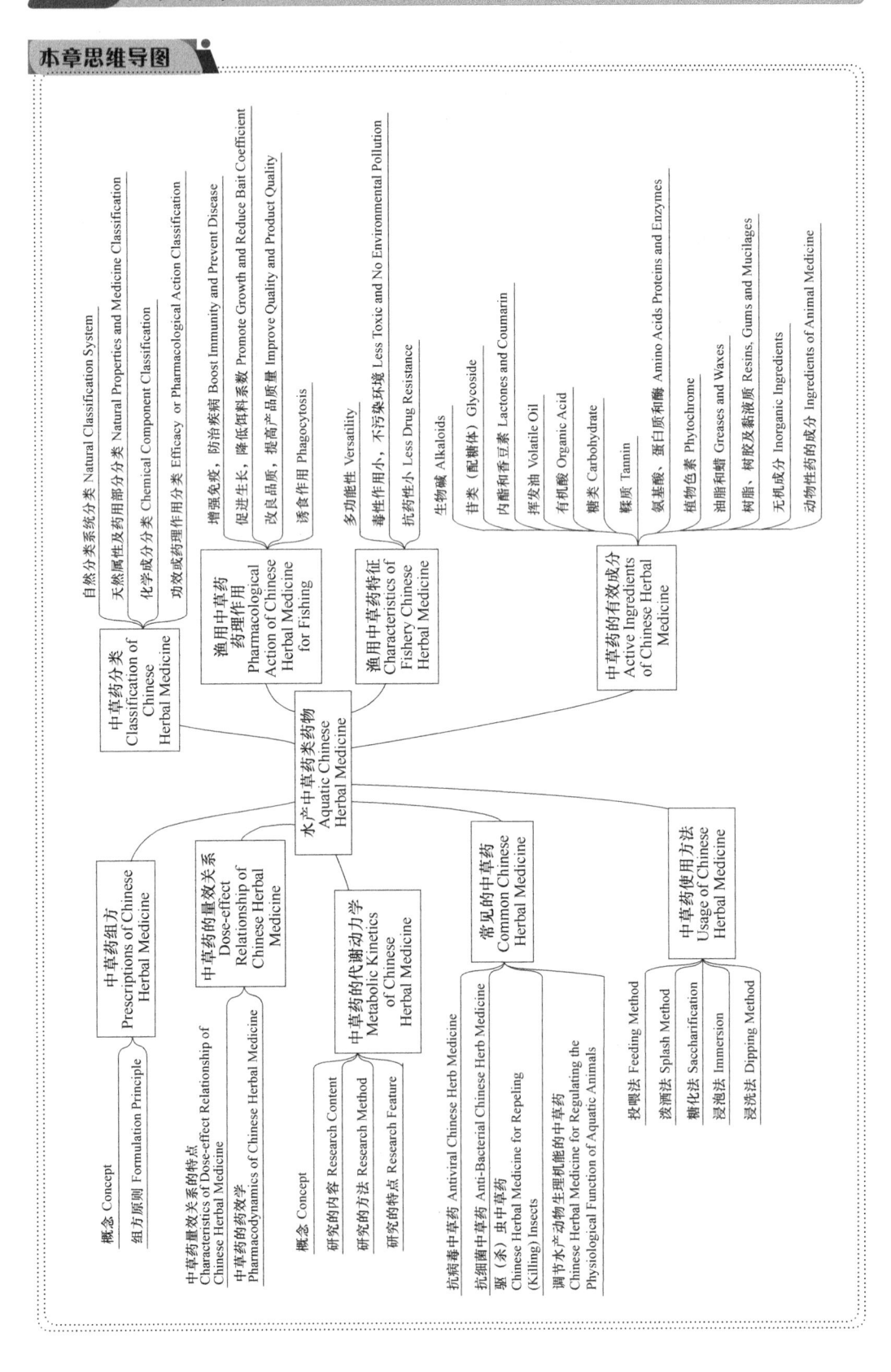

第一节 中草药的种类及作用特点

随着水产养殖病害的日趋严重，养殖中所使用的渔用药物的种类和数量也在不断增多。抗生素、促生长剂、杀虫药等的大量使用带来了药物残留、耐药性等问题，既危害了人类健康，又污染了环境。而中草药具有抗菌、抗病毒、副作用少、毒性低等特点，在水产养殖中越来越受到重视，应用也日益广泛，成为渔药中的重要组成部分。

一、中草药的种类

神农始尝百草，始有医药。中医药在人类的生存与繁衍中发挥了巨大的作用。现代社会对中医药的重视程度也越来越高，其使用范围远远超越了人类本身。首先我们先明确几个概念。

中药是指在中医药理论指导下，按中医治疗原则使用的药物，包括中药材、饮片、中成药等。其中中药材是饮片和中成药的原料药物。草药一般是指民间医生用以治疗或地区性口碑相传的民间用药。中草药是中药与草药的总称，目前资源丰富，数量众多，再加上配伍而形成的方剂，更是数不胜数。中草药由于其自身的特性，目前不仅在临床上广泛应用，在各种养殖业也有很好的预防和治疗疾病的作用。

中草药品种繁多，收载生药品种最多的《中华本草》记载了我国生药品种8980味，其中常用的有500余味。根据需要的不同，其中常见的分类方法有以下几种。

1. 自然分类系统分类

根据药物的原植（动）物在分类学的亲缘关系，按门、纲、目、科、属和种分类排列。其优点在于同科同属植物在形态、性状、组织构造、化学成分与功效等方面有共同点，利于寻找具有类似成分、功效的植（动）物，扩大药物资源。

2. 按天然属性及药用部分分类

按其来源可分为植物类、动物类和矿物类。植物类药物按其使用部位的不同，又可以分为根类、根茎类、茎木类、皮类、叶类、花类、果实类、种子类和全草类等。其优点在于便于学习和研究药物的外形和内部构造，也有利于掌握传统的药材性状鉴别方法。

3. 按化学成分分类

根据所含有的有效成分或主要成分的类别来分类，如含黄酮类成分的药物、含生物碱类成分的药物等。其优点在于便于学习和掌握具有相同化学成分的生药，既有利于研究其有效成分和理化分析，也有利于研究有效成分与疗效的关系，以及含同类成分的生药与科属之间的关系。

4. 按功效或药理作用分类

例如，按中药功效分为清热药、解表药、祛风湿药等。或按现代药理作用分为作用于神经系统的药物、作用于循环系统的药物等。其优点在于便于学习、掌握和研究具有相同功效或药理作用的药物，也可以与活性成分研究相结合。

此外，还有其他分类方法。例如，《神农本草经》按有毒无毒和用药目的的不同分上、中、下三品。现代文献按中文名的笔画进行分类编排等。此法虽利于检索，但药物间缺少相互联系。

二、渔用中草药的药理作用

1. 增强免疫，防治疾病

一般认为在水产动物发挥抗病作用的主要是非特异性免疫因子。水产动物非特异性免疫因子有体液因子和吞噬细胞，体液因子存在于血液、黏液中，主要包括补体、溶菌酶、蛋白酶抑制剂、干扰素、天然溶血素等。鱼类吞噬细胞有嗜中性粒细胞和巨噬细胞两种。在饲料中添加营养性免疫促进剂、增强动物免疫力是提高水产动物抗病力的有效方法之一。中草药中所含多糖、生物碱、有机酸、苷类、挥发油等，均能提高机体组织、器官屏障防御功能。多糖能激活网状内皮系统，诱导淋巴细胞、脾T细胞的增生，增强其吞噬功能，增强NK细胞杀伤功能，诱生干扰素等。苷类可诱导细胞产生γ-干扰素、白细胞介素-2及淋巴毒素等，增加T细胞数量，提高血清补体，增强NK细胞的活性，提高巨噬细胞的吞噬功能。有机酸类能增强巨噬细胞的吞噬功能，增强机体的免疫功能。

2. 促进生长，降低饵料系数

促进生长，降低饵料系数，是由中草药多种功能共同作用产生的。神曲、麦芽等含有丰富的维生素、消化酶及未知促生长因子，能促进水产动物的消化吸收，增加摄食量，降低饵料系数；黄芪、党参、刺五加等含有免疫多糖，能提高机体的免疫力。

3. 改良品质，提高产品质量

中药饲料添加剂作为品质改良剂，可改良鱼类肉质和肤色。由于人工饲料的大量应用，人工饲养的鱼与野生鱼相比肉质风味有较大差异，主要原因是人工饲养鱼的肉质风味成分如游离氨基酸、不饱和脂肪酸、醛、酯、酚等的含量和比例发生了变化。

4. 诱食作用

民间早就有应用中草药对水产动物诱捕、诱钓的现象。这些对水产动物有诱食作用的中草药一般具有香味、腥味、腐臭味等。

三、渔用中草药的特征

1. 多功能性

渔用中草药的组分较复杂，每味中草药一般由几种、几十种甚至上百种成分组成，常具有多种不同甚至相反的药效功能。

2. 毒副作用小，不污染环境

化学合成药物作用于机体，会改变体内的酸碱度、渗透压，干扰非病变部位、环节等，易造成对细胞原生质的损害，出现毒副作用。而渔用中草药饲料添加剂的加工和炮制也是采用自然法则，因而中草药饲料添加剂长期使用对动物体一般不会产生毒副作用、药物残留或环境污染等问题。

3. 抗药性小

渔用中草药一般无抗药性或抗药性较小，中草药对动物作用多以提高免疫力、增强体质为主，中草药免疫促进因子能有效提高动物体内抗病因子的功能活性或数量，从而间接地起到促进康复、增强免疫力的作用。

第二节 中草药的有效成分及组方

中草药主要来源于植物，兼有动物和矿物来源药物。每味中草药中都含有多种化学成分，具有功能作用的成分，通常称为有效成分，只占药材很小的一部分，而大部分却是无效的，有的甚至还有毒性或副作用。

一、渔用中草药的有效成分

1. 生物碱

生物碱是一类存在于植物体中的除蛋白质、肽类、氨基酸及 B 族维生素以外的含氮碱基的有机化合物，类似碱的作用，能与酸结合成盐，具有很强的生物活性。大多数生物碱为结晶形固体，少数生物碱为液体，如烟碱、槟榔碱。味苦，有臭气和颜色（如黄连碱）。游离生物碱一般不溶于水，而溶于有机溶剂（如乙醇等），但它的盐可溶于水和乙醇。生物碱多存在于药用植物中，少数存在于药用动物中（如蟾蜍碱等）。生物碱具有解热、镇痛、驱虫、抗菌消炎等多方面的作用，如槟榔碱、辣椒碱等。生物碱可用酸、水提取，也可用醇提取。

2. 苷类（配糖体）

苷存在于植物的花、果实、根、叶、皮中，尤以果、皮、根含量高。苷类是糖和糖的衍生物与另一称为苷元的非糖物质，通过糖端的碳原子连接而成的化合物，是可用稀酸或酶水解后产生糖和非糖（即苷元）两部分的化合物。苷的种类繁多，有黄酮苷、蒽醌苷、强心苷、皂苷、香豆精苷及氰苷、苦味苷等。其中，强心苷与皂苷是最重要的类型。黄酮、蒽醌类化合物通过酚羟基而形成黄酮苷、蒽醌苷，分解后产生具有药理活性的黄酮，主要有解毒、泻下、利尿、强心、抗溃疡、抗氧化、抗微生物等作用。苷类易溶于水（苷元难溶于水），可溶于乙醇等。苷的提取用乙醇、沸水和加酶解物质（如碳酸钙）等方法。

3. 内酯和香豆素

内酯属含氧的杂环化合物，内含酯键。香豆素是邻羟基桂皮酸的内酯，为内酯中的一大类，单独存在或与糖结合成苷。在蛇床子、补骨脂、白头翁等中药中广泛存在。具有祛痰平喘、抑菌等多种作用。

4. 挥发油

挥发油也叫精油，广泛存在于植物的花蕾、茎叶及根茎中，是一类可随水蒸气蒸馏而与水不相溶的油状液体，是一类混合物，具有发汗解表、镇痛消炎、抗菌杀虫等作用。主要成分是脂肪族、芳香族、萜类及其含氧化合物（醇、酚、醚、酮、酯和内酯等）。大多是无色或微黄色透明液体，具有特殊的香味。常温下能挥发，在水中溶解度极小；它可溶于有机溶剂（乙醚、乙醇等）。常采用超临界萃取法、蒸馏法、溶剂法和压榨法提取。

5. 有机酸

酸味中草药多含有机酸（草酸、柠檬酸、苹果酸、琥珀酸等），具有扩冠、抗菌等作用。它能与钾、钙等金属离子或生物碱结合成盐，少数为游离态存在于植物中。低级脂肪酸溶于水、乙醇等，难溶于有机溶剂；高级脂肪酸及芳香酸易溶于有机溶剂，而难溶于水。一般采用有机溶剂法和离子交换法提取。

6. 糖类

糖是多羟基醛或多羟基酮及其缩聚物。按其水解反应可分为单糖、低聚糖和多糖及其衍生物。单糖有甜味，易溶于水，难溶于极性小的有机溶剂（如无水乙醇等）；多糖（十至千个单糖形成）已失去一般糖的性质，无甜味，不溶于水，即便溶于水也只生成胶体溶液，如淀粉、菊糖、黏液质、果胶、树胶、纤维素和甲壳质等。多糖的提取多采用在提取液中加入乙醇使其沉淀，然后滤过的方法。

过去认为多糖无生物活性，而将其作为杂质除去。但近年来发现，中草药中的许多多糖（如人参多糖、黄芪多糖、香菇多糖等）具有增强动物体免疫功能的作用，故被广泛应用。

7. 鞣质

鞣质也叫鞣酸、单宁，是一类多元酚类高分子化合物的总称，多具有收敛作用，遇蛋白质、胶质、生物碱等能生成沉淀。它可与蛋白质结合形成致密、柔韧、不易腐败、难透水的化合物，被制革工业用以鞣皮为革，而称鞣质。鞣质多为无定形粉末（如石榴皮、地榆等），连某些寄生于植物的昆虫虫瘿也常含有多量的鞣质（如五倍子的含量高达60%～70%）。鞣质可分为可水解鞣质（如没食子酸鞣质类等）和缩合鞣质（又称鞣酐、鞣红，如大黄鞣质、麻黄鞣质等）。提取鞣质的方法常用沉淀法和聚酰胺柱法。鞣质具有抗菌消炎、收敛止泻、止血和酶活性抑制等作用。常见的五倍子鞣质也称鞣酸，用酸水解时，能分解出糖与五倍子酸，主要用于止血与解毒。

8. 氨基酸、蛋白质和酶

分子中含有氨基的羧酸称为氨基酸，蛋白质是多种氨基酸结合而成的高分子化合物，多数酶属蛋白质。氨基酸、蛋白质和酶均溶于水，而难溶于有机溶剂，并在受热及遇酸、碱或某些化学试剂时变性。提取蛋白质和酶，常用水冷提取和分级沉淀等方法。

蛋白质存在于各种组织和细胞中，大多数情况下蛋白质无药用价值，曾作杂质除去。但近年发现，某些蛋白质或多肽有显著的生物活性。例如，天花粉蛋白可催产，水蛭素抗凝血，蜂毒具有抗辐射、兴奋中枢神经系统等作用。

多数酶是有机体内具有催化能力的蛋白质（通常催化作用具专一性，即蛋白质酶只能催化蛋白质分解成氨基酸），具有消化吸收的功能。

9. 植物色素

色素广泛存在于植物性中草药中，一般分为脂溶性色素（如叶绿素、胡萝卜素等）和水溶性色素（黄酮类、花色素、蒽醌成分等），其提取也按其溶解性而分别以有机溶剂和水提纯。植物色素在以往均作为杂质而被去除。现已发现部分水溶性色素（如叶绿素等）具有一定的抗菌消炎、促进肉芽生长等作用。此外，天然色素还广泛用于改进鱼体色泽和畜产品的色泽。同时胡萝卜素是维生素 A 的前体，可用来防治维生素缺乏症等。

10. 油脂和蜡

油脂多为一分子甘油与三分子脂肪酸构成的酯，主要存在于种子中。不溶于水，易溶于热乙醇等有机溶剂中。提取多用压榨法或低沸点溶剂法。油脂也具有药用价值，如蓖麻油有缓泻作用、鱼肝油有滋补作用等。

蜡是高级脂肪酸的高级饱和一元醇酯。蜡的理化性质与油脂相似，只是更为稳定。虫蜡（即白蜡）是寄生在女贞树上的白蜡虫的分泌物，为我国特产，主产于四川等地。蜂蜡是工蜂腹部蜡腺的分泌物。虫蜡、蜂蜡等具有强壮作用，并含有可用作药用软膏的基质。

11. 树脂、树胶及黏液质

（1）树脂　　树脂是树组织的树脂道受伤后的泌出物经干燥而形成的无定形的半固体或固体混合物。它不溶于水，可溶于乙醇等有机溶剂，在碱液中有部分或完全溶解，而加酸后又会沉淀析出；受热变为液体，具黏性；燃烧时产生浓烟及明亮火焰。树脂大多与挥发油、树胶、有机酸等混合存在。与挥发油混合者称油树脂（如松油脂），与树胶混合者称胶树脂（如阿魏），与有机酸混合者称香树脂（如安息香树脂），与糖结合成苷的称糖树脂（如牵牛子脂）。提取用乙醇法。药用树脂有阿魏、安息香、苏合香、血竭等，药理作用有镇静、镇痛、破血消肿、活血生肌、收敛防腐、祛痰等。

（2）树胶　　树胶是植物体破口所分泌的保护性浓稠液体，经干燥而成透明（半透）固体，树胶分子中均有糖醛酸，其羟基多与钠、钾等结合成盐。树胶遇水能膨胀或溶成胶体溶液，而加入乙醇即可产生沉淀。中药中的乳香、没药等含有大量树脂，也含有树胶类成分。其除作药用外，还常用作乳化剂、混悬剂，如阿拉伯胶、梧桐胶、桃胶等。

（3）黏液质　　黏液质是与树胶相似的多糖类物质，多存在于植物薄壁组织的黏液细胞内，如亚麻仁、车前子、芥子的表皮细胞中；昆布、海藻的细胞间质中；白芨、黄精、玉竹的黏液细胞中等。此外，琼脂、果胶等也有黏液质类成分。干燥黏液质有强吸湿性，在水中迅速膨胀，溶解成胶浆，而不溶于有机溶剂。提取可用加乙醇等沉淀法。黏液质常用作润滑剂、混悬剂、辅助乳化剂，也可作细菌培养基。

12. 无机成分

植物内无机成分主要为钾盐、钙盐和镁盐，它们或与有机物结合，或以特殊形式结晶存在，如草酸钙结晶、二氧化硅结晶等。有些中草药含无机盐较多，并含有微量元素，如人参、甘草含有锰、钴、铬等；大黄含有锰、铜等。无机成分与中草药作用的发挥相关，并参与中草药的结构功能，如人参调节神经的活性成分中就含有锰。根据无机成分溶于水而不溶于有机溶剂的特点，在提取时常用活性炭柱层析法、透析法和离子交换法。

13. 动物性药的成分

动物性药主要含有蛋白质、氨基酸、有机酸、黏多糖、激素、酶、色素、生物碱和活性物质及无机成分等，如阿胶主要含蛋白质和氨基酸，猪脑含有脑啡肽和内啡肽，地龙含有游离氨基酸，麝香含有雄性激素，鸡内金含有消化酶，蟾酥含有脂蟾配基和蟾毒配基，胆汁有100余种胆汁酸，海沙葵含有生物碱，蜂毒含明肽，斑蝥含有斑蝥素，刺参体壁含有酸性黏多糖等。上述成分均有广泛的药理作用。

二、渔用中草药的组方

1. 组方常用的名词概念

君药：方中对病因或主证起主要治疗作用的药物。

臣药：辅助主药更好地发挥作用的药物。

佐药：在方中治疗兼症或起监制作用（消除或缓解方中某药的毒性或偏性）的药物。

使药：能引导他药直达病所或起协调作用的药物。

此外，药物的"七情"需要在配伍中注意。其中相须、相使、相畏和相杀多在配伍中出现，而相恶、相反在组方中尽量避免出现，其极少能在组方中见到。

相须：两种性能相似的药物相配同用可以增强疗效。

相使：有某些相同的性能功效的药物配合同用时，一药起主要作用（即主药），另一药起辅助作用而提高主药的疗效；或一药治主症，另一药治兼症，从而加强主药的疗效。

相畏：药物相配同用时，一药的毒理和不良反应能被另一药减轻或抑制。

相杀：药物配用时，一药能消除另一药的毒性和不良反应。

配伍禁忌：两种以上药物混合使用或制成制剂时，可能发生体外的相互作用，出现使药物中和、水解、破坏失效等理化反应，这时可能出现混浊、沉淀，产生气体及变色等外观异常的现象。

2. 组方

组方是在中医药理论指导下，根据病症和机体状态，针对性选择药物配伍成方。注意配伍的增效、减毒，君、臣、佐、使的有机配合及避免配伍禁忌的发生。

3. 组方原则

组方原则是以中医的辨证施治为依据，在判明病因，正确分析各种病症轻重缓急的基础上进行组方。组方时又根据各种被选用的药物在治疗疾病中扮演的角色及其所起的作用分为君、臣、佐、使。施治时主药必须明确、对症，药量要恰到好处；对起辅助作用的药物要根据病情、正邪力量对比的演绎及并发症的有无加以选择；还要根据病因、病原的特点，发病部位、脏器，各种药物之间的合理搭配，选用佐药和药引。

第三节　中草药的量效关系

药物必须达到一定的剂量，才能发挥药效作用。在一定范围内药物的剂量（或浓度）增加或减少时，药物的效应随之增强或减弱，这种关系称为量效关系，是确定用药剂量的基础。药物的剂量、血药浓度和效应之间有着直接的关系，大多数药物在一定剂量范围内，用量与效应成正比。

一、中草药量效关系的特点

中草药量效关系的研究起步比较晚，而且发展较缓慢，现阶段还处于积累经验阶段。中草药的量效关系自古就有"中医不传之秘在量上，中医治病的巧处在量上"的说法。中草药量效关系的变化规律有异于西药的量效关系而有其自身的特点，包括以下几个方面。

1）药物作用的效应随药量变化而变化，每一味中草药都由不同的化学成分组成，中草药有效活性成分的含量是决定中草药功效的主要因素。

2）调整用量配比能够改变药物作用的方向。

3）整方服用剂量随主症变化而变化。

4）调整剂型以分缓急。

中草药量效关系是确定中草药用药剂量的依据，是确保用药有效性和安全性的基础。中草药剂量的大小直接影响着药物的疗效。需要在实际应用中不断探寻中草药药物剂量与药理效应的关系。量效关系的相对不规则性：化学合成药物的药理效应一般表现为在一定的范围内随着剂量的增加而增强。而对中草药而言，尽管在一定条件下也可表现这种量效关系，但有时量效关系不规则。中草药化学成分的复杂性也是其量效关系相对不规则的重要原因。因不同活性成分作用于不同靶点或系统，呈现的效应可能在一定的范围内会互相协同，超出一定范围又互相制约。

量效关系的理论学说有受体占领学说、修正的受体占领学说、速率学说、二态模型学说、能动学说等。常见的数学模型有线性、对数线性、S型最大效应模型（sigmoid-E_{max}）和最大效应模型（E_{max}模型）等。

二、中草药的药效学

渔用中草药药效学研究药物对机体的作用和作用机理。当药物在作用部位达到一定浓度时，就可能同细胞的某些成分发生作用，引起细胞功能的变化，从而产生一系列生理、生化改变。生理变化表现为器官功能的兴奋或抑制，生化变化主要表现为酶活动的加强或减弱，对病原体则主要表现为对其代谢活动的干扰，这些变化叫药物作用或药物效应。渔用中草药药效学研究包括主要药效学研究和一般药理学研究两个方面。

（一）主要药效学研究

1. 主要药效的确定

中药具有成分复杂、药理作用广泛的特点，因此主要药效的确定应根据主治和功效来确定，主要药理作用应选择两种甚至三种以上的实验方法。从多指标验证其药效，且以整体实验为主。

2. 指标观测及实验设计要求

观测指标应选用特异性强、灵敏度高、重复性好、能客观定量地反映药效的先进指标，并进行多指标观测。实验设计要按"重复""随机"和"对照"三个基本原则进行，以保证实验结果的准确性。一般来说，实验重复次数越多，结论越准确，但次数越多所耗人财物力就越大。故重复次数要根据实验要求和性质而定，主要药效指标稳定者，重复2～3次即可。动物分组应按随机原则处理，并设对照组。中药药理实验常用的对照组有三种，即正常对照组（也称空白对照组）、模型对照组和阳性对照组，可根据具体情况选用一种或两种。

3. 对受试药物的要求

受试中药药材应经过生药学鉴定，确定中药品种、产地、药用部位及制备工艺。

（二）一般药理学研究

在中药新药的药效学研究中，除主要药效外，有些药还要根据产生主要药效作用的剂量与给药途径，用清醒或麻醉动物进行一般药理学研究，包括研究内容和方法、特点及状况等相关内容。

第四节 中草药的代谢动力学

一、概念

渔用中草药药代动力学是研究中草药活性成分、组分、中药单方和复方体内吸收、分布、代谢和排泄的动态变化规律及其体内时量与时效关系，并用数学函数加以定量描述的一门边缘学科。它是中药药理学与药物代谢动力学相互结合、相互渗透而形成的。主要包括以下几方面。

1) 中草药生物效应药代动力学：是指中草药未经提取分离化学成分，给药后采用生物效应法测定药代动力学参数以研究中草药体内的动态变化。

2）中草药效应成分药代动力学：是指中草药未经提取分离化学成分，给药后测定体内中草药的某种有效成分的含量进行的药代动力学研究。这里"效应成分"是指中草药给药后发挥药物效应的有效成分。研究中草药单方效应成分者称为单方效应成分药代动力学，研究复方者称为复方效应成分药代动力学。

3）中草药化学成分药代动力学：是指以中草药中提纯的某一化学成分单体给药后测定其体液浓度进行的药代动力学研究。

4）毒理效应药代动力学：是指用毒理效应为指标（如小鼠急性死亡率等）测定中草药药代动力学参数进行的药代动力学研究。

5）药理效应药代动力学：是指用药理效应为指标（如心率、血压、睡眠时间、痛阈等）测定中草药药代动力学参数所进行的药代动力学研究。

二、中草药药代动力学研究的内容和方法

中草药药代动力学是中草药药理学与药代动力学的边缘学科，其研究内容分为两大方面：一为从药代动力学方面的考虑，二为从中草药药理学方面进行的考虑。前者是指要研究中草药在体内的吸收、分布、代谢、排泄的动态变化及某些中医药传统理论与药代动力学之间的关系，如中药归经理论与药动学的研究，中医药时辰学说与药动学研究等。下文从中草药药理学角度讨论中草药药代动力学的研究内容。

1. 中草药活性成分药代动力学研究

从中草药中提取、分离、纯化其有效成分，进行结构鉴定后作为单体给药，研究其体内过程及药代动力学参数，以及药物浓度与药效之间的关系。

这方面的工作与合成药完全相同，可直接应用血药浓度多点动态测定法进行研究。关键在于建立一个灵敏度高、专一性强、重现性好、回收率高的体液药物浓度测定方法，并选择一种动物做高、中、低三种不同剂量对动力学的影响，所用动物应尽量在清醒状态下进行实验，若有种属差异应多做几种动物实验。

2. 中草药活性组分药代动力学研究

目前，不少中草药经过提取得到某一组分如总碱、总苷或水溶性／脂溶性提取物后制成某种剂型供应用。这类中草药制剂的药代动力学常采用下列两种方法加以研究。

化学测定法：给药后测定代表性化学成分在血浆中的动态变化，并求出药代动力学参数。例如，丁公藤注射液的药动学研究是测定其中东莨菪碱的血药浓度，绞股蓝总皂苷是测定血浆样品经酸水解后生成的苷元含量。

生物测定法：尤适于有效成分不明者。陈皮总碱注射液采用升压为药效指标进行药代动力学研究，雷公藤总苷则以小鼠急性死亡率法测定总苷的药动学参数。

3. 中草药单、复方药代动力学研究

对于中草药的药代动力学，完整的研究应包括以下三个方面。

（1）中草药生物效应药代动力学　即中草药不经抽提分离，给药后采用生物效应法测定其表观药代动力学参数。采用毒理效应法者称为毒理效应药代动力学，代表毒性成分体内动态变化规律，有文献中称之为毒代动力学（toxicokinetics）。采用药理效应法进行的药代动力学研究称为药理效应药代动力学，代表药效成分体内动态变化规律。具体测定步骤已有不少文献报道，有主张对中草药应针对药效和毒性成分分别进行研究，分

别计算其动力学参数以解决有效性和安全性问题。

（2）中草药效应成分药代动力学　　中草药给药后，测定其中有效成分在血浆中的经时变化过程，并计算药代动力学参数，这样的研究称为中草药效应成分药代动力学。多数文献报道以中药中个别有效成分为代表进行研究，但近来有主张进行中药多组分药代动力学的研究，即同时测定数种有效成分的血药浓度，以便更客观地反映中药整体的药动学过程。中草药效应成分药代动力学以近年提出的血清药理学（serum pharmacology）理论为基础，故又称为血清药理学方法。

（3）中草药化学成分药代动力学　　中药的药性是由中药具有的化学成分决定的，故必须对中药中化学成分的药动学进行研究。生药中有效成分经提取、分离、纯化后得到化学结构明确的单体，给药后测定其血药浓度，求出动力学参数，与化学合成药物的药动学研究相同。

三、中草药药代动力学研究的特点

1. 整体观思想

传统中药制剂无论是复方还是单方，其药效都是其中多种化学成分相互作用所产生的综合效果。这些化学成分相互协同或相互拮抗从而产生中药的药理作用。中药制剂，特别是中药复方制剂成分复杂，绝大多数有效成分未明或干扰因素太多，缺乏微量定量分析方法，然而辨证论治、复方配伍是中医用药的精髓。因而整体观思想是中药药理研究的一大特点，也是中草药药代动力学研究的一大特点和应遵循的指导思想。离开了中医药整体观，单纯追求西药化，会使中草药研究的路子越走越窄。20世纪80年代国内采用毒理、药理效应法研究中草药药代动力学正是这种整体观的体现。

2. 现代科学化

即应用现代科学理论与方法研究中草药药代动力学。科学史表明，任何学科的发展往往要与其同时代相关学科的发展水平处于同步化状况，才易达到。故中草药药代动力学研究必须具有现代科学化特点。整体与现代科学相结合，整体观着重于宏观，现代科学化着重于微观，二者有机结合便能形成宏观与微观辩证统一的、完善的中草药药代动力学。

第五节　水产用药中常见的中草药及其使用方法

一、水产用药中常见的中草药

在水产生产过程中，常常会发生各种病虫害，以往的解决方法多是使用抗生素、杀虫剂等。虽然其见效快，但会造成严重的环境污染和鱼体的药物残留，危害人类身体健康。而中草药有成本低、易收集、无残留、副作用小等优势，是水产养殖病害管理中较好的选择。近年来，国内外科研工作者已从中草药中筛选和寻找到一些高效抗病毒药物，其中有些已被开发应用。随着高科技的飞速发展，中草药抗病毒研究必将走向细胞、分子甚至基因水平，这对研究并开发高应用价值的中药制剂有着非常重要的意义，最终可达到既能杀灭病菌又对宿主细胞无影响的目的。

根据中草药作用性质的不同，按其名称、所含化学成分、药理作用等列表分述。常见抗病毒中草药参见表12-1，抗细菌中草药见表12-2，驱（杀）虫中草药见表12-3，调节水产动物生理机能的中草药见表12-4。

表12-1 常见抗病毒中草药

中药名称	化学成分	药理作用	适应证	用法与用量
板蓝根（Radix isatidis）	含有吲哚类化合物，如靛蓝、靛玉红等，另含植物性蛋白质、树脂状物、糖类、氨基酸等	抑制多种病毒感染，还具抗多种病原细菌、抗炎和解毒作用，此外还能提高免疫功能	主治鱼类细菌性败血症、细菌性肠炎病	一次量，每千克体重0.05~0.1g，煎汁拌饲投喂，1d 1次，连用6d
虎杖（Polygonum）	根和根茎含游离蒽醌及蒽醌苷，主要为大黄素、大黄素甲醚和大黄酚，以及蒽苷类。另含鞣质和多糖	对病毒具较强的抑制作用。抗多种革兰氏阴性菌和革兰氏阳性菌，具止血、化瘀、生肌作用	用于病毒、细菌、真菌、原虫感染或多种因素混合感染引起的鱼、虾湿热性疾病的预防	一次量，每千克体重0.1~0.15g，煎汁拌饲投喂，1d 1次，连用6d
柴胡（Bupleurum）	主含柴胡皂苷、植物甾醇等，另含少量挥发油	具抗病毒、杀灭原虫、抗肝损伤作用	主要用于防治鱼类肝胆综合征	一次量，每千克体重0.05~0.1g，煎汁拌饲投喂，1d 1次，连用6d
山豆根（radix Sophorae tonkinensis）	主含生物碱类，如蝙蝠葛碱	具抗病毒、消肿、止痛、清火、解毒作用	防治鱼类肠炎病、烂鳃病、腐皮	一次量，每千克体重0.05~0.1g，煎汁拌饲投喂，1d 1次，连用6d

表12-2 抗细菌中草药

中草药名称	化学成分	药理作用	适应证	用法与用量
五倍子（Rhus）	主含五倍子鞣质及树脂、脂肪、淀粉及没食子酸	具抗革兰氏阳性菌和阴性菌的作用。对表皮真菌有一定的抑制作用	用于鱼类细菌性败血症、肠炎病、烂鳃病、竖鳞、腐皮病等，对中华鳖的白底板、鳃腺炎也有一定的治疗效果	一次量，每立方米水体3~5g，煮沸10~15min，去渣取汁，浸浴
十大功劳（Mahonia）	主含生物碱类和黄酮类成分如小檗碱、药根碱、木犀草素等	具抗革兰氏阳性菌和阴性菌作用，抗病毒作用，抗某些致病性真菌作用	主治鱼、虾、蟹、鳖、蛙、贝类等水产动物的烂鳃病、肠炎病等细菌性疾病	一次量，每千克体重0.05~0.1g，煎汁拌饲投喂，1d 1次，连用6d
大黄（Rheum）	主含蒽醌类化合物，包括结合或游离态的大黄酚、大黄素、芦荟大黄素、大黄酸和大黄素甲醚	对多数革兰氏阳性菌和阴性菌有很强的抑制作用；具抗病毒作用及止血促凝作用	用于防治鱼类肠炎病、烂鳃病、白头白嘴病、腐皮等细菌性疾病	①一次量，每千克体重0.03~0.05g，碾成细粉末，拌饲服用，1d 1次，连用6d。②一次量，每立方米水体3~5g，全池泼洒，1d 1次，连用2d
大青叶（Folium isatis）	路边青叶含有黄酮类。蓼蓝全草含靛苷、黄色素及鞣质。菘蓝叶含色氨酸、靛红烷b等，又含靛蓝。草大青叶和马蓝叶含靛苷	抗菌、抗病毒等作用	防治鱼类细菌感染引起的各种疾病	一次量，每千克体重0.05~0.1g，煎汁拌饲投喂，1d 1次，连用6d

续表

中草药名称	化学成分	药理作用	适应证	用法与用量
黄连（Coptis）	含多种生物碱，主要是小檗碱，其次为黄连碱、甲基黄连碱、掌叶防己碱、药根碱等	具广谱抗菌、抗病毒和抗病原虫作用。此外，还具有调节机体功能的作用	用于防治鱼类由细菌感染引起的败血症、肠炎病、烂鳃病、竖鳞、腐皮等疾病	一次量，每千克体重0.03~0.05g，煎汁拌饲投喂，1d 1次，连用6d
黄柏（Phellodendron）	黄檗树皮含小檗碱，另含黄柏碱、木兰花碱、药根碱、掌叶防己碱等。黄皮树树皮含小檗碱、木兰花碱、黄柏碱、掌叶防己碱等	具广谱抗菌作用和调节机体功能作用	用于防治鱼类由细菌感染引起的败血症、肠炎病、烂鳃病、竖鳞、腐皮等疾病	一次量，每千克体重0.05~0.1g，煎汁拌饲投喂，1d 1次，连用6d
黄芩（Scutellaria）	根主含黄酮类化合物，如黄芩苷、黄芩素、汉黄芩苷和汉黄芩素等，还含苯甲酸、β-谷甾醇等	具广谱抗菌作用，抗炎、抗变态反应	防治鱼类烂鳃病、肠炎病、赤皮、暴发性败血症等疾病	一次量，每千克体重0.05~0.1g，煎汁拌饲投喂，1d 1次，连用6d
地锦草（Euphorbia）	主要含有黄酮类化学成分，主要为山柰酚和槲皮素。还含没食子酸、香豆精类等成分	对革兰氏阴性菌和阳性菌均有较强的抑制作用。此外，还具明显止血与中和细菌毒素作用	防治鱼类烂鳃病、赤皮、肠炎病、白头白嘴等细菌性疾病	一次量，每千克体重0.1~0.15g，煎汁拌饲投喂，1d 1次，连用6d
栀子（Gardenia jasminoides）	主含环烯醚萜类成分如栀子苷等，另含果胶、鞣质、β-谷甾醇等	对金黄色葡萄球菌、溶血性链球菌、卡他球菌等具有中等强度抗菌作用。水煎液在体外能杀死钩端螺旋体及血吸虫，并具有抗病毒、抗真菌的作用	主要用于治疗鱼、虾、蟹等水产动物的脂肪肝、肝中毒、急性或亚急性重型肝炎及胆囊肿大、胆汁变色等病症	一次量，每千克体重0.05~0.1g，煎汁拌饲投喂，1d 1次，连用6d
鱼腥草（Houttuynia）	主含挥发油，油中含抗菌成分鱼腥草素即癸酰乙醛、甲基正壬基酮、月桂烯、月桂醛、癸烯、癸酸。尚含氯化钾、硫酸钾、蕺菜碱。另含金丝桃苷、芸香苷、绿原酸及β-谷甾醇等	对各种微生物生长有抑制作用，能调节动物机体本身防御因素，提高机体免疫力。同时具有镇痛、止血、抑制浆液分泌、促进组织再生等作用	主治鱼虾类的烂鳃病、黑鳃等病症	一次量，每千克体重0.01~0.02g，煎汁拌饲投喂，1d 1次，连用3d
金银花（Lonicera）	含绿原酸、异绿原酸、白果醇、β-谷甾醇等；还含挥发油，主要包含有芳樟醇、棕榈酸乙酯、亚麻酸乙酯、丁香油酚等	抗病原微生物，增强免疫功能，抗炎、解热	主治水生经济动物的病毒性疾病。可用于治疗虾蟹白斑病、桃拉综合征、中华绒螯蟹抖抖病、青蟹黄水病、草鱼出血病、鲤春病、鱼彩虹病毒病、鳖鳃腺炎	用法与用量如下：一次量，每千克体重0.05~0.1g，煎汁拌饲投喂，1d 1次，连用6d

续表

中草药名称	化学成分	药理作用	适应证	用法与用量
穿心莲（Andrographis）	全草含有二萜内酯类化合物，如穿心莲内酯、穿心莲烷等。此外，尚含黄酮类和多酚类	抗菌、抗病毒、扩张血管、促进白细胞吞噬作用	防治鱼类细菌感染引起的各种疾病	一次量，每千克体重0.05~0.1g，煎汁拌饲投喂，1d 1次，连用6d
连翘（Fructus forsythiae）	含木脂素类化合物、黄酮类化合物、苯乙烷类衍生物等。另含三萜类化合物如齐墩果酸、熊果酸等	具有广谱抗菌作用，还有抗炎、镇吐、利尿和强心的作用	主要用于治疗鱼类肝胆综合征	一次量，每千克体重用0.05~0.1g，煎汁拌饲投喂，1d 1次，连用6d
厚朴（Magnolia）	含木脂素类化合物，如厚朴酚和厚朴新酚等。另含木兰箭毒碱。具较强的抗菌作用	具较强的广谱抗菌作用	预防虾蟹的红体病和白斑综合征	一次量，每千克体重0.06~0.08g，煎汁拌饲投喂，1d 1次，连用6d
龙胆草（Gentiana）	含龙胆苦苷、獐牙菜苦苷、当药苷等多种成分	抗菌、健胃，有利胆作用	主要用于治疗鱼类、虾、蟹等水产动物的脂肪肝、肝中毒、急性或亚急性重型肝炎及胆囊肿大、胆汁变色等病症	一次量，每千克体重0.05~0.1g，煎汁拌饲投喂，1d 1次，连用6d
吴茱萸（Evodia）	含挥发油，主要为吴茱萸烯、吴茱萸内酯等，尚含生物碱，如吴茱萸碱、吴茱萸次碱等	抗多种细菌，对常见真菌有抑制作用	提高水产动物对细菌、病毒性疾病的抵抗力	一次量，每千克体重0.05~0.1g，煎汁拌饲投喂，1d 1次，连用6d

表 12-3 驱（杀）虫中草药

中草药名称	化学成分	药理作用	适应证	用法与用量
苦参（Sophora）	含生物碱如苦参碱、氧化苦参碱、槐定碱等。还含多种黄酮类化合物如苦参新醇、苦参查耳酮等。此外，还含有三萜皂苷如苦参皂苷、大豆皂苷和醌类化合物等	抗常见致病真菌。可用于治疗中华鳋疖疮病、毛霉病等。还可与百部煎汁共用	主治鱼类中华鳋、锚头鳋、车轮虫、指环虫、三代虫、孢子虫等寄生虫疾病及肠炎病、烂鳃病、竖鳞等细菌性疾病	一次量，每千克体重0.05~0.08g，煎汁拌饲投喂，1d 1次，连用6d
苦楝（Melia azedarach）	含苦楝新醇、苦楝醇、苦楝二醇、香草醛和香草酸等	杀虫、杀菌作用	可防治寄生虫、车轮虫、隐鞭虫、毛细线虫	一次量，每千克体重0.05~0.1g，煎汁拌饲投喂，1d 1次，连用6d
青蒿（Artemisiae annuae）	黄花蒿中主含青蒿素	抗多种原虫，对疟原虫有杀灭效果	用于防治水产动物原虫病，如车轮虫、隐鞭虫、斜管虫、纤毛虫、小瓜虫、孢子虫等	一次量，每千克体重0.1~0.15g，煎汁拌饲投喂，1d 1次，连用6d

表 12-4　调节水产动物生理机能的中草药

中草药名称	化学成分	药理作用	适应证	用法与用量
甘草（*Glycyrrhiza*）	含三萜皂苷甘草酸，即甘草酸、甘草次酸、甘草苷、甘草苦苷、甘草素等。另含多种黄酮成分，有甘草黄酮、甘草异黄酮等	有肾上腺皮质激素样作用和糖皮质类固醇样作用，有抗炎及抗变态反应的作用，有抑制溃疡及解痉、解毒作用。主要有抗溃疡、解毒、抗炎、助免疫等作用	天然免疫刺激剂，用于提高水产动物的免疫力	一次量，每千克体重0.02～0.03g，煎汁拌饲投喂，1d 1 次，连用 6d

二、中草药使用方法

1）投喂法：鲜草药可洗净后切碎、打浆，直接与饵料拌和投喂。将干的中草药切碎后煮汁或将干草药切碎后打成药面，用药汁或药面混同鱼类喜食的精饲料拌匀，加海带粉、淀粉等黏合剂压制成各种药饵，或制成膨化饲料投喂。

2）泼洒法：将中草药捣碎，浸泡一段时间后，连渣带汁一起泼洒全池或食场附近，或者将市场上中草药的干粉煎煮一段时间，然后泼洒。本方法用药量较大，而且水体计量一定要准确无误，才能收到预期的效果。

3）糖化法：把中草药和豆饼、玉米粉、稻草粉、糠或麸皮混合在一起，经过发酵糖化后喂鱼，使原来鱼不喜欢吃的草药发酵糖化后成为鱼喜欢吃的饵料，提高效果。

4）浸泡法：将新鲜中草药扎成束，放在进水口或食场附近浸泡，利用泡出的药汁扩散到全池，达到预防治疗的目的。

5）浸洗法：将中草药煎汁经稀释后，浸泡病鱼。多用于鱼苗、鱼种的鱼体消毒，结合在鱼种运输、转塘、放养时进行。方法是在小容器或鱼篓、木桶中，计算好一定浓度的药物，然后把患鱼分批放入，浸浴一定时间后放入池中。

知识拓展　中草药饲料添加剂在水产养殖中的运用

在水产养殖中，水产动物时常遭受疾病的威胁，然而使用化学药剂会对水产品质量和环境造成影响，应用新型、无公害的药剂以促进水产绿色养殖是未来的发展方向。中草药饲料添加剂是自然界的产物，虽然成分复杂，但是合理的应用以及准确的药物搭配，可提升水产动物的体质，增强其食欲，促进其健康地生长，进而提高水产养殖的经济效益，有较大的应用优势。

中草药饲料添加剂的主要成分是中草药，是自然界中存在的植物，其具有生物活性且副作用非常小。而且其种类多、来源广、功能性好、无副作用、对水体污染程度非常小。在水产养殖中，中草药饲料添加剂能增强水产动物食欲、提升水产动物抵抗力、提升水产品质量、提高抗应激功能。

中草药饲料添加剂在水产养殖中的运用，日益受到水产养殖户的关注，在水产养殖中具有普遍应用的可行性。在重视环境保护的今天，减少化学药剂在水产养殖中的应用十分必要，化学药剂不仅会对水产动物造成伤害，对水体的污染程度也不容小觑，中草药以其自身的诸多优势，成为水产养殖行业疾病防治、提高生产效益的重要研究方向。

思考题

1. 选择题

1）中草药使用方法有（　　　）。
   A. 投喂法　　　　　　　　B. 泼洒法　　　　　　　　C. 糖化法
   D. 浸泡法　　　　　　　　E. 浸洗法

2）中草药常见的分类方法有（　　　）。
   A. 自然分类系统分类　　　B. 按天然属性及药用部分分类
   C. 按化学成分分类　　　　D. 按功效分类
   E. 按药理作用分类

2. 简答题

1）渔用中草药的药理作用有哪些？
2）渔用中草药的作用特点有哪些？
3）渔用中草药的有效成分有哪些（列出常见的5种以上）？
4）中草药量效关系的特点有哪些？
5）中草药的药效学的内容有哪些？
6）中草药的代谢动力学包括哪些内容？
7）常见抗病毒中草药有哪些？
8）常见的抗细菌中草药有哪些？
9）常见的驱（杀）虫中草药有哪些？
10）甘草为什么能调节水产动物生理机能？

参考文献

塞勇. 2021. 中草药饲料添加剂在水产养殖中的运用. 饲料博览，（3）：60-61
杨先乐. 2011. 鱼类药理学. 北京：中国农业出版社

附　录

附录1　水产品中兽药残留检测方法及判定限量值

下表引自《农渔发〔2023〕6号：农业农村部关于印发〈2023年国家产地水产品兽药残留监控计划〉和〈2023年国家水生动物疫病监测计划〉的通知》。

检测指标	检测方法	判定限量值
硝基呋喃类代谢物	GB 31656.13—2021　食品安全国家标准水产品中硝基呋喃类代谢物多残留的测定液相色谱-串联质谱法	各分项限量值为1.0μg/kg
	农业部公告783号-1-2006　水产品中硝基呋喃类代谢物残留量的测定液相色谱-串联质谱法	
	农业部公告1077号-2-2008　水产品中硝基呋喃类代谢物残留量的测定高效液相色谱法	
孔雀石绿	GB/T 19857—2005　水产品中孔雀石绿和结晶紫残留量的测定（液相色谱-串联质谱法）	1.0μg/kg
	GB/T 20361—2006　水产品中孔雀石绿和结晶紫残留量的测定高效液相色谱荧光检测法	
氯霉素	GB 31658.2—2021　食品安全国家标准动物性食品中氯霉素残留量的测定液相色谱-串联质谱法	0.3μg/kg
	农业部公告781号-2-2006　动物源食品中氯霉素残留量的测定高效液相色谱-串联质谱法	
	GB/T 22338—2008　动物源性食品中氯霉素类药物残留量测定	
	GB/T 20756—2006　可食动物肌肉、肝脏和水产品中氯霉素、甲砜霉素、氟苯尼考残留量的测定液相色谱-串联质谱法	
氟喹诺酮类（洛美沙星、培氟沙星、诺氟沙星、氧氟沙星、恩诺沙星、环丙沙星）	农业部公告1077号-1-2008　水产品中17种磺胺类及15种喹诺酮类药物残留量的测定液相色谱-串联质谱法	洛美沙星、培氟沙星、诺氟沙星、氧氟沙星各分项限量值为2.0μg/kg；恩诺沙星和环丙沙星总和为100μg/kg
扑草净	SN/T 1968—2007　进出口食品中扑草净残留检测方法气相色谱-质谱法	不作判定
甲氰菊酯	GB/T 5009.162—2008　动物性食品中有机氯农药和拟除虫菊酯农药多组分残留量的测定	不作判定
地西泮	SN/T 3235—2012　出口动物源食品中多类禁用药物残留量检测方法液相色谱-质谱/质谱法	0.5μg/kg

附录2　食品动物中禁止使用的药品及其他化合物清单（农业农村部公告第250号）

序号	药品及其他化合物名称
1	酒石酸锑钾（Antimony potassium tartrate）
2	β-兴奋剂（β-agonists）类及其盐、酯
3	汞制剂：氯化亚汞（甘汞）（Calomel）、醋酸汞（Mercurous acetate）、硝酸亚汞（Mercurous nitrate）、吡啶基醋酸汞（Pyridyl mercurous acetate）
4	毒杀芬（氯化烯）（Camahechlor）
5	卡巴氧（Carbadox）及其盐、酯
6	呋喃丹（克百威）（Carbofuran）
7	氯霉素（Chloramphenicol）及其盐、酯
8	杀虫脒（克死螨）（Chlordimeform）
9	氨苯砜（Dapsone）
10	硝基呋喃类：呋喃西林（Furacilinum）、呋喃妥因（Furadantin）、呋喃它酮（Furaltadone）、呋喃唑酮（Furazolidone）、呋喃苯烯酸钠（Nifurstyrenate sodium）
11	林丹（Lindane）
12	孔雀石绿（Malachite green）
13	类固醇激素：醋酸美仑孕酮（Melengestrol Acetate）、甲基睾丸酮（Methyltestosterone）、群勃龙（去甲雄三烯醇酮）（Trenbolone）、玉米赤霉醇（Zeranal）
14	安眠酮（Methaqualone）
15	硝呋烯腙（Nitrovin）
16	五氯酚酸钠（Pentachlorophenol sodium）
17	硝基咪唑类：洛硝达唑（Ronidazole）、替硝唑（Tinidazole）
18	硝基酚钠（Sodium nitrophenolate）
19	己二烯雌酚（Dienoestrol）、己烯雌酚（Diethylstilbestrol）、己烷雌酚（Hexoestrol）及其盐、酯
20	锥虫砷胺（Tryparsamile）
21	万古霉素（Vancomycin）及其盐、酯